LEÇONS

D'ORTHOPÉDIE

Paris. — Imprimerie de L. MARTINET, rue Mignon, 2.

LEÇONS

D'ORTHOPÉDIE

PROFESSÉES

A LA FACULTÉ DE MÉDECINE DE PARIS

PAR

J.-F. MALGAIGNE

Professeur de médecine opératoire,
Chirurgien de l'hôpital de la Charité, membre de l'Académie impériale de médecine,
Officier de la Légion d'honneur, etc.

Recueillies et publiées par

MM. les Drs Félix GUYON et F. PANAS

Prosecteurs de la Faculté de médecine de Paris

REVUES ET APPROUVÉES PAR LE PROFESSEUR

Avec 5 planches dessinées par Léveillé

***

PARIS

ADRIEN DELAHAYE, LIBRAIRE-ÉDITEUR

PLACE DE L'ÉCOLE-DE-MÉDECINE

1862

Tous droits réservés.

AVANT-PROPOS.

L'étude de l'orthopédie n'avait pas, jusqu'à ce jour, figuré dans l'enseignement, et les pathologistes la négligent volontiers ; cependant les difformités dont elle entreprend le traitement sont nécessairement comprises dans le cadre des maladies chirurgicales. Un coup d'œil jeté sur la table de ce volume suffirait pour le démontrer. Nous ne voulons pas dire que ces différentes affections et les difformités qui en résultent n'aient pas été étudiées et ne soient pas exposées dans les livres de chirurgie ; mais ce qui a été laissé dans l'ombre, c'est le traitement qu'elles réclament ; ce qui est moins connu encore, c'est la valeur réelle et l'opportunité d'application des nombreuses méthodes imaginées à ce sujet par des hommes spéciaux. Ces leçons sont destinées à combler cette lacune, et montreront que c'est à tort que les chirurgiens négligent des faits dont plusieurs rentrent dans la pratique journalière. En présentant l'orthopédie sous son véritable jour, elles apla-

nissent l'étude de méthodes et d'appareils qui, en définitive, doivent être avant tout subordonnés, quant aux
indications qu'ils ont à remplir et leur mode d'application, aux mêmes principes qui président à l'emploi de cet
ordre de moyens dans les autres maladies chirurgicales
qui en réclament l'usage, et pour lesquelles on y a
journellement recours. L'enseignement fait à la Faculté
de médecine de Paris sur ce sujet a dû nous paraître
éminemment utile, et nous sommes heureux de pouvoir le livrer à la publicité. M. le professeur Malgaigne, à qui le public médical est redevable de ces
savantes leçons, a non-seulement bien voulu nous
autoriser à les publier, mais revoir toutes les parties
de notre travail, y apporter toutes les modifications
qu'il a jugées utiles et nous indiquer celles qui nous res-
taient à faire pour assurer autant que possible la simi-
litude de ce que nous avons écrit et de ce qu'il a professé. Grâce au concours de notre savant maître, nous
avons la certitude que sa pensée et ses doctrines ont
été fidèlement rendues par nous. Mais, bien que la
forme oratoire ait été conservée, nous ne pouvons
prétendre à la reproduction, même imparfaite, de la
manière à la fois si démonstrative et si brillante à
laquelle M. Malgaigne a de tous temps habitué ceux
qui ont la bonne fortune de l'entendre.

Outre des notes très complètes prises isolément par chacun de nous et rigoureusement compulsées, nous avons eu encore pour nous guider dans notre rédaction tout ce que M. Malgaigne a depuis longtemps consigné dans ses principaux ouvrages et dans des mémoires spéciaux, relativement à l'orthopédie; nous en avons largement usé. Nous ne rappellerons pas ici ces travaux indiqués dans le courant de l'ouvrage, ils ont eu du reste depuis longtemps un légitime retentissement et suffiraient à démontrer que, si ces leçons ne sont pas l'exposé d'une pratique spéciale, la pratique des spécialistes y est du moins étudiée et appréciée de la façon la plus complète.

LEÇONS

D'ORTHOPÉDIE

PREMIÈRE LEÇON.

Sommaire. — Objet du cours. — L'orthopédie y sera surtout envisagée au point de vue pratique.—Les appareils et opérations qu'elle met en usage étudiés et jugés dans leur valeur, l'opportunité de leur application et dans leurs résultats. — Déviation des doigts par paralysie et section des extenseurs et fléchisseurs. — Moyens à mettre en usage. — Appareils. — Suture des tendons. — Déviations par brides fibreuses et rétraction de la peau. — La véritable nature des brides dites aponévrotiques. — Exposé des procédés opératoires. — La section des brides est loin de toujours permettre le redressement. — Conditions anatomiques propres aux tendons extenseurs et à l'articulation, qui s'y opposent. — Il est des cas incurables qu'il ne faut pas opérer. — Moyen de les diagnostiquer.

Messieurs, après vous avoir parlé des opérations en général, et de celles que l'on pratique sur le tégument externe, nous arrivons à celles qu'on fait sur les muscles et les tendons. Ces opérations ont pour but principal de les allonger ou de les couper, et rentrent par ce côté dans la grande question de l'orthopédie; aussi est-ce de l'art orthopédique que nous allons nous occuper actuellement.

L'orthopédie ne comprend pas seulement les opérations sanglantes, mais l'exercice, la position, et surtout le choix et l'application d'appareils.

Son nom est né au siècle dernier, et signifie étymologiquement, *enfant droit* (de ὀρθὸς et παῖς). La chose remonte néanmoins jusqu'à Hippocrate, qui s'est occupé des déviations de la colonne vertébrale et du pied bot (1). Aujourd'hui on y a joint le torticolis, les luxations pathologiques, les luxations congénitales des membres, et diverses inflexions, telles que celles des doigts, du coude, de l'épaule, etc.

Ainsi l'orthopédie est cette branche de la chirurgie qui a pour but de rendre aux articulations déviées leur forme et leurs fonctions, et aux leviers osseux leur direction naturelle.

Cette étude offre des difficultés de plus d'un genre.

Séparée pendant longues années de la science et placée entre les mains des spécialistes, qui étaient des empiriques et non des chirurgiens, ou entre celles de chirurgiens sans beaucoup de talent qui avaient quitté l'étude de la chirurgie pour ne s'occuper que de cette spécialité, comme les deux Levacher par exemple, l'orthopédie resta dans l'obscurité jusqu'au siècle dernier. Depuis lors les médecins qui s'en sont occupés ont été, sauf quelques exceptions honorables, trop commerçants pour la plupart ; ils se sont trompés ou ont trompé le public, en annonçant des guérisons qui n'en étaient pas, et en faisant mystère au public, et entre eux, des

____

(1) Édit. Littré, *De articulis*, t. IV, p. 263.

moyens dont ils se servaient. Voilà, messieurs, pourquoi il serait très difficile à celui qui n'aurait pas été
amené par les circonstances à s'en occuper spécialement,
comme j'ai dû le faire, d'apporter un jugement sur les
différentes matières qu'embrasse l'orthopédie. Aussi
suis-je bien aise de vous entretenir d'une matière qui n'a
jamais été enseignée dans cet amphithéâtre.

C'est à cause de cela qu'il eût été dans mon désir
d'employer à cette étude le semestre tout entier, en
m'occupant non-seulement des opérations, manœuvres
et appareils, mais aussi de la partie pathologique de ce
sujet.

Forcé toutefois de me restreindre dans les limites
officielles de ce cours, je ne ferai que toucher à la pathologie proprement dite, pour ne m'occuper essentiellement que de ce qui concerne le côté pratique de la
question. Je me propose toutefois de faire quelques
exceptions indispensables, en particulier pour ce qui
regarde la pathogénie des déviations de la taille.

Cela posé, nous allons entrer en matière en nous
occupant tout d'abord de ce qui est relatif aux doigts.

Des déviations des doigts. — Nous comprenons sous
ce titre, les flexions et extensions déterminées par la
section, la paralysie, la rétraction des tendons et des
muscles ou par des brides; nous parlerons aussi des
roideurs articulaires des doigts.

Paralysies et sections des extenseurs. — Boyer (1)
rapporte le cas d'un maître de piano qui avait les

(1) Tome XI (1826), p. 55.

muscles extenseurs paralysés, et pour lequel il fit faire par Delacroix, habile mécanicien, une machine qui, tendant sans cesse à relever les doigts à mesure que cessait l'action des fléchisseurs, permit à ce malade de reprendre sa profession. A. Paré (1) avait également fait fabriquer un petit appareil à extension, pour un gentilhomme dont le pouce tombait dans la paume de la main par suite de la section des tendons extenseurs, autrefois produite par un coup de coutelas porté sur le côté externe du poignet droit. Cet appareil, représenté dans ses œuvres, consiste en un simple doigtier de fer-blanc dans lequel le malade engageait le pouce, et qui était fixé au poignet par deux lanières : ce qui fut fait si dextrement « que le poulce demeuroit eslevé, » et par ainsi le gentilhomme pouvoit tenir espee, pique, » lance et autres armes (2). »

Aujourd'hui une simple lanière de caoutchouc, se rattachant à un bracelet et fixée aux doigts fléchis, remplacerait avec avantage ces appareils à ressorts et lanières : voilà pour les cas de paralysies et de sections anciennes.

Dans les cas récents se pose la question de la suture. Si la section est simple, la position seule pourra suffire. Pour cela, ramenez la main en arrière et maintenez-la

___

(1) Tome II, p. 643, édit. Malgaigne.

(2) Dans des cas de ce genre, M. Duchenne (de Boulogne) a recours avec avantage à des appareils prothétiques à ressorts ou spirales métalliques (p. 482 de son ouvrage de l'*Électrisation localisée*). — Avant lui M. Rigal (de Gaillac) avait employé dans le même but des bandes de caoutchouc vulcanisé (*Bulletins de l'Académie*, 1840).

avec des lanières de cuir fixées aux doigts et retenues à un bracelet ; placez de plus, si vous le jugez convenable, une attelle palmaire coudée sur le plat au niveau du poignet et portant sur la main et sur l'avant-bras tout entier. En disposant le même appareil en sens inverse, vous pourrez remédier dans les cas analogues aux sections des fléchisseurs.

Mais il y a eu perte de substance, et alors deux cas se présentent. Le tendon a été détruit dans une petite étendue. On a proposé de mettre les bouts à nu et de réunir par suture : c'est la marche que je vous engage à suivre, d'autant mieux que plus tard il n'y aurait pas de remède. Les expériences ont démontré que, malgré l'exfoliation déterminée par la suture et la suppuration qui l'accompagne, il y a réunion des bouts du tendon ; des adhérences s'étendent aussi primitivement à la gaîne, mais disparaissent plus tard. Le deuxième cas est celui où le tendon étant broyé dans une grande étendue, ses deux bouts ne peuvent être rapprochés. Dans un cas de ce genre, Missa (1), cité par M. Velpeau, ayant affaire au tendon du médius, réunit le bout supérieur de ce tendon au tendon de l'indicateur, et la portion digitale à celui de l'annulaire, si bien que les muscles de ce dernier durent servir à mouvoir le doigt blessé. L'opération réussit en effet, et j'approuve cet ingénieux procédé pour ce qui concerne le bout inférieur, mais je blâme la première partie de l'opération ; car l'adhérence du bout supérieur du médius à l'index ne pouvait que gêner

____

(1) Velpeau, *Méd. opér.*, t. I, p. 512.

l'indépendance de ses mouvements. Champion (1), en enlevant le métacarpien de l'annulaire, coupa pendant l'opération le tendon extenseur ; il eut l'idée de le rattacher au tendon voisin, ce dont on comprend aussi l'utilité. Je dois, à ce propos, vous dire que dans la seconde édition de mon *Traité d'anatomie chirurgicale* ce fait est entièrement dénaturé ; j'ai dit que le doigt et son métacarpien avaient été enlevés, auquel cas l'opération devenait injustifiable (2).

D'autres fois on a vu les muscles extenseurs divisés, leurs extrémités écartées par l'action des fléchisseurs, et une cicatrice se faire de manière à laisser aux muscles une trop grande longueur, et de là la flexion forcée s'ensuivre. Dutertre, dans un cas de ce genre, a emporté toute la cicatrice, redressé les doigts à l'aide d'un appareil spécial, rapproché par suture les bords de la peau et les bouts des muscles même : l'opération fut couronnée du plus heureux succès (3).

Je ne connais que ce cas, c'est une conduite à imiter ; mais on peut se demander si la suture était indispensable, la position seule aurait peut-être suffi.

Déviations par brides. — Indépendamment des brides proprement dites, il y a une affection curieuse de la peau dont j'ai parlé le premier, et qui peut déterminer une flexion très prononcée. Chez les ouvriers qui gâchent le plâtre, par exemple, il est rare que l'extension

(1) Velpeau, *loc. cit.*

(2) Malgaigne, *Anat. chir.*, 2e édit., t. II, p. 684.

(3) Dutertre, *Traité d'opérations nouvelles, et inventions de méca-niques.* Paris, 1814, VIe obs., p. 43.

des doigts soit complète; ce n'est pas encore un état
pathologique, mais si cela s'exagère, les doigts se trouvent complétement fléchis dans la paume de la main.
J'ai vu dans le service de Dupuytren un cas de ce genre,
chez un jeune maçon qui avait en même temps des
brides, mais elles y jouaient à peine un rôle, et je fis voir
que la rétraction des téguments était l'affection principale : j'ai publié cette observation (1). La première
chose qui frappe, c'est que les plis de la peau sont effacés ou déplacés; la peau est sèche; on n'y voit plus
d'orifices sudoripares, c'est une véritable transformation
du derme changé en quelque sorte en un tissu de cicatrice. On ne sait que faire, car une section de la peau
n'aurait pour effet que de produire du tissu cicatriciel,
et en tous cas nous n'avons pas de précédents dans cet
ordre de faits.

Les brides ont été décrites par Dupuytren, qui les a
qualifiées d'aponévrotiques. Le petit doigt et l'annulaire
sont presque toujours et souvent les seuls affectés, bien
que la rétraction puisse atteindre les autres doigts; j'ai
même vu le pouce ainsi fléchi, et Dupuytren en a observé
un exemple, qui a été publié (2). Ces brides soulèvent
fortement la peau et la tendent d'autant plus que vous
cherchez à ramener le doigt dans l'extension, ce qui est
du reste impossible. En voici un bel exemple emprunté
au musée Dupuytren (n° 540, J. Cloquet): vous y voyez
des brides pour les deux derniers doigts; elles vont se

(1) *Gaz. méd. de Paris*, 1833, p. 112.
(2) *Ibid.*, p. 118.

rattacher à la phalange et à la phalangine. Dupuytren, en s'appuyant sur des dissections incomplètes, avait dit où elles devaient se rendre, mais n'avait pas dit où elles se rendaient. Pour lui ces brides seraient une dépendance de l'aponévrose palmaire, mais nous savons que l'aponévrose va se fixer sur les parties latérales des doigts dont elle contourne la base, pour se rendre au ligament métacarpien transverse et inférieur. Je n'y ai jamais vu pour ma part de prolongements qui, de la paume de la main, se rendraient aux phalanges et qui pourraient, par leur induration, donner lieu aux brides médianes que vous voyez sur cette pièce, et que vous verrez sur toutes les pièces du même genre. Ajoutons d'ailleurs que l'aponévrose n'a aucune connexion avec le pouce, qui cependant peut devenir le siége de brides anormales, comme vous le savez, et que les brides pathologiques se prolongent parfois jusqu'à la phalangette, tandis que de l'aveu même des anatomistes qui admettent des brides normales, celles-ci ne se prolongent jamais jusque-là.

Ces brides, étant inextensibles, doivent être divisées. Il résulte du passage contenu dans les œuvres d'A. Cooper (1), que ce chirurgien institua comme procédé la section sous-cutanée de ces brides. Il ajoute même que son neveu, Bransby Cooper, a pratiqué avec succès cette opération sur le pied, chez un fermier qui, par suite d'une rétraction semblable, ne pouvait plus se

____

(1) A. Cooper, *OEuvres chir.*, trad. Chassaignac et Richelot , p. 123.

livrer à ses occupations ordinaires. Dupuytren se contentait de les couper en travers avec la peau, en faisant d'autres sections à diverses hauteurs, s'il en était besoin. M. Goyrand (1), qui le premier a démontré par ses recherches que ces brides accidentelles ne dépendent pas de l'aponévrose, mais bien du tissu cellulaire sous-cutané, a également institué un procédé. Il incise longitudinalement la peau sur chaque bride préalablement tendue, écarte les lèvres de cette incision, les détache des cordons fibreux par la dissection, et coupe en travers ces cordons ainsi isolés, en excise au besoin quelques lambeaux, après quoi il réunit la plaie par suture. Mais il ne faut pas croire qu'une fois la bride coupée par l'un ou l'autre de ces procédés, on puisse toujours redresser le doigt, cela n'arrive guère que pour celles de date récente; mais plus tard le redressement ne s'obtient qu'à la longue à l'aide de machines, et encore ne réussit-on pas toujours. Il semblerait cependant, à la lecture des observations, qu'une fois la section faite, le redressement devra nécessairement s'ensuivre, et que la guérison persistera. Telle est en particulier l'impression que laisse la lecture des observations de Dupuytren; mais si vous cherchez à les analyser, vous verrez qu'il en est tout autrement. Dans l'observation première (2), relative à un marchand de vin, Dupuytren coupe la bride de l'annulaire vis-à-vis de la tête du métacarpien, et redresse, dit-il, *presque complétement.* Celle

(1) *Acad. de méd.*, 1833.
(2) *Leçons orales*, t. IV, p. 482.

du petit doigt a exigé au contraire une section au niveau
de la tête du métacarpien, puis une autre sur le milieu
de la première phalange, et enfin une troisième vis-à-vis
de l'articulation de la première avec la seconde. Après
toutes ces sections, on put redresser le petit doigt
complétement. Mais ce qui prouve que cela est inexact,
c'est que pour redresser, il lui a fallu se servir par la
suite d'une forte machine, spécialement construite, que
je crois être celle que je vous présente et qui figure au
musée de la Faculté. Cette machine, décrite dans le
tome IV des *Leçons orales* de ce chirurgien (1), consiste
en un demi-cylindre de carton, embrassant la face dorsale de l'avant-bras et terminé par quatre tiges métalliques portant à leur extrémité une espèce de dé dans
lequel s'engagent les doigts, ces tiges pouvant d'ailleurs
s'allonger et se raccourcir à volonté. L'application de
cet appareil détermina du gonflement, et l'observation
termine en nous apprenant que les doigts étaient roides,
mais que tout faisait juger que les mouvements revien-
draient complétement, ce que je conteste.

Mais ces idées et les résultats de Dupuytren n'avaient
encore soulevé aucune contradiction, lorsque, la première année où je dirigeai un service à l'hôpital, je
rencontrai un marchand de vin porteur d'une rétraction
par brides des deux derniers doigts. Confiant dans ce
que j'avais appris, je coupe la bride sur la première
phalange, puis sur la deuxième, mais je ne puis redresser;
j'y employai toute ma force et ne réussis pas davantage.

(1) Page 483, *loc. cit.*

J'appliquai alors une longue attelle sur la face palmaire de l'avant-bras et de la main, et mon attelle étant suffisamment matelassée, j'exerçai une pression directe et continue sur l'angle de flexion ; j'eus bientôt des eschares au bout des doigts. Bref, il me fallut abandonner le malade avec sa rétraction, et les cicatrices résultant de mes tentatives. Ce sont là des observations qu'il faut faire connaître, et plus favorisés que moi, vous saurez maintenant, messieurs, que non-seulement on peut ne redresser qu'incomplétement et ne rendre qu'imparfaitement l'usage des doigts dans les cas anciens, mais encore que l'on peut échouer tout à fait.

Voici, du reste, le résultat d'une dissection que je fis plus tard à Bicêtre, et qui peut nous aider à trouver la raison anatomique de faits semblables. Le tendon extenseur commun forme, en se joignant à ceux des lombricaux et des interosseux, un surtout fibreux dont la largeur est égale à celle de la partie postérieure de la phalange qu'il recouvre ; mais non loin de l'extrémité inférieure de la première phalange, ce surtout fibreux se divise en trois portions : une moyenne et deux latérales. La portion moyenne s'attache à la partie postérieure de l'extrémité supérieure de la seconde phalange, les autres portions se rétrécissent et s'écartent l'une de l'autre pour passer sur les parties latérales et postérieures de l'articulation de la première phalange avec la seconde ; ensuite elles se rapprochent et se réunissent pour former un tendon plat, qui, après avoir passé sur l'articulation de la seconde phalange avec la troisième, se fixe enfin à la partie postérieure de l'extrémité supérieure de celle-ci. Ces tendons, ayant à lutter contre la distension déterminée par la flexion exagérée et long-temps continuée, s'étaient complétement séparés, et les portions latérales, glissant sur les côtés des phalanges, laissaient proéminer dans leur écartement l'angle de flexion de la première et de la deuxième, de telle sorte que d'extenseurs, les tendons ainsi déplacés étaient devenus fléchisseurs. Sur cette même pièce, l'état des extrémités articulaires me donna des renseignements non moins précieux. Les cartilages étaient érodés, et de plus la tête de la phalange supérieure présentait, du côté de l'extension, une saillie osseuse en forme de trochiter qui devait forcément s'opposer à ce mouvement. Voici, d'ailleurs, une pièce fraîche qu'un des élèves de M. Robert vient de me remettre : c'est un exemple bien net de brides déterminant la flexion des deux derniers doigts de la main droite; l'affection était ancienne. Les brides accidentelles qui partent *du milieu* de la phalangine semblent se continuer d'autre part avec l'aponévrose palmaire; mais non-seulement elles ne rappellent en rien par leur siége la terminaison normale de l'aponévrose, mais encore elles s'anastomosent entre elles par une bride intermédiaire, ce qui, bien évidemment encore, est loin d'être normal. Je vais me servir de cette pièce pour vous donner le moyen de savoir, avant l'opération, si l'articulation fléchie peut encore permettre des mouvements. Il est facile de relâcher la bride presque complétement en exagérant la flexion dans l'articulation métacarpo-phalangienne; si vous essayez alors de faire l'extension, rien ne peut vous en empêcher désormais que l'articulation elle-même. Vous voyez en effet la bride relâchée, et cependant je ne puis imprimer de mouvements dans l'articulation phalangienne, qui, sans doute, est malade, ce que nous ne pouvons constater devant vous, la pièce devant être rendue intacte. Mais vous devez comprendre que vous avez, dans cette manœuvre, un moyen de juger de l'opportunité de l'opération, et pour mon compte, je respecte la bride quand je vois, comme sur cette pièce, qu'après l'avoir relâchée, je ne puis imprimer de mouvements. Enfin, je vous fais voir sur cette même pièce le commencement de dissociation du tendon extenseur dont je vous parlais tout à l'heure.

DEUXIÈME LEÇON.

Nous avons étudié les rétractions par brides sous-cutanées, mais la rétraction peut être entretenue par la contracture des tendons sous-jacents à l'aponévrose. Il est bien entendu cependant que ce sont les muscles et non les tendons qui se rétractent; c'est à la suite de convulsions qui ont laissé après elles des contractures ou des paralysies que l'on voit le plus ordinairement s'établir ces affections. — Il est des cas où vous vous trouverez en présence de ces deux éléments, les muscles seront contracturés dans un sens et paralysés dans l'autre. J'ai établi, à propos de ces faits, un principe sur lequel je reviendrai, principe qui, au temps de nos luttes académiques, a été contredit par un excellent esprit, M. Bouvier. Je crois cependant avoir eu raison de dire que dans les cas auxquels je fais allusion on ne doit, en règle générale, rien sectionner; j'aurai bientôt l'occasion de justifier ce précepte. Ce n'est donc que lorsque les antagonistes sont sains, et lorsque nous avons toute chance d'obtenir une cicatrisation, que nous devons songer aux sections, et c'est sur les tendons qu'il faut agir. Il y a des points d'élection : on ne peut les couper au niveau du carpe, les tendons sont là en paquets, et l'inflammation pourrait les souder tous ensemble ; de plus ils sont enveloppés de leurs gaînes synoviales, et il faudrait enfin diviser le ligament annulaire. Ne songeant pas à les attaquer à l'avant-bras, on les a coupés dans la paume de la main et au niveau des phalanges. Dans la paume de la main les tendons plongent dans du tissu cellulaire, et conséquemment sont dans d'excellentes conditions pour se réunir ; mais les superficiels et les profonds, superposés les uns aux autres, ne sont séparés que par une couche celluleuse, assez épaisse à la vérité ; ils ont de plus à leurs côtés les rameaux du nerf médian, et l'arcade palmaire superficielle occupe cette région. Il semblerait donc, d'après ces données anatomiques, qu'il serait assez dangereux de les attaquer en ce point, et de plus il paraîtrait à peine possible de couper les tendons superficiels en respectant les profonds. Mais sur le cadavre on peut, avec de l'attention, arriver le plus souvent à diviser les uns sans toucher aux autres, et sur le vivant la chose est bien plus facile encore, vu que par le fait de la rétraction, les tendons forment des cordes roides qui soulèvent les téguments, et dont on accroît encore la tension en cherchant à étendre les doigts. Les nerfs, n'étant pas rétractés, restent en place, et s'éloignent d'autant plus de la corde tendineuse que vous cherchez à forcer l'extension.

Quant à l'arcade palmaire superficielle, nous savons qu'elle occupe le premier intervalle de l'M palmaire ; le ténotome peut donc être introduit sans crainte entre le pli moyen et le pli inférieur. Mais si ces données sont suffisantes pour nous démontrer la possibilité de la section à ce niveau, elles ne peuvent nous éclairer sur ses résultats définitifs ; il faut pour cela que nous rappelions comment les tendons se comportent au niveau des phalanges, et quels sont les mouvements qu'ils leur communiquent. A la base des doigts, les deux tendons, étroitement superposés, pénètrent dans leur gaîne fibro-séreuse; arrivés à la partie moyenne de la première phalange, le superficiel se divise en deux languettes qui contournent sur les côtés le tendon profond, se réunissent en arrière pour lui former une gouttière complète, et enfin s'écartent de nouveau pour s'insérer sur les côtés de la deuxième phalange, un peu au-dessous de sa partie moyenne. Chaque languette se trouve rattachée à la face antérieure de la phalange par un ou deux replis synoviaux que l'on voit naître au niveau de leur première séparation. Le fléchisseur profond, d'abord libre sur la moitié supérieure de la deuxième phalange, est rattaché à sa moitié inférieure par un repli synovial en forme de mésentère qui l'accompagne jusqu'à son insertion défini-tive à la partie supérieure de la troisième, où il se fixe en s'épanouissant et en s'aplatissant. Le fléchisseur pro-fond agit donc sur la troisième phalange et le superficiel sur la deuxième. On a pu croire pendant longtemps que la première phalange manquait de fléchisseurs, mais chacune de ces phalanges est pourvue au contraire de trois muscles fléchisseurs, qui sont le muscle lombrical, et les interosseux, dont les tendons se prolongent même jusqu'à la troisième phalange, le long de l'extenseur, de manière à déterminer à la fois la flexion de la première phalange et l'extension des deux autres, ainsi que cela a été définitivement démontré par M. Duchenne (de Boulogne). Ainsi la flexion des doigts est opérée par trois sortes de puissances : les interosseux et lombricaux pour la première phalange ; le fléchisseur superficiel, agissant directement sur la seconde, mais aussi indirec-tement sur la première ; le fléchisseur profond, fléchis-sant directement la phalangette et indirectement les deux autres phalanges à la fois.

Il était nécessaire d'entrer dans ces détails d'anatomie avant d'aborder la question si grave et si controversée des sections tendineuses que l'on pratique à la paume de la main ou au niveau des phalanges, et qui, malgré la discussion académique de 1842, n'a pu recevoir encore de solution assurée. Nous aurons d'ailleurs à nous demander non pas seulement si l'on peut redresser par les sections des rétractions rebelles aux moyens mé-caniques, mais surtout si l'on n'achète pas ce redressement au prix des mouvements auxquels président les tendons divisés.

M. H. Larrey, dans un cas de forte rétraction (1), coupa dans la paume de la main les huit tendons à la fois; mais les bouts coupés se réunirent confusément entre eux et à la cicatrice, de telle sorte que les mouvements des deux dernières phalanges furent complétement abolis.

Il y avait une légère flexion en masse du doigt sur le métacarpien, qui a été prise pour le commencement du retour des mouvements, et qui était évidemment due aux interosseux et aux lombricaux restés intacts ; ainsi, bien que l'on eût obtenu le redressement, le malade ne fit que changer d'infirmité.

M. J. Guérin (2), sur un enfant de neuf ans qui avait le fléchisseur superficiel seul rétracté, a coupé ses quatre tendons dans la paume de la main, en faisant marcher le ténotome des parties superficielles vers les parties profondes.

Mais d'abord comment reconnaître que les superficiels seuls sont rétractés? Dans ces cas, on ne sent qu'une seule corde tendue dans la paume de la main, et la seconde phalange est seule fléchie sur la première; que si les profonds sont rétractés en même temps, on sent deux cordes superposées, et la troisième phalange participe à la flexion. Ainsi M. J. Guérin chercha donc à couper les tendons superficiels seuls rétractés ; mais,

(1) *Bulletin de l'Acad. de méd.*, 1842.
(2) *Bulletin de l'Acad. de méd.*, t. VIII, p. 156, 255 et 382.

malgré toutes les précautions qu'il put prendre, il lui arriva cependant de couper les deux tendons de l'index, qui perdit à peu près les mouvements de sa troisième phalange. Les trois autres tendons furent coupés isolément et tous les doigts redressés ; quant aux mouvements, dit M. J. Guérin, ils étaient conservés, et il en concluait que les tendons s'étaient réunis. Mais M. Bouvier avait trouvé la flexion aussi diminuée pour les trois autres phalangettes, ce qui n'a pas été contesté pour les deux derniers doigts, au moins par la commission choisie par M. J. Guérin. Comment nous rendre compte de ces résultats ? Les bouts coupés s'étaient réunis les uns aux autres, mais probablement aussi aux tendons profonds, de telle sorte que leur action, entravée par cette cicatrice, ne pouvait plus transmettre, ou très peu, les mouvements à la troisième phalange. Il faut donc se méfier des adhérences que les tendons peuvent prendre les uns avec les autres au niveau de la section : or, ces adhérences peuvent s'établir non-seulement du tendon superficiel au tendon profond, mais encore entre tendons voisins ; elles sont évidemment favorisées par la section du tissu cellulaire interposé entre les tendons superficiels et profonds et celle du tissu cellulaire qui sépare les paires tendineuses, dans une plaie commune. Pour obvier à ce dernier inconvénient, je proposerais la section isolée des tendons que je couperais de dedans en dehors, afin de ménager, le plus possible, la couche celluleuse qui les sépare des profonds, faisant ainsi autant d'opérations qu'il y aurait de tendons rétractés. Mais rien ne nous assure contre l'accolement du superficiel au profond :

ne vaudrait-il pas mieux alors, comme je l'ai proposé dans mon *Anatomie chirurgicale* (1), sacrifier complétement le fléchisseur superficiel, en écartant le plus possible ses bouts divisés ? Dans le fait que nous venons d'étudier, nous constatons, en effet, ce résultat curieux, auquel on n'a pas fait attention : c'est que, malgré la section de leurs tendons, la flexion des phalangines était *entière*, ce qui, à mon avis, est dû à la conservation du fléchisseur profond qui avait ici suppléé l'autre, et qui agirait probablement d'autant mieux qu'il serait libre d'adhérences.

Si nous examinons maintenant les sections des tendons au niveau des phalanges, nous nous trouvons dans des conditions toutes différentes, qui naissent de l'isolement des tendons renfermés dans leur gaîne et revêtus d'une membrane synoviale si mince, qu'on ne peut la considérer que comme une surface séreuse : la première question à se poser est de savoir si dans ces conditions la réunion peut avoir lieu. A mon avis, elle doit être pour le moins bien difficile, et la plupart des chirurgiens la regardent comme impossible; on a vu alors les bouts du tendon divisé prendre adhérence quelque part à la gaîne. Stromeyer, Dieffenbach, M. Philips et Bonnet (de Lyon), en avaient pratiqué la section sur l'homme; les doigts avaient été redressés, mais les mouvements de flexion abolis; d'autre part, M. Bouvier, en se basant sur deux expériences seulement, conclut aussi à la non-réunion. Mais on objecta à

______

(1) 2ᵉ édit. t. II, p. 699.

ses expériences trop restreintes et aux faits de section
sur l'homme, que l'on n'avait pas assez maintenu rapprochées les extrémités divisées avant de passer à l'extension, et c'est fort de cette objection capitale, que
M. J. Guérin présenta ses faits à l'Académie de médecine. Ses succès étaient nombreux : sur dix-huit opérations, il avait obtenu dix fois la réunion. Comme
exemple de ses succès, il fit voir à l'Académie une jeune
fille, âgée de quatorze ans, à qui il avait coupé les fléchisseurs superficiels dans la paume de la main et les
profonds au devant des phalangines. Il laissa d'abord
les tendons rapprochés, puis, quand on espéra que le
travail de réunion était assez avancé, on passa à l'extension.

Or si nous laissons de côté l'indicateur privé antérieurement de sa phalangette, M. J. Guérin annonçait
que *sur les autres doigts, à l'exception du mouvement
des phalangettes resté un peu plus difficile, tous les
autres mouvements étaient très bien conservés.* M. Bouvier trouva cependant les trois phalangettes absolument
immobiles, et la commission, tout en y retrouvant des
mouvements, reconnut qu'ils étaient difficiles et bornés
sur le médius, un peu difficiles, mais manifestes et arri-
vant presque au degré normal, sur l'annulaire, très
obscurs et très bornés pour le petit doigt. Au milieu
de toutes ces recherches destinées à retrouver des
ombres de mouvements, personne, du reste, ne songea
alors à noter la force avec laquelle les malades peuvent
fermer la main ; quoi qu'il en soit, et malgré les doutes
que cela laissa, les mouvements existant, si faibles qu'ils

fussent, on put croire que les tendons coupés dans leur gaîne se réunissaient. Il n'en est rien, et ces faits ne pouvaient le prouver. Il suffit, en effet, d'opposer à ces raisonnements, à ces observations impuissantes, une simple répétition sur le cadavre des procédés opératoires éclairés par l'anatomie. Vous vous rappelez, messieurs, la disposition anatomique des replis synoviaux qui appartiennent au tendon superficiel, et du mésentère qui relie le profond à la moitié inférieure de la deuxième phalange et à la troisième ; j'ai indiqué le premier cette intéressante disposition (p. 17). Si je coupe en travers jusqu'à l'os, au niveau de la moitié inférieure de la deuxième phalange, le tendon fléchisseur profond qui existe seul à ce niveau, et dont la gaîne est ouverte, vous voyez que les tractions exercées alors sur le bout supérieur du tendon coupé sont impuissantes à agir sur la troisième phalange, mais déterminent la flexion de la deuxième et de la première. Cela tient au repli synovial qui rattache le tendon à la deuxième phalange, et qui, divisé comme le tendon en deux moitiés, continue à rattacher par la supérieure, le bout supérieur du tendon à la deuxième phalange ; tandis que toute connexion avec la troisième phalange est entièrement détruite.

Si nous pratiquons maintenant la même opération sur le doigt voisin, mais en respectant, le plus possible, ce repli synovial, vous voyez que les tractions que j'exerce sur le bout supérieur fléchissent la troisième phalange, bien que faiblement. Que si maintenant j'incise le repli synovial dans le tiers de son épaisseur, la flexion diminue déjà; si je l'incise aux deux tiers, elle existe à peine; et si je l'incise enfin dans toute son épaisseur, elle se trouve, comme tout à l'heure, complétement abolie. Je vais maintenant, sur cet autre doigt, couper le tendon au-dessus de l'insertion du repli synovial, et comme vous le voyez, les tractions que j'exerce sur le bout supérieur sont sans la moindre action sur le doigt. Ces expériences sont, comme vous le comprenez, de nature à nous donner la clef de résultats en apparence contradictoires ou auxquels on avait cherché une autre explication. C'est ainsi que M. J. Guérin, en coupant le tendon unique du pouce, dont la disposition anatomique est la même, conservait en partie ou détruisait entièrement les mouvements de la phalangette. Si nous joignons maintenant ces faits expérimentaux à ceux que nous vous avons rappelés en commençant cette discussion, nous pouvons dire qu'aucune observation ne démontre actuellement la possibilité de la réunion des tendons divisés dans leur gaîne, et ajouter même qu'elle est tout à fait improbable. De telle sorte que si, comme nous l'avons dit plus haut, la section du fléchisseur superficiel n'entraîne pas inévitablement la perte des mouvements de la deuxième phalange, c'est que ces mouvements lui seront conservés par le profond. La section de celui-ci n'entraîne même pas la perte de mouvement de la deuxième phalange, alors qu'elle est complète, et peut encore lui permettre d'agir sur la troisième, lorsque le mésentère a été respecté en partie ou en totalité. Mais, si la section a été faite au-dessus des mésentères, ou que ces replis aient été détruits par des extensions trop brusques ou trop tôt pratiquées, le mouvement de la deuxième et de la troisième phalange est pour toujours aboli, sauf la formation possible d'adhérences des tendons dans leurs gaînes. Vous voyez encore qu'il ne faut pas juger de la conservation des mouvements par ceux du doigt en totalité, car ceux-ci se font par l'intermédiaire de la première phalange, qui est mue par des puissances autres que les tendons sur lesquels a porté la section.

En résumé, au point de vue pratique, il ne faut pas couper les tendons dans leur gaîne ; ajoutons qu'à moins de cas très graves, et à condition que l'on n'agisse que sur les superficiels et isolément sur chacun d'eux, il ne faut pas davantage les couper dans la paume de la main.

Mais si la section des tendons offre les dangers et les inconvénients que nous signalons, ne pourrait-on pas diviser les muscles ? Ce sont eux, en effet, et non les tendons, qui sont rétractés ; aussi, en exagérant la tension, ce ne sont pas seulement les tendons que l'on fait saillir, mais les muscles eux-mêmes que l'on voit se dessiner jusqu'à la partie supérieure de l'avant-bras. Dans cette région, les masses musculaires sont éloignées des vaisseaux et des nerfs, et vous pouvez diviser le muscle autant qu'il est nécessaire pour que le redressement des doigts ait lieu ; il s'épanche entre les bouts du sang qui ne s'organise pas, mais la lymphe à laquelle il va servir de substratum s'organise, et la cicatrisation sûrement opérée, le muscle allongé aura peut-être perdu de sa force, mais nous aurons néanmoins la certitude de conserver la fonction, à une condition toutefois que met en lumière l'anatomie chirurgicale.

M. Lantenois (1) avait fait remarquer que les nerfs qui se distribuent aux muscles des membres pénètrent ordinairement dans ces organes au niveau de leur tiers supérieur.

M. Chassaignac (2), qui a spécialement étudié les nerfs musculaires du membre supérieur, avait conclu de ses recherches que la plupart des muscles reçoivent leurs filets dans leur quart supérieur. J'ai ajouté quelques notions à celles acquises par ces travaux (3), et ce que je puis déduire de plus général de mes propres dissections, c'est que les nerfs ne pénètrent dans les muscles, ni au-dessus du quart supérieur de la portion charnue, ni au-dessous du quart inférieur ; la proportion étant la même, soit que je calculasse les tendons avec la portion charnue, soit que je mesurasse celle-ci à part. Nous devons donc conclure, dans le cas spécial qui nous occupe, qu'il faut couper le plus près possible de l'insertion supérieure du muscle, si l'on ne veut courir le risque de le paralyser. Je ne vous ai pas parlé de la section des muscles dans la partie inférieure de l'avant-bras, au point de jonction avec leur tendon, à cause de la présence de la gaîne synoviale tendineuse, et crainte de non-consolidation ou de consolidation confuse avec la gaîne et même avec les tendons voisins.

Nous avons terminé l'exposé des procédés opéra-

(1) Thèse inaugurale. Paris, 1826, n° 127.
(2) *Compte rendu des travaux de la Société anatomique*, 1832.
(3) *Anatomie chirurgicale*, 1re édit., 1838, p. 100.

toires, mais nous avons encore à nous poser une question : Est-il bien prouvé que l'on ne puisse arriver à étendre, sans employer les sections? Je vous rappellerai d'abord que si l'affection date de loin, vous pourriez bien, même après les sections, ne pas pouvoir triompher des articulations; mais, dans les cas récents, les muscles s'allongeraient-ils sous l'influence de tractions opérées avec les mains ou avec les machines? Examinons si cela peut se faire et si cela a été fait. On sait aujourd'hui que pour redresser les pieds bots, il suffit, dans la majorité des cas, de couper seulement le tendon d'Achille, et que les autres cèdent à l'action des machines : voici un premier ordre de faits. Dans un cas de flexion à angle droit de la jambe dont j'aurai à vous reparler, et que je traitai à l'hôpital Saint-Louis, j'avais commencé par essayer d'étendre la jambe à l'aide de tractions opérées par la main. Je renouvelai ces tentatives avec modération et pendant plusieurs jours de suite, sans aucune réussite. Je résolus, avant de passer aux sections, de tenter un dernier effort; je fis pratiquer l'extension et la contre-extension par des aides, et le membre fixé sur un plan solide, j'appuyai de tout mon poids sur le genou. La résistance fut absolue pendant une ou deux minutes, puis je sentis un violent craquement. Je crus avoir rompu les tendons et les muscles, il n'en était rien; ils avaient cédé complétement, comme lassés d'une résistance opiniâtre qu'ils avaient prolongée jusqu'à ses dernières limites, et j'obtins, séance tenante, le redressement du membre. J'avais été nourri jusqu'alors dans l'idée qu'il fallait, dans un cas semblable, couper les tendons, et j'y serais

arrivé, si je n'avais tenté ce que je viens de vous raconter; mais depuis, me rappelant que j'avais pu m'en passer
cette fois, j'en suis devenu très sobre: aussi puis-je dire
que j'ai moins coupé de tendons que bien d'autres chirurgiens.

M. Mellet rapporte, dans son *Manuel d'orthopédie* (1),
avoir traité avec succès, à l'aide des machines à
extension, des flexions permanentes des doigts; mais,
outre la douceur patiente qu'il faut employer pour arriver au redressement, il veut que pendant un certain
temps le malade prenne soin de tenir ses doigts allongés,
surtout pendant la nuit. J'ajouterai qu'il faut même dépasser le degré normal de l'extension, et arriver à renverser les doigts en arrière, allongeant ainsi les muscles
à l'extrême. Il ne faudrait donc pas se croire autorisé à
pratiquer des sections avant que l'impuissance des
efforts manuels ou des machines ait été bien démontrée.

J'aurais à vous parler maintenant de la rétraction des
extenseurs; mais comme je n'aurais rien de bien particulier à vous dire sur ce sujet, je me contenterai d'attirer
votre attention sur une pièce fraîche qui a été recueillie
dans les pavillons de l'école pratique par M. Panas. Le
petit doigt est fortement porté en arrière, de manière à
former avec le métacarpien correspondant un angle de
45 degrés; la deuxième et la troisième phalange sont
fléchies en forme de crochet sur la première, entraînées
qu'elles sont dans ce sens par le tendon fléchisseur

(1) Mellet, *Manuel pratique d'orthopédie.* Paris, 1844, p. 250
à 258.

tiraillé. Si nous cherchons la raison anatomique de cette déviation, nous voyons qu'en essayant de fléchir le doigt, le tendon extenseur se soulève fortement comme une corde tendue, et résiste à tout effort de flexion.

En suivant ce tendon alors de bas en haut, on ne tarde pas à s'apercevoir que, arrivé à la gouttière du radius qui lui livre passage, il s'amincit et se confond intimement avec le tissu fibreux qui recouvre la gouttière radiale, ou si l'on veut avec la moitié postérieure de son ancienne gaîne. Plus haut, on ne rencontre ni tendon, ni corps charnu correspondant, de sorte que nous sommes autorisé à conclure qu'ici, à la suite d'une division du tendon de l'extenseur propre de l'auriculaire, le bout inférieur de celui-ci a contracté des adhérences avec la gaîne qui le recèle, au point où il glisse sur le radius, et que le corps charnu et le bout supérieur du tendon se sont atrophiés et ont disparu complétement faute d'action, comme cela arrive pour toutes les parties qui ne jouent plus aucun rôle dans l'économie. Quoi qu'il en soit, cette lésion doit remonter à un grand nombre d'années, et elle nous enseigne que si l'on avait été conduit, dans un cas pareil, à couper le tendon, dans le but de redresser le doigt, on n'aurait pas réussi à lui rendre son mouvement d'extension, au moins complet, son muscle extenseur principal étant à jamais détruit, et ne pouvant plus compter pour cet usage que sur la petite expansion tendineuse que lui envoie encore l'extenseur commun des doigts, en cas toutefois où, comme ici, elle est conservée. Le seul moyen de diagnostiquer une semblable disposition eût été de voir si, en forçant la flexion, le muscle ne se tendrait pas à l'avant-bras.

Déviations par cicatrices vicieuses. — La pièce nº 540 C, du musée Dupuytren, que vous avez sous les yeux, vous fait voir un cas de renversement complet des doigts en arrière, entraînés par le tissu inodulaire, à la suite d'une brûlure; ils sont accolés à la face dorsale de la main et réunis entre eux. Pour une telle difformité, il n'y a évidemment rien à tenter; cependant je dois vous rappeler que, dans un cas analogue, Dutertre (1) décolla tous les doigts de la paume de la main, puis les sépara les uns des autres, et, grâce à des pansements bien conduits, arriva à reproduire une main qui ressemblait assez à la main normale; son malade pouvait saisir une cerise par la queue entre l'index et le pouce : aussi la Société de médecine de Paris, devant laquelle il l'exhiba, lui décerna-t-elle le prix d'émulation. Mais à cette histoire il manque la fin; il n'est pas dit, en effet, si l'opéré fut revu après un certain temps : personne n'en entendit plus parler. Aussi, jugeant par analogie, suis-je fondé à croire que les doigts se réunirent de nouveau entre eux et se renversèrent dans la paume de la main. La récidive est en effet la règle dans des cas semblables; aussi je vous engage à ne jamais imiter semblable opération.

Déviations congénitales. — Nous n'avons en vue ici que les faits relatifs aux vices congénitaux de conformation des articulations des doigts; ils sont rares. Chaus-

____

(1) Dutertre, *Op. cit.*, 3ᵉ obs., p. 24.

sier, dans un discours prononcé à la distribution des prix de la Maternité en 1812, rapporte, sous le titre de luxations spontanées multiples, l'observation d'un enfant né dans de bonnes conditions, qui, entre autres luxations, présentait celle des trois derniers doigts de la main gauche, à la face sus-palmaire de la main. Il n'en dit pas davantage, et c'est là, du reste, le seul exemple que je connaisse d'une luxation congénitale des doigts.

Auguste Bérard (1) a rencontré, chez des nouveau-nés du sexe féminin, des cas qui se rapportent aux luxations congénitales des phalangettes. Il y avait, dit-il, une incurvation en arrière des deux dernières phalanges, qui, ajoute-t-il, « si elle était assez grande pour devenir un objet de difformité, devrait être traitée par deux petites plaques de fer-blanc enveloppées de linge, que l'on fixerait avec une petite bande sur les faces palmaires et dorsales des doigts, et qui devraient être laissées en place pendant un temps fort long. » Je n'ai jamais vu de cas semblables, mais je préférerais placer une simple gouttière de carton sur la face dorsale.

M. Robert (2) a observé chez une petite fille de six ans une luxation congénitale de la dernière phalange de l'index, qui était déviée en dehors à angle obtus. « On pouvait constater à travers la peau une légère atrophie du condyle externe de l'extrémité inférieure de la phalangine ; le condyle interne, au contraire, était saillant.

(1) *Dictionnaire en 30 volumes*, art. MAIN, p. 514.

(2) Thèse de concours, 1851, p. 103.

La brièveté du ligament latéral externe rendait cette déviation permanente, et s'opposait à ce que l'on ramenât la phalange dans la rectitude. » M. Robert pratiqua la section sous-cutanée de ce ligament, et, malgré l'application d'appareils, cette opération resta sans succès.

La brièveté du ligament latéral externe rendait cette déviation permanente, et s'opposait à ce que l'on ramenât la phalange dans la rectitude.

TROISIÈME LEÇON.

Roideurs articulaires des doigts. — L'étude que nous entreprenons aujourd'hui est des plus importantes, car elle nous met en face d'un accident très commun, auquel vous ne faites pas habituellement attention, ce en quoi vous partagez, du reste, la manière de faire de vos maîtres. Cependant cet accident est le plus ordinairement votre œuvre ou celle du chirurgien lui-même; c'est, en effet, à la suite de pansements mal dirigés ou de l'application d'appareils, que surviennent, le plus souvent, les roideurs articulaires en général, et celles des doigts en particulier. Vous êtes chargé de panser un panaris. Vous enveloppez méthodiquement le doigt, vous vous gardez d'imprimer des mouvements à ses articulations; le malade y songe encore moins : vous n'avez en vue que la cicatrisation, et une fois qu'elle est obtenue, vous croyez avoir accompli votre devoir et guéri votre malade. Il y a une roideur articulaire et un doigt impuissant.

Un malade atteint de fracture de l'extrémité inférieure du radius est placé dans un appareil qui immobilise les doigts et les tient allongés; le chirurgien enlève son appareil après quarante jours : la fracture est bien certainement consolidée, mais le malade est beaucoup plus infirme qu'au moment de l'accident, il a tous les doigts affectés de roideurs articulaires.

Mais là ne s'arrête pas la malheureuse influence du chirurgien; il s'aperçoit bien, en effet, que son malade a les doigts roides et la main inhabile à remplir ses fonctions; celui-ci a, du reste, l'habitude de s'en plaindre hautement. Mais si, consulté, le chirurgien répond, comme le font la plupart : *Cela reviendra avec le temps*, il en résulte que, comme le mouvement d'une articulation ne revient que par le mouvement, le malade pourra définitivement être estropié, tandis que par des mouvements faits à propos et convenablement exécutés vous pouvez le guérir. Mais je dois vous signaler ici un autre genre d'erreur : au lieu de s'en remettre au temps, on dit au malade de faire des mouvements; celui-ci les exécute plus ou moins consciencieusement, mais s'arrêtera toujours, soyez-en sûrs, devant la douleur très vive qu'ils provoquent, de sorte qu'il ne fera que des mouvements incomplets qui ne l'empêcheront pas, après trois ou quatre mois écoulés, d'avoir une infirmité fort grave, sinon irrémédiable. Enfin, tant ce sujet a jusqu'ici été peu étudié, une erreur non moins commune et non moins préjudiciable au malade consiste à lui faire croire que des bains de différente nature pourront le guérir. Il en est de célèbres : c'est ainsi que les bains de tripes, les bains de sang de bœuf encore fumant, jouissent, auprès de malades et de médecins, de la plus grande notoriété. Mais il y a des bains bien plus célèbres encore et dont l'efficacité paraît incontestable à nombre de médecins : j'ai nommé les eaux et les boues sulfureuses, et en particulier Baréges et Bagnères. Il y a environ cent ans qu'un journal de médecine publiait, pour la première fois, les vertus de ces eaux, excellentes pour rendre l'usage des membres, et à l'appui de ces assertions donnait le résumé d'*une* observation fort mal faite, prise sur un malade qui avait ressenti leur heureuse efficacité, mais qui n'avait pas voulu attendre sa guérison complète. Baréges (1) réclama bientôt, et dans un article analogue fit valoir ses vertus non moins grandes et non moins spéciales ; on donnait aussi *une* observation, cependant on convenait ne pas avoir constamment réussi. Depuis cette époque, sans que j'aie pu autrement découvrir pourquoi ces deux stations thermales se sont arrogé le premier rang, la France tout entière et l'étranger sont leurs tributaires et y envoient force malades. L'Etat ayant un établissement thermal à Bourbonne, il est également admis qu'à Bourbonne on rend aux membres leur usage ; cependant ses eaux ne sont pas sulfureuses, mais elles guérissent : ainsi de beaucoup d'autres.

(1) *Journal de médecine,* 1763, t. XIX, p. 240 et 250.

Aucune cependant ne guérit; il est dangereux de croire à des vertus qu'elles n'ont pas, et de s'en remettre à elles pour des choses que vous devrez faire vous-même : libre à vous d'y envoyer vos malades lorsque vous les aurez guéris, ou lorsque vous ne pourrez rien pour eux.

Vers 1840, un chirurgien des plus distingués, mon ami M. Rigal (de Gaillac), se fit une luxation de l'épaule, et après avoir subi une vingtaine de tentatives inutiles, voulut bien s'en remettre à moi : je réussis heureusement, mais il eut, bien entendu, une roideur articulaire. Je n'étais pas disposé, vous le comprenez, à lui épargner les mouvements; cependant en vrai chirurgien qu'il était, M. Rigal ne voulait pas les supporter, et déclarait vouloir aller à Baréges : j'arrivai cependant à mes fins et lui rendis les mouvements. Trois ans plus tard, il alla à Baréges pour des douleurs rhumatismales, et peu édifié sur mon incrédulité, il eût été désireux de me convertir en me faisant part de faits de guérison qu'il constaterait lui-même : rien n'eût été, en effet, plus propre à ce résultat; mais ce fut lui qui changea d'opinion, car il ne put recueillir aucune observation de cette espèce. Par contre, M. Rigal avait vu entre autres malades un marin qui avait eu une luxation de l'épaule réduite au quatrième jour; renvoyé presque aussitôt de l'hôpital avec la seule recommandation de prendre des bains, il fallut prendre le parti de l'envoyer à Baréges trois mois et demi après la réduction, avec une roideur telle que l'humérus n'exécutait pas le moindre mouvement sur l'omoplate. Trente-six jours après, Pichard se trouvait dans le même état, en dépit des bains et des douches. M. Rigal a, du reste, consigné cette observation dans le *Journal de chirurgie* (1), où elle est insérée tout au long avec les réflexions de l'auteur et les nôtres.

J'ai été consulté par un colon de la Havane qui avait une roideur articulaire des doigts de la main droite, survenue à la suite de l'application d'un appareil pour une fracture de l'humérus qui avait exigé quarante jours d'immobilité. Grand amateur d'équitation, et ne pouvant, avec cette infirmité, se livrer à son goût favori, il appela sur elle l'attention de son médecin, qui lui affirma que *cela se passerait avec le temps*, et qui, quatre mois après l'accident, voyant la roideur persister, lui conseilla d'aller à Baréges. Il me vit cependant avant de s'y rendre; je voulus immédiatement commencer les mouvements, mais après quinze jours le malade n'y tenait plus, et voulait à tout prix partir pour Baréges, où je l'engageai à demeurer le moins longtemps possible.

Il y fit néanmoins un trop consciencieux séjour de six semaines, et me revint avec sa roideur articulaire; mais déjà bien du temps s'était écoulé, et après huit jours d'essais infructueux, comme le malade ne pouvait se faire à la douleur violente que j'étais obligé de lui infliger, et comme je n'avais que bien peu d'espérance de réussir, je consentis à lui épargner de nouvelles souffrances, et il se résigna à rester estropié. Ainsi, messieurs, faites bien comprendre à vos malades l'ab-

(1) 1843, page 253.

solue nécessité des mouvements, pratiquez-les vous-mêmes avec les règles que nous allons poser ; et seulement à cette condition expresse que les mouvements seront faits, si vos malades ont confiance dans les bains, ne les contrariez pas pour si peu ; vantez-leur même leurs vertus, cela leur fera prendre patience et vous aidera dans une certaine mesure.

Je traite en ce moment une dame anglaise qui fut atteinte, il y a quelques mois, d'une petite arthrite du poignet. Au bout de quinze jours on la déclara guérie ; cependant les mouvements étaient abolis, mais de huit jours en huit jours son médecin lui certifiait que cela allait revenir ; enfin, à la fin du cinquième mois, elle s'inquiéta et je fus consulté. Voilà deux mois et demi que j'ai commencé le traitement ; j'ai fait de notables progrès, je compte sur la guérison, mais elle n'est pas encore obtenue (1). Tous les chirurgiens qui se sont occupés de ces questions ont vu des cas semblables et se sont trouvés en présence de ces difficultés pratiques, et feu Bonnet (de Lyon), qui fut un des beaux génies chirurgicaux de notre époque, avait inventé pour traiter ces cas des machines spéciales. J'ai quelque chose à dire des machines en général et des appareils de Bonnet en particulier. Le principe des appareils de Bonnet repose sur la nécessité de la fixation complète de tout le segment supérieur du membre, ce qui est en effet un excellent principe. Mais le membre fixé, la section destinée à recevoir des mouvements est rattachée par des

(1) Elle l'a été après un traitement de six mois.

ajutages divers à un système de cordes et de poulies de renvoi, ou à des leviers à manche plein, afin que le malade puisse imprimer lui-même des mouvements à sa jointure. J'ai dit la haute estime que j'avais pour Bonnet, mais je n'ai jamais pu comprendre comment un chirurgien de cet ordre s'était attaché à faire tant d'appareils, et je ne puis comprendre non plus le but de ceux qu'il a imaginés. De deux choses l'une, en effet : ou les roideurs datent de peu de temps, et alors la main seule suffit pour rétablir les mouvements ; ou elle est ancienne, et alors que ce soit le chirurgien, ou le malade qui mette en jeu les cordes sur leur poulie de renvoi, ou qui manœuvre les leviers, ils ne peuvent graduer leurs mouvements et sont inévitablement conduits à dépasser plus ou moins le but qu'ils se proposent. Or les mouvements trop étendus, par exemple un mouvement d'un centimètre qui arrive à un centimètre et demi, peuvent déterminer une arthrite aiguë qui se développe le lendemain ou le jour même, et oblige à suspendre le traitement. Il faut cependant se servir de machines pour combattre les roideurs articulaires anciennes ; mais ces machines devront être munies de vis, de roues à crémaillères, graduant d'une manière mathématique les mouvements, et faisant pour ainsi dire marcher l'articulation avec la lenteur d'une aiguille de montre. C'est seulement ainsi que vous pourrez remplir cette indication capitale : *ne pas aller trop loin et ne pas reculer.*

On ne peut dépasser, comme je vous l'ai déjà dit, mais comme je ne puis trop le répéter, un certain effort sans déterminer une arthrite aiguë : c'est là un fait de la plus haute importance. Cependant Bonnet appliquait ses appareils dans des cas anciens, et il dit en avoir obtenu des succès. J'ai lu ses mémoires, ses livres, ses observations ; je ne puis comprendre qu'avec le principe de ses appareils il ait pu réussir, à moins que les malades auxquels il les a appliqués comme les croyant absolument nécessaires n'eussent pu en réalité s'en passer et être tout aussi bien guéris à l'aide de la main, à l'action de laquelle j'assimile celle de ses appareils. — Pour les doigts je n'ai pas de machines spéciales à vous présenter, je n'ai pas eu occasion d'en faire fabriquer ; mais le cas échéant, il serait facile, en se guidant sur les principes généraux que je viens de vous exposer, d'en inventer une. Vous serez donc inventeurs à votre tour, mais permettez-moi de vous donner là-dessus un conseil : n'allez pas inventer d'avance une machine propre à tous les cas, et si vous en faites faire, que ce soit pour un cas spécial et uniquement pour ce cas. Vous aurez donc, dans les cas dont nous nous occupons actuellement, le plus ordinairement recours aux mains seulement, et voici les règles que vous suivrez dans l'administration des mouvements. Il faut d'abord chercher à faire mouvoir l'articulation la plus facile, cette énarthrose bizarre qui répond à l'union de la première phalange et du métacarpien et dont la tête appartient à l'os qui est du côté du tronc. Vous saisissez le doigt à pleines mains, vous exercez des tractions en cherchant à allonger les ligaments et à opérer la flexion. Il faut bien savoir en effet que ces roideurs articulaires tiennent le plus souvent à des rétractions de ligaments, ce n'est que dans les cas les plus exceptionnels qu'il s'est établi des adhérences nouvelles par épanchement plastique ou qu'il y a érosion des cartilages. Mais, outre les ligaments, vous avez encore aux doigts quelque chose à étendre : j'ai le premier signalé ce fait, et je suis encore étonné qu'il n'ait pas appelé l'attention depuis longtemps, car cela saute aux yeux. Examinez la peau de la face dorsale des doigts, elle est lisse, tendue comme celle d'un gant bien tiré, et les plis des jointures sont entièrement effacés : c'est l'image de ce qui se passe pour les ligaments. Vous aurez donc soin, en exerçant des tractions sur le doigt tout entier, de songer que vous avez aussi à étendre, à assouplir les téguments.

Pour les phalanges vous ne devrez essayer que de petites flexions, mais quelle est la règle à suivre ? Il est évident qu'avec la prise que vous avez sur chacune d'elles, vous pourriez avec une force suffisante arriver à vaincre du premier coup leur roideur, mais il est non moins évident que votre malade aurait une arthrite. La douleur que l'on détermine en essayant des flexions même modérées est du reste atroce et bien plus cruelle que celle d'une amputation ; cependant je me garde de faire usage du chloroforme, car c'est le degré de cette douleur qui me sert de guide, et il faut que le malade m'empêche de dépasser les bornes du mouvement vraiment curatif. C'est là, messieurs, un fait qui n'a pas été publié et qui se trouve dans l'esprit de bien peu de chirurgiens ; cependant ce sera pour vous une règle absolue. Je saisis donc l'articulation malade, et je la fléchis jusqu'à ce que la douleur ne soit plus tolérable ;

et vous pouvez être sûr qu'aucun malade ne vous laissera dépasser les bornes, car l'homme le plus courageux
n'y résiste pas. Vous vous arrêtez donc devant ses
avertissements et vous attendez quelques minutes ; vous
l'interrogez, et vous vous informez si la douleur persiste,
si elle augmente ou diminue. Si elle s'éteint, vous pouvez
continuer la séance, vous pouvez fléchir un peu davantage, mais vous vous arrêtez encore devant un nouveau
cri ; si alors la douleur provoquée met plus d'une minute à
disparaître, vous ne devrez pas reprendre la séance, et
après avoir fait attendre le malade pendant quelques
instants, vous le renvoyez lorsqu'il est calme.

Mais la douleur peut persister ou augmenter : tenez
grand compte de cela, et alors ne renvoyez le malade
qu'après lui avoir fait des prescriptions en vue de l'arthrite, et recommandez-lui le repos, les cataplasmes et
les bains tièdes prolongés, que vous ferez continuer
autant de jours qu'il le faudra pour faire disparaître
entièrement les accidents douloureux ; après quoi vous
pourrez reprendre les mouvements, et en usant des
précautions indiquées, conduire d'étape en étape votre
malade jusqu'à la flexion complète. Mais avant d'en
arriver là, plusieurs points se présentent encore dans
la pratique. Si les choses se passent régulièrement, vous
devez prescrire au malade de répéter lui-même dans la
journée les mouvements que vous lui avez imprimés le
matin ; vous pourrez même lui recommander les bains.
Mais je dois, à ce propos, vous instruire d'un fait étrange
et inexplicable que j'ai bien souvent observé. Vous
ordonnez un bain à un malade dont les doigts sont très

roides et peuvent à peine être fléchis ; après une certaine
durée de l'immersion, il peut exécuter des mouvements
avec plus d'étendue et de facilité : il sort du bain. Moins
d'un quart d'heure après, tout avantage est perdu, et son
état est exactement le même qu'au moment de s'y mettre.
Cependant le phénomène est constant, et constante aussi
la perte de l'amélioration observée pendant l'immersion.
Je ne regarde donc pas le bain comme un agent réno-
vateur des mouvements, et ne le prescris que comme
adjuvant, pour calmer la douleur et satisfaire aux caprices
du malade. Mais vous devez comprendre combien cet
agrandissement momentané des mouvements est de nature
à frapper des esprits superficiels, et à donner du crédit
à certains bains auxquels on serait disposé à attribuer
spécialement cet effet bizarre. Avec leur aide ou sans
eux, vous devrez continuer les mouvements jusqu'à ce
que vous soyez arrivés à fléchir complétement les doigts
dans la paume de la main ; vous vous trouvez alors en
présence de nouveaux phénomènes et de nouvelles indications.

Les doigts que vous avez fléchis et amenés dans la
paume de la main se détendent quasi comme un ressort
sitôt que vous les abandonnez à eux-mêmes, et reviennent ainsi à l'extension ; mais le malade ne peut les
fléchir volontairement, et s'il arrive à grand'peine à
saisir un objet, il ne peut le serrer avec force. Vous avez
rendu aux articulations leur jeu, mais vous avez encore
à rendre aux muscles leur action. Lorsque vous traitez
une roideur articulaire, vous passez par des périodes
bien tranchées que nous pouvons compter : elles sont au

nombre de trois. Ainsi vous avez obtenu avec une machine un certain degré de flexion ; vous essayez de le reproduire avec les mains, et vous n'y parvenez pas. Puis vient un moment où cela vous est possible, et ce progrès ne s'accomplit qu'après un temps variable ; il s'écoule quelquefois quinze jours, trois semaines ou plus. Mais le malade n'a, somme toute, que des mouvements communiqués, et ne sera guéri que lorsque, dans une troisième période, il arrivera à mouvoir son articulation à l'aide de ses propres muscles.

Je vous ai dit, en parlant des machines d'une manière générale, qu'elles avaient pour but, non-seulement de graduer le mouvement, mais de maintenir l'articulation au degré de flexion obtenu ; il est en effet utile de maintenir pendant un certain temps la jointure au point où on l'a amenée pendant la séance. Or, pour les doigts, vous avez vu que le plus ordinairement on se passe d'appareils destinés à imprimer des mouvements ; mais il va vous en falloir un pour maintenir les articulations fléchies. Voici celui que je vous propose comme m'en étant souvent servi : je n'aurai pas besoin de vous vanter sa simplicité.

Je prends un ruban de fil ou de coton, une lanière de linge large de 2 centimètres ; j'en applique le plein sur le dos de la phalange inférieure fléchie autant que possible, et je ramène les chefs sur le dos de la phalange supérieure, de manière à les comprendre dans une sorte d'anneau, et après un second tour je réunis les chefs par une rosette serrée sur le dos de la phalange, en interposant une petite plaque de carton pour protéger les téguments ; et je fixe solidement, comme vous le voyez, le doigt dans une flexion que je gradue à mon gré. Ce serait même là un fort bon moyen pour favoriser la flexion à peine commencée, en embrassant les quatre doigts à la fois et serrant l'anneau sur le dos de la main ; mais il vaut autant se servir de la main seule. Quoi qu'il en soit, après avoir ainsi appliqué votre appareil en le serrant fortement, mais avec la plus grande douceur, c'est-à-dire sans secousses, sans brusquerie, vous abandonnez le malade à lui-même. Dans les premiers temps, il reste dans cette position une heure au plus, puis vous arrivez à la faire supporter pendant deux et trois heures, enfin pendant toute une nuit. C'est alors qu'il faut recommander aux malades d'appliquer eux-mêmes cet appareil en se couchant ; il est nécessaire en effet ici, comme dans tous les cas que nous aurons à examiner à propos de l'orthopédie, de prolonger, après la guérison apparente, l'emploi des méthodes de traitement.

Nous en avons terminé, messieurs, avec l'exposé des moyens à employer contre les roideurs articulaires des doigts ; vous voyez qu'elles sont curables, mais que leur traitement est long et pénible et souvent très difficile, sinon impossible à appliquer, lorsqu'elles sont anciennes. Aussi, bien instruits des éléments du pronostic, n'allez pas promettre la guérison indubitable, pour peu que la roideur des doigts date de plus de deux mois. Vous suivrez du reste la guérison à la trace, à l'extérieur, par le retour des plis cutanés de la face dorsale des doigts.

QUATRIÈME LEÇON.

Déviations du poignet. — Les déviations de cette articulation peuvent tenir aux mêmes causes que celles des doigts. Ainsi il y a des flexions et extensions dues à des divisions de tendons, aux paralysies des muscles : nous n'avons qu'à les signaler. Il en est aussi qui sont dues à la rétraction musculaire, et, comme aux doigts, elles portent sur les fléchisseurs le plus communément. J'en ai vu un grand nombre, mais j'ai toujours constaté dans ces cas la paralysie des extenseurs. On dit cependant avoir observé des rétractions des muscles fléchisseurs du poignet sans paralysie des antagonistes : on pourrait alors appliquer les mêmes méthodes de traitement qu'aux doigts; mais je ne connais, pour ma part, qu'un seul fait de ce genre qui puisse s'y rapporter, il a été publié par M. Mellet (1). Dans ce cas, la rétraction était congénitale, et la guérison fut obtenue à l'aide de l'extension pratiquée avec une machine spéciale. Dans les cas où les extenseurs sont paralysés sans que les fléchisseurs soient contracturés, il n'y a pas d'opérations à tenter, et l'on doit se borner à des palliatifs. S'il s'agit de cicatrices vicieuses, vous devrez suivre les règles générales applicables aux traitements de ces difformités, et vous rappeler les réserves que nous a suggérées le fait de Dutertre, relatif à un renversement des doigts par brides cicatricielles. Enfin le poignet est quelquefois le siége de déviations congénitales.

On les a désignées sous le titre de mains botes, et ce n'est que dans notre siècle que l'on a appliqué aux déformations congénitales du poignet la désignation employée depuis le xvie siècle pour les déviations analogues du pied. Ces déviations sont permanentes, le plus souvent incurables, car elles sont liées presque toujours à une atrophie des os du carpe et de l'avant-bras, en particulier du radius. Voici quelques pièces empruntées au musée Dupuytren qui vous donneront une idée de l'anatomie pathologique de cette déviation. Le n° 541 est un exemple de main bote avec absence du radius et du pouce; le n° 541 *b* est une main bote avec absence presque complète du radius; le métacarpien manque, mais le

(1) *OEuvr. cit.*, p. 241.

pouce existe; enfin le n° 541 e est un exemple de main bote peu prononcée, avec persistance du radius. Voilà trois degrés d'une même lésion que je tenais à vous montrer, car vous comprendrez aisément qu'en pratique, s'il est de ces difformités que vous pouvez traiter par des machines ou des opérations, il en est d'autres pour lesquelles il n'y a rien à tenter.

On a décrit encore pour cette articulation des luxations congénitales, que l'on a distinguées en luxations en arrière et en avant. La luxation en arrière n'a pour elle que deux faits que j'ai démontrés ailleurs (1) ne pas être probants; j'en dirai autant de la luxation en avant, dont l'histoire a été faite avec quatre faits mal interprétés, attendu que dans la plupart de ces cas on a donné comme luxations, des mains botes avec absence d'os. Or, l'absence des os entraînant l'absence de surfaces articulaires, il est trop évident que l'on ne peut alors admettre une luxation.

En somme, j'en suis encore aujourd'hui à trouver, comme luxation congénitale du poignet, un autre fait que celui de Marrigues, que j'ai rapporté dans mon *Traité des luxations*, et dans lequel toute la première rangée des os du carpe s'était logée entre les extrémités inférieures du radius et du cubitus fortement écartées.

Nous aurions maintenant, messieurs, à vous parler de la roideur du poignet en particulier; mais comme au coude et à l'épaule, c'est l'accident qui va nous occuper

(1) Malgaigne, *Traité des fractures et des luxations*, t. II, p. 715 et 716.

exclusivement. J'ai pensé que le moment était arrivé d'ajouter, à ce que je vous ai déjà dit des roideurs articulaires, des notions générales sur l'histoire pathologique de l'ankylose, autant du moins que le nécessitera l'exposé des procédés opératoires. A propos de ces procédés, j'aurai à m'expliquer avec vous sur les machines et appareils employés dans ces cas. Je me contenterai du reste, aujourd'hui, à cause du nom de l'auteur, de vous montrer les machines de Bonnet (de Lyon) pour le membre supérieur.

Dans ces grandes brisures des membres, il s'agit, non-seulement de restituer les mouvements, mais aussi, quand cela sera devenu impossible, de rendre la forme seule en ramenant le membre à une meilleure direction : c'est là deux buts tout différents qui entraînent une thérapeutique spéciale, nous verrons comment elle est comprise ; examinons d'abord les machines que nous avons sous les yeux.

Voici d'abord un appareil destiné à rendre au poignet sa mobilité. Se basant toujours sur les mêmes principes, Bonnet a, comme vous le voyez, pourvu à la fixation de l'avant-bras, qui est solidement engagé dans un manchon de cuir dont les valves, reliées par des courroies, saisissent complétement le membre. Ce manchon est adapté à une planche solide et longue qui lui sert de support, et le poignet seul reste libre. Il s'agit de le mettre en mouvement. Pour cela, la main est engagée dans un gant lacé sur le poignet ; à la face dorsale de ce gant se rattache, par l'intermédiaire de lanières, une corde solide qui se réfléchit sur une tige élevée fixée sur la partie postérieure du support, et le malade, armé de cette corde, peut lui-même faire l'extension. Quant à la flexion, elle est assurée par une lanière de caoutchouc, qui se fixe à la face palmaire du gant, et après s'être réfléchie dans une mortaise pratiquée dans la planche qui supporte l'appareil, est clouée à la face inférieure de cette planche, en arrière du point de flexion du poignet.

Pour cette même articulation, Bonnet avait encore un appareil de rotation, destiné à produire les mouvements alternatifs de pronation et de supination ; je ne puis vous le présenter et ne chercherai cependant pas à vous le décrire; un simple coup d'œil jeté sur la figure que l'auteur lui a consacrée (1) vous en donnera l'idée.

Pour le coude, le manchon qui doit assurer l'immobilisation du segment supérieur du membre est construit d'après les mêmes données. Il est ici monté sur un plan long, solide et épais, offrant à sa face supérieure une inclinaison en dedans, ménagée de telle sorte que l'avant-bras se dirige dans ce sens. C'est là, en effet, la position que l'expérience avait appris à Bonnet être la meilleure. Le bras est donc engagé dans la gouttière d'immobilisation, et l'avant-bras, resté libre, s'engage entre deux tiges de fer parallèles, se réunissant à leur extrémité antérieure, et y est retenu par un bracelet. Ces tiges sont articulées à charnière, en dedans et en dehors du coude, pour se prêter aux mouvements de l'avant-bras sur le bras; et à l'externe est adapté un

____

(1) *Ouvr. cit.*, p. 593.

cercle gradué auquel elle se relie par une mortaise armée d'une vis de pression. C'est par l'intermédiaire de ces tiges, munies ou non de poignées de bois, que s'exécuteront les mouvements que Bonnet confiait de préférence au malade.

L'application de ces appareils à l'épaule entraînait plus de difficultés d'exécution. La partie destinée à l'immobilisation du segment supérieur du membre devait assurer celle de l'omoplate, et chacun sait combien cette condition est difficile à remplir. Employant cependant des moyens analogues, Bonnet emprisonne, comme vous le voyez, tout le tronc dans une vaste cuirasse pourvue de montants d'acier bien matelassés, offrant une échancrure dans laquelle s'engage la racine du bras, échancrure fermée par une forte et large lanière de cuir solidement bouclée, et sous laquelle on glisse une sorte de pelote à compression, destinée à presser sur le moignon de l'épaule. On pourrait, dès lors, comme Bonnet indique l'avoir pratiqué, faire exécuter à l'épaule des mouvements par l'intermédiaire du bras solidement saisi par le chirurgien ; mais afin que le malade puisse exécuter lui-même les mouvements, vous voyez que le bras et l'avant-bras sont d'abord placés dans une gouttière coudée fixe, portant à son extrémité et sur sa partie antérieure des poignées de bois ; le coude est ainsi immobilisé. Pour donner au bras un centre de mouvement, cette grande tige ronde de fer est fixée à la partie latérale et inférieure de la cuirasse par une articulation dite en genou, qui permet tous les mouvements, et s'engage dans un écrou que vous voyez au niveau du coude de la gouttière. De sorte que porté sur cette tige obliquement appuyée sur la cuirasse par une base mobile et jouissant de tous les mouvements, il suffit d'attirer le bras en avant et de le repousser en arrière à l'aide des poignées pour lui faire exécuter les mouvements de circumduction. Quant à l'extension et à la flexion, il faut faire remonter ou descendre la gouttière du bras le long de la tige, pour les exécuter; on peut, du reste, les maintenir au degré voulu en serrant la vis de pression sur la tige, mais ces mouvements ne sont pas à la disposition du malade.

Cet appareil, bien que construit d'après les indications de Bonnet, n'est pas décrit dans ses livres. Vous y trouverez dessiné, pour le mouvement de l'épaule, un appareil beaucoup plus simple, composé d'une écharpe dont le plein embrasse le moignon de l'épaule et dont les chefs se nouent au dossier d'un siége sur lequel on assied le malade. Cette écharpe est maintenue en position par un lacs transversal qui la fixe contre la poitrine. Pour mettre le bras en mouvement, une corde est fixée au niveau du coude à l'aide d'un mouchoir, et se réfléchit sur une poulie placée au-dessus, en avant, ou en arrière du malade, selon que l'on veut obtenir l'élévation, l'adduction ou l'abduction.

Enfin, un appareil destiné à assurer la rotation de l'épaule, et dans lequel nous retrouvons les mêmes pièces fondamentales que dans celui que vous avez sous les yeux, sauf la tige pectoro-brachiale qui est remplacée par une tige de fer dont une extrémité s'attache à la gouttière brachiale, et dont l'autre est roulée dans un anneau solidement fixé : l'élévation et l'abaissement de la main dans cette position suffisent pour entraîner la rotation de l'humérus sur son axe. C'est encore le malade qui met en jeu le mécanisme de cet ingénieux appareil.

Après vous avoir fait connaître les appareils et leur mode d'action, j'ai le regret de vous dire que je les crois entièrement inutiles : c'est ce que je vais essayer de vous démontrer.

Il y a dans les roideurs articulaires des degrés que Bonnet distinguait cependant, et dont il faut avant tout tenir compte. Nous pouvons les spécifier en divisant les roideurs en grandes et en petites : dans celles-ci la main seule du chirurgien, des aides ou du malade, suffit pour ramener les mouvements ; dans celles-là il faudrait recourir aux machines destinées à rendre le mouvement et mises en jeu à l'aide de ces poulies, de ces cordes, de ces poignées, qui viennent ajouter leur puissance à celles de la main, et que le malade sera spécialement chargé de faire fonctionner. Mais lorsqu'il faut en venir aux machines pour une grande roideur, je doute tellement que le malade ait, avec ces ajutages assez de force pour faire les mouvements convenables, que j'estime que Bonnet n'avait pas suffisamment vu ce qu'il y avait à faire dans ces cas. Pour mieux motiver, pour vous faire mieux comprendre notre jugement, prenons des exemples. Voici tout d'abord un fait de petite roideur que vous aurez pu voir ce matin à ma visite.

J'avais mis à un jeune homme un appareil pour une fracture de la clavicule, et je l'enlevai après trente jours d'immobilité ; le coude était roide et ne pouvait être fléchi, il était important de lui rendre ses mouvements. J'ai saisi le bras d'une main, et de l'autre j'ai agi sur l'avant-bras ; mais le biceps résistait énergiquement. J'ai alors fait fixer l'épaule et le bras par des aides, et appuyant avec force sur l'avant-bras, j'ai pu allonger le membre, puis séance tenante, faire exécuter à l'articulation du coude tous ses mouvements, les douleurs violentes que ressentait le malade ayant disparu dès que l'allongement fut produit. Voilà ce à quoi les appareils de Bonnet pourraient parfaitement remédier ; mais vous voyez aussi que l'action des aides et du chirurgien a suffi : il s'agissait seulement de faire faire une ou deux fois les mouvements empêchés, rien de plus.

Supposons maintenant que le coude a été pris d'une arthrite, et que pendant trente jours il est resté malade et immobile. Ici, pour rétablir les mouvements, il faut des tentatives ménagées et réitérées nombre de fois ; car ici la résistance est plus forte à raison des épanchements plastiques, des tissus fibreux anormaux en voie d'organisation, et de plus, nous nous trouvons en face de l'impérieuse obligation de ne pas dépasser, en pratiquant les mouvements, le point que nous vous signalions dans la dernière leçon ; de ne faire, en un mot, que des mouvements gradués, calculés, lentement et puissamment exécutés, que nous puissions arrêter et maintenir à notre gré. Pouvons-nous remplir ces conditions que la pratique démontre indispensables avec les appareils que vous venez de voir ? En aucune façon ; nous ne pouvons qu'arriver à des mouvements de force, à des mouvements mal soutenus ou brusques, qui auront beaucoup des défauts des mouvements des aides, sans avoir la précision des mouvements mécaniques, et qui pourraient bien dans certains cas rester infructueux, tant peut être grande la résistance ; nous n'aurions donc à notre disposition, pour ces cas si difficiles, qu'une complication instrumentale souvent impuissante, toujours dangereuse, dans de semblables conditions et pour des cas de cette nature. C'est pour cela, messieurs, que les machines de Bonnet ne me semblent nullement répondre d'une façon générale au but que l'on doit se proposer d'atteindre, et manquent tout à la fois de la *précision et de la force* qu'il faut demander aux machines destinées à rendre le mouvement ; nous verrons du reste que dans l'application particulière, elles ne remplissent pas même toujours toutes les conditions qu'elles poursuivent.

Jetons maintenant un coup d'œil sur les cas qui obligent le chirurgien à renoncer à rétablir les mouvements, et à ne chercher qu'à changer la position du membre ; nous verrons alors à quoi peuvent servir, dans ces cas, ces machines et les autres. En pratique, vous devrez avant tout, messieurs, vous poser comme aphorisme, que dans les articulations serrées, dans les ginglymes et dans le coude en particulier, dès qu'il s'est écoulé deux mois, il est à peu près impossible de rendre les mouvements. Il vous arrivera malheureusement très souvent de ne voir les malades que dans ces conditions ; car lorsqu'ils viennent vous trouver, ils ont toujours essayé de faire des mouvements seuls ou sous la direction de leur médecin, et ont vécu dans l'illusion, parce

qu'ils se sont persuadé, par exemple pour le coude,
qu'ils faisaient faire des mouvements à cette articulation,
alors qu'ils n'en faisaient qu'avec le bras tout entier.
Mais avant de procéder même à un seul changement
dans la position du membre, lorsque plusieurs mois se
seront écoulés, une question se présentera inévitablement à vous, que vous devrez résoudre avant tout. L'ankylose qui a succédé à la roideur est-elle vraie ou
fausse, comme le disent les auteurs; en d'autres termes,
l'ankylose est-elle osseuse ou fibreuse? Car, pour moi, je
préférerais laisser le nom de fausse ankylose à la simple
roideur sans désorganisation des éléments articulaires,
et reconnaître deux variétés d'ankylose réelle, l'une
fibro-celluleuse, l'autre osseuse.

Cette distinction paraît encore impossible à certains
chirurgiens, et Bonnet en particulier le juge ainsi et l'a
écrit (1); cependant il y a vingt ans déjà que je professe
le contraire, et que j'enseigne à mes élèves le diagnostic
différentiel de ces deux formes de l'ankylose. S'il y a
fusion osseuse des os du coude, par exemple, et que j'essaye d'étendre l'avant-bras sur le bras en prenant point
d'appui au sommet de l'angle, avec mon genou et en
conduisant les efforts aussi loin que possible, je ne
déterminerai de douleur qu'aux points qui supportent la
pression. S'il y a réunion fibreuse au contraire, par la
même manœuvre je détermine de la douleur dans un
point où la pression ne porte nullement, mais où la
distension forcée fait sentir ses effets, et cette douleur

______

(1) *Traité des maladies des articulations*, t. II, p. 139.

est des plus vives. Ainsi on pourrait résumer ceci en disant : S'il s'agit d'une ankylose osseuse, vous produisez de la douleur là où vous pressez, et essentiellement dans les parties étrangères à la jointure ; s'il s'agit d'une ankylose fibreuse, vous produisez une douleur vive là où vous distendez, et la douleur a pour siége les tissus fibreux qui immobilisent l'articulation.

Nous voilà maintenant en mesure de savoir si nous pourrons changer la position du membre. Nous continuerons à supposer que nous avons affaire au coude ; mais je puis d'avance vous dire que pour toutes les articulations, vous ne serez pas réduits à cette extrémité après un laps de temps aussi court que celui que j'ai dû pratiquement vous indiquer pour la jointure que nous avons prise pour exemple. Ainsi, pour l'épaule, on peut agir avec chance de rétablir les mouvements après trois et quatre mois : c'est que cette articulation a une capsule de grande dimension, tandis que le coude, comme tous les ginglymes, est étroitement maintenu par ses ligaments latéraux qui sont épaissis, racornis, et dont la résistance est vraiment extraordinaire.

Il est donc de toute importance de connaître exactement les données de cette nature à propos de chaque articulation, avant de se décider à tenter de rendre les mouvements, ou de se restreindre à la modification de la forme ; aussi devrons-nous y insister à propos de chacune d'elles. Mais, pour le moment, revenons au coude. Pour le ramener simplement à une meilleure position, les machines seront complétement inutiles.

Devant, en effet, vous contenter de chercher à fléchir ou à étendre, le mieux est d'y arriver d'un seul coup. Vous chloroformiserez donc le malade; puis, faisant fixer le segment supérieur du membre, vous agirez sur l'inférieur, et, autant que possible, d'un seul et brusque effort, vous amènerez l'articulation malade au point où vous devez la conduire.

L'arthrite est alors inévitable, mais c'est un accident généralement sans importance, puisque vous avez renoncé à rétablir les mouvements. Vous devez néanmoins vous préoccuper d'en atténuer les effets en maintenant le membre immobilisé dans la position que vous cherchez et en appliquant d'avance des cataplasmes. Mais à quel point devez-vous étendre ou fléchir le membre pour obtenir un degré cherché de position? C'est ici qu'il faut placer une importante remarque pratique, à savoir, qu'il faut toujours dépasser le degré que l'on veut obtenir : ainsi s'agit-il d'une flexion à angle droit, poussez l'un vers l'autre les segments du membre jusqu'à l'angle aigu, l'avant-bras reviendra toujours à un certain degré vers l'extension.

Si les machines sont inutiles, les sections sous-cutanées de tendons sont-elles susceptibles d'application pour obtenir ces résultats? J'ai cru tout d'abord qu'il faudrait y procéder d'avance, mais je vous ai déjà dit comment mes opinions se sont modifiées à cet égard : je les crois la plupart du temps inutiles, mais je ne voudrais pas affirmer qu'elles ne puissent heureusement venir en aide dans certains cas. Bonnet, qui les a employées pour plusieurs articulations, les a appliquées au coude ; la section dans le cas qu'il rapporte n'a porté que sur le biceps (1).

Nous ne vous avons pas dit encore quelle était la position que vous deviez chercher de préférence, et cependant c'est une question que vous devrez vous poser pour chaque articulation en particulier. Pour le coude, chacun sait que la flexion est la position la plus favorable pour les usages ordinaires de la vie ; mais il peut se faire que la profession du malade lui fasse préférer l'extension : ainsi j'ai vu des terrassiers qui, afin de pouvoir continuer à traîner la brouette, ont préféré cette dernière attitude. Il faut donc prendre en considération les convenances et les nécessités particulières du malade, et ne pas s'en fier seulement aux données générales.

Je viens, messieurs, de vous poser un cas simple, et de vous indiquer la conduite que vous auriez à tenir en pareille circonstance ; mais je suis loin de vous avoir renseignés sur la difficulté la plus grande peut-être qui puisse se présenter en pratique, et dont j'ai pu apprécier toute l'étendue, pour m'être trouvé, au début de mon exercice dans les hôpitaux, entièrement pris au dépourvu devant elle.

Il y a eu arthrite : l'inflammation a parcouru seulement les périodes de l'état aigu, et semble s'être éteinte après un mois ou six semaines ; ou bien, née sur un mauvais terrain ou mal traitée, elle est devenue chro-

____

(1) Bonnet, *Traité de thérapeutique des maladies artérielles*, 1853, p. 555.

nique, et semble cependant aussi être enfin arrivée à disparaître.

Comment s'en assurer, comment savoir si la maladie est réellement descendue au degré où vous pouvez intervenir par le rétablissement des mouvements, sans avoir à craindre de la reproduire tout entière, ou même d'en exagérer à tel point les effets, que la suppuration et même la mort en soient la suite fatale? Et cependant vous êtes pressé d'agir; car si l'action peut vous conduire à ces graves accidents, l'inaction, vous le savez, plus sûrement encore, c'est la condamnation de votre malade à un état d'infirmité souvent tel, que pour certaines déformations, il rend pénibles ou impossibles les fonctions les plus usuelles.

En 1838, je remplaçais M. Baffos à l'hôpital des Enfants malades. Il y avait dans le service plusieurs coxalgies; entre autres, un enfant de sept ans, se portant bien, du reste, et chez lequel je ne provoquais aucune espèce de douleur en pressant largement sur tous les points de la hanche; les douleurs étaient au contraire extrêmement vives dès que je tentais un mouvement. S'agissait-il d'une roideur articulaire, ou l'arthrite existait-elle encore? L'une et l'autre amènent, comme vous le savez, une douleur atroce en pareille circonstance; et cependant il me fallait un diagnostic. J'interrogeai les auteurs, je n'y trouvai aucun renseignement; je m'adressai aux chirurgiens les plus justement renommés, ma question sembla les surprendre : aucun d'eux n'avait songé à cette difficulté. Livré à moi-même, je pressai sur les différents points de l'articulation, explorant avec minutie ceux où il était indiqué que l'on se rapprochait le plus de la capsule fémorale. Il y a nombre de théoriciens qui ont dit qu'en pressant en avant dans le creux inguinal, on est presque sur la tête du fémur : or, chez mon malade, cette région était insensible; d'autres, qu'en refoulant le grand trochanter vers l'os des iles, on pressait l'une contre l'autre les surfaces articulaires, qui devaient, en cas d'inflammation persistante, déterminer de la douleur. Je répétai cette manœuvre, elle ne produisit aucune douleur. Je procédai alors à des mouvements modérés, mais au bout de deux ou trois jours il devint très difficile d'en faire exécuter; je les continuai néanmoins, mais bientôt il fallut les cesser complétement. L'inflammation articulaire s'était réveillée; elle devint intense, il y eut de la suppuration dans l'article, une luxation, et le petit malade succomba. Convaincu que je n'avais pas su convenablement explorer l'articulation, je me mis à faire des recherches, et, à force de persévérance, je suis arrivé à savoir mieux interroger les articulations. Pour la coxalgie en particulier, il y a un point d'élection qu'il faut connaître : la pression exercée à plat sur toute la région ne vous apprendrait rien; mais pressez fortement avec les doigts ramenés en crochet, derrière le trochanter, s'il y a un reste d'inflammation, vous déterminez sûrement de la douleur par la pression.

L'articulation du coude, que nous avons déjà souvent prise comme exemple dans cette leçon, semble facile à explorer sur tous ses points de cette manière, car elle est superficielle, pour ainsi dire, mais elle a aussi son point d'élection, et il y a manière de l'interroger. Au niveau de la tête du radius la synoviale est presque à nu sous le tégument; pressez fortement à ce niveau avec le pouce, et si, en procédant de cette manière, vous ne déterminez pas de douleur, vous pouvez être assuré que toute inflammation a cessé.

A l'épaule, la douleur doit aussi être cherchée à un lieu d'élection. Vous pouvez presser impunément tout le contour de l'articulation; quelquefois, mais rarement, vous éveillerez quelque douleur à la partie postérieure ou externe, mais c'est en avant qu'il vous faut la chercher, en pressant fortement sur la tête humérale. Ces explorations peuvent, du reste, vous conduire non-seulement à retrouver les traces de l'arthrite qui va disparaître, mais encore à diagnostiquer l'inflammation articulaire dès son principe. Mais tant que vous retrouverez la douleur à ses lieux d'élection, souvenez-vous que l'immobilité est de règle, et gardez-vous bien de commencer des mouvements qui, loin d'être utiles alors, ramèneraient l'inflammation articulaire et vous exposeraient de nouveau à toutes ses conséquences.

Nous n'avons eu jusqu'à présent en vue que les parties fibro-séreuses de l'articulation; mais lorsqu'une jointure a été un certain temps malade, au bout de deux mois pour une arthrite de l'épaule, par exemple, les muscles, et le deltoïde en particulier, sont paralysés, et de plus très douloureux à leurs attaches supérieures et inférieures.

Vous ne sortirez d'embarras qu'en interrogeant le point d'élection. Si la pression n'en est pas douloureuse, passez aux mouvements : c'est le meilleur moyen de calmer les douleurs des muscles et de leur rendre leur contractilité. Ainsi vous ne craindrez donc pas d'agir, armés que vous êtes des moyens d'arriver au diagnostic de l'opportunité des mouvements ; vous ne le craindrez pas alors même que la région est encore tuméfiée, car la tuméfaction souvent aussi ne cède qu'aux mouvements.

C'est donc un précieux moyen de faire des guérisons, et nous aurons encore à étudier plusieurs points relatifs à la manière et au moment de les mettre en œuvre. Mais déjà vous pouvez comprendre comment des mouvements exécutés après une simple roideur ont pu opérer ces cures merveilleuses dont les gens du monde ne vous épargneront pas l'histoire, vu qu'elles ont été le plus souvent opérées par des personnes entièrement étrangères à l'art de guérir.

Les dames blanches, les rebouteurs, les équarrisseurs, etc., ont en effet spécialité de traiter *toutes* les affections des jointures, et ont opéré des miracles que je ne nie pas ; seulement ces brillants succès mettent tellement dans l'ombre les revers, qu'il n'en est même pas question : à quoi bon parler des morts !

Mais il n'en reste pas moins avéré que, lorsque l'on conduit à de pareilles mains des malades ridiculement abandonnés ou négligés par les médecins, ces gens-là remuent leurs jointures avec assurance et force, guérissent quelquefois, et quand le hasard leur apporte un cas favorable, vous frappent d'étonnement, et doivent véritablement s'étonner eux-mêmes. Aussi a-t-on le

droit de vous raconter : « J'avais un enfant boiteux, il
ne marchait qu'avec des béquilles. Je l'ai conduit à la
dame blanche de Châtillon, et il est revenu libre de ses
mouvements. » Ou bien, comme un négociant de mes
amis : « J'ai eu l'épaule luxée et remise autrefois par un
des premiers chirurgiens du temps; elle était restée
roide et je ne pouvais me servir de mon bras. Cela devait passer avec des bains que mon chirurgien m'or-
donnait et avec du temps, mais le mal augmentait. J'ai
été voir l'équarrisseur, qui m'a complétement et rapidement guéri. » Je suis bien aise d'ajouter, messieurs,
que moi aussi j'ai fait de ces miracles. J'étais, il y a
quinze ans, à l'hôpital Saint-Louis; mon collègue,
M. Jobert, me laissa son service pour quelques jours.
Entre autres malades, les internes attirèrent mon attention sur un homme déjà âgé, dont le genou leur paraissait sain, et qui cependant ne pouvait marcher. Les
mouvements étaient libres dans une certaine étendue,
mais au delà, douloureux ou impossibles. Je me mets à
la recherche d'une lésion qui puisse m'expliquer cet état
bizarre : je me demande s'il n'y a pas luxation des fibro-
cartilages interarticulaires, mais ils sont à leur place;
un corps étranger, je le cherche dans tous les coins de
la jointure ; et enfin, voulant le mieux chercher encore,
je saisis le membre et le fléchis avec violence, non sans
produire une douleur excessive. Celle-ci une fois calmée,
je mets mon malade debout pour continuer mon examen : mais le malade se sent tout soulagé, il lui semble
qu'il marcherait; il marche en effet, à notre grande
stupéfaction ! C'était sans doute une roideur articulaire.

Et je me mis à chercher l'occasion de renouveler à aussi peu de frais une cure aussi merveilleuse : je fus admirablement servi par le hasard. Pendant plusieurs jours, à la consultation, je pus successivement renvoyer guéris, marchant sans appui, des gens qui y étaient venus avec des béquilles. J'avais, comme vous le voyez, des succès à faire pâlir les dames blanches, mais cela ne dura que quelque temps. J'eus un beau jour affaire à une roideur articulaire ayant succédé à une arthrite encore douloureuse. Je commençais à croire si fermement à ma puissance, que je ne m'arrêtai pas pour si peu, je fis des mouvements; mais ce fut en vain que j'attendis que les douleurs provoquées par l'opération diminuassent : elles s'exaspérèrent, et il me fallut soigner cet homme d'une violente arthrite que je lui avais donnée, et qui guérit d'ailleurs.

Ceci m'apprit qu'il pouvait être dangereux de pratiquer quand même les grands mouvements, et m'étant mis à étudier la question, j'ai appris ce que je vous enseigne aujourd'hui et ce que nous pouvons résumer, en vous rappelant que lorsqu'il s'agit de rendre les mouvements, on peut les faire exécuter dans toute leur étendue, et guérir en une seule ou un petit nombre de séances, ce pourquoi, le plus ordinairement, les machines sont inutiles ; ou bien ne les exécuter que lentement, graduellement et sûrement, ce pourquoi les machines sont indispensables, attendu qu'elles disposent à la fois d'une très grande force et d'une extrême précision. Au bout d'un mois, six semaines, lorsqu'il n'y a eu que roideur par immobilité, sur le genou ou l'épaule, vous pouvez agir de la première façon ; plus tard, et surtout lorsqu'il y a eu arthrite, vous devez vous en tenir seulement aux secondes indications ; enfin, quand la douleur persiste encore aux points d'élection, vous devez attendre qu'elle soit dissipée, et, pour hâter ce résultat, le meilleur moyen est d'assurer la bonne position et l'immobilité de la jointure.

Mais il est un précepte que je dois vous rappeler à propos de ces grands mouvements qui guérissent si bien dans les cas favorables : c'est qu'il faut, pour guérir radicalement, que les mouvements que vous imprimez soient conduits à leur dernière limite. J'avais traité un de mes amis d'une hydarthrose aiguë ; je lui fis faire des mouvements, le jeu de l'articulation se rétablit, et je le déclarai guéri ; cependant il boitait encore et revint me trouver au bout de quelques jours : le genou était sain, la flexion étendue, mais incomplète ; je la fis complète jusqu'à amener le talon à la rencontre de la fesse : à l'instant même la claudication disparut, et il resta guéri.

Je ne vous donnerai pas l'explication de semblables faits, elle m'est entièrement inconnue ; mais quelle qu'elle soit, le fait reste avec toute sa signification pratique, et j'y attire votre attention en terminant cette leçon.

CINQUIÈME LEÇON.

Messieurs, nous avons à examiner aujourd'hui la question de l'opportunité d'application des machines, et à vous indiquer celles auxquelles nous croyons qu'il faut recourir, dans les cas où vous devrez préférer leur action à celle de la main.

Avant d'aborder cette question, j'ai à vous donner des nouvelles du jeune homme dont j'ai redressé le coude, affecté d'une simple roideur après immobilité : c'était un cas de guérison immédiate ; cependant l'articulation était le lendemain douloureuse, il y avait douleur vive au point d'élection et frottement amidonné

dans la bourse séreuse olécrânienne. Cette arthrite a
guéri en vingt-quatre heures ; ce n'était qu'une petite
arthrite traumatique, mais cela vous fait voir que dans
les cas qui réunissent toutes les conditions voulues pour
la guérison par les grands mouvements, vous pourrez
avoir à craindre d'amener une inflammation articulaire.

Vous devrez surtout tenir compte de ce danger,
lorsque vous aurez affaire à un sujet d'une mauvaise
constitution ou d'une constitution douteuse, comme un
adulte mal portant, un enfant scrofuleux, une femme
chétive, épuisée, etc. Ce n'est pas une raison pour renoncer chez ces sujets au bénéfice des grands mouvements ; seulement alors il faut se garder de chercher à
tout faire en une séance, mais bien au contraire les répéter aussi souvent qu'il le faudra, afin de ne procéder
que par degrés au rétablissement entier du mouvement.
C'est encore ainsi que vous agissez du reste, lorsque la
roideur n'est pas récente ou a succédé à un peu d'inflammation, et vous savez quelles sont les précieuses
indications que vous retirerez de la douleur provoquée,
pour régler votre action. Ne craignez pas non plus de
savoir attendre ; vous pouvez laisser s'écouler, s'il le faut,
cinq et six jours entre les séances, sans risque de perdre ce que vous aviez gagné ; le moindre effort vous
suffira en commençant la séance suivante pour retrouver entièrement le mouvement obtenu précédemment.
Voilà donc ce que vous pouvez faire avec la main ; quand
faut-il recourir aux machines ?

En cherchant, comme nous l'avons fait, à distinguer
parmi les cas de roideur ceux qui peuvent être traités

avec la main, nous avons fait la part des machines ; mais il peut se présenter quelques indications secondaires et cependant déterminantes dans certains cas. Ainsi vous avez affaire à un enfant, à une femme qui ne peuvent se soumettre à de trop violentes douleurs, à un homme qui ne saurait les supporter ; comme les secousses de la main sont plus douloureuses que l'action réglée des machines, vous êtes conduits à les employer. Mais, par contre, vous pouvez avoir affaire à un sujet courageux, qui supporterait volontiers les secousses de la main, mais pour lequel elles ne sont pas de mise ; il est pauvre et ne peut se procurer de machine, vous n'en avez pas à votre disposition ; il faut alors suppléer à l'action des mécaniques par des appareils improvisés dont je vous parlerai également.

L'utilité des machines n'est pas de faire faire de *grands mouvements*, mais bien d'établir des *mouvements gradués intelligents et calculés* ; c'est parce que l'on ne peut obtenir qu'à leur aide ces mouvements, et que c'est là seulement, ou surtout le véritable but de leur emploi, que j'ai condamné les machines de Bonnet. Lorsque la main veut fléchir ou étendre une articulation, elle entre en lutte violente : c'est par efforts brusques et intermittents qu'elle cherche à vaincre la résistance ; elle doit inévitablement dépasser la force nécessaire, et pour obtenir une flexion de deux degrés, par exemple, en produire quatre ; ce n'est qu'à l'aide des appareils mécaniques, vous le savez, que l'on calcule et que l'on régularise la dépense d'une force.

Examinons maintenant comment on pourrait arriver

à réaliser pour les articulations du membre inférieur les principes que nous avons posés.

Je n'ai pas eu occasion encore de faire faire des machines pour le poignet ; mais lorsque j'ai eu besoin de recourir à une autre force que la main, voici l'appareil très simple que j'ai employé : il agit comme elle, mais plus sûrement.

Avec une courroie bouclée, dont je passe le plein sous la paume de la main, et dont les chefs, après s'être croisés sur la face dorsale de l'avant-bras, se rejoignent et se fixent derrière le coude, je ramène le poignet dans l'extension par des efforts de traction gradués et soutenus dont il est facile de prolonger l'action à un degré quelconque.

Vous pourriez d'ailleurs arriver au même but en vous servant d'un mouchoir, d'un foulard dont vous réuniriez les chefs à l'aide d'un nœud, ou auxquels vous adapteriez un garrot. On pourrait encore, avec une attelle coudée et armée au niveau de sa brisure de charnières et d'une roue à engrenages analogue à celle que je vais vous montrer, pour le coude, arriver au même résultat dans les cas les plus difficiles. Mais, je vous le répète, je n'ai jamais fait exécuter de telles machines ; une fois cependant j'avais cru devoir en commander une, mais le mécanicien n'ayant pas saisi mes indications, je suis parvenu à m'en passer.

Vous trouverez dans l'ouvrage de M. Mellet (1) le dessin d'un appareil qui me semble devoir manquer de

______
(1) *Op. cit.*, p. 238.

puissance, mais à l'aide duquel l'auteur a obtenu un succès dans un cas de roideur du poignet qui avait succédé à une tumeur blanche. Cet appareil est destiné, comme ceux dont je viens de faire mention, à produire l'extension, et si je ne vous parle pas d'appareils pour la flexion, c'est que vous l'obtiendrez toujours sûrement, après avoir produit l'extension complèté, et d'autant mieux que la roideur aura le plus ordinairement surpris la main dans un certain degré de flexion.

Pour le coude, j'ai dû au contraire recourir très souvent aux appareils ; c'est en effet l'articulation la plus serrée du corps, celle où la roideur se montre le plus souvent et devient le plus rapidement invincible : le coude partage avec les doigts ce fâcheux privilége.

Voici l'appareil que j'ai fait construire et dont je me sers pour le coude. Il se compose de deux branches d'acier plates, solidement établies, articulées au niveau du coude, et qui, placées parallèlement, l'une en dedans, l'autre en dehors, s'étendent du milieu du bras à la partie inférieure de l'avant-bras. Deux demi-cercles d'acier suffisamment garnis relient leurs extrémités, et quatre courroies servent à fixer solidement le membre dans l'appareil. Pour faire jouer l'un sur l'autre les deux segments de cette machine, je me contente de faire placer au côté externe de l'articulation des branches une roue dentée, mue par un pignon mis en mouvement à l'aide d'une clef, et que l'on peut faire tourner à volonté dans un sens ou dans l'autre. Le pignon et la roue doivent être très solides ; la clef assez longue, à poignée assez forte et assez garnie pour que vous puissiez la manier avec puissance et sans fatigue; les tiges, reliées entre elles solidement, doivent être assez résistantes pour ne pas fléchir lorsque vous pressez ainsi avec vigueur sur les parties latérales de l'appareil.

Avec cette machine vous pouvez disposer de la quantité de mouvement qu'il sera nécessaire d'employer, et vous maintenir au degré voulu aussi longtemps que vous le jugerez convenable; vous vous rappellerez que c'est la douleur bien interrogée qui vous sert de guide.

Ce n'est que lorsque vous êtes habitué au malade et à la machine que vous pouvez tenter de donner une impulsion plus vive : c'est ce que j'appelle le tour de maître. Dans les mouvements ordinaires, c'est à peine si vous faites faire à la clef un quart de tour. Pour faire la manœuvre que je vous indique, vous accomplissez vivement un tour tout entier; puis pour pallier la douleur très vive que vous causez, vous mettez immédiatement l'articulation au repos en revenant tout de suite au point de départ. Tout cela se fait avec la plus grande rapidité, et c'est afin de pouvoir exécuter cette manœuvre, et même dans les mouvements ordinaires, de pouvoir reculer au besoin, que je n'ai fait mettre qu'une seule roue, ce qui rend la machine un peu plus dure, mais me laisse entièrement maître du mouvement. Le tour de maître, lorsqu'il peut être exécuté, a toujours pour avantage de beaucoup avancer le rétablissement des mouvements et d'épargner le temps du malade. Il est important de noter d'une manière précise le point où l'on est arrivé : on pourrait faire graduer la roue, j'ai préféré jusqu'à présent marquer à l'encre sur la roue le point d'arrêt; le lendemain j'arrive rapidement à ce point, et c'est de là que je prends un nouvel essor.

Quand l'articulation très roide offre à l'appareil beaucoup de résistance, il arrive que le membre ne suit pas l'angle de flexion des branches; d'où il résulte que s'il s'agit de la flexion, par exemple, le bras arrive à former le troisième côté d'un triangle dont les branches de la machine formeraient les deux autres; l'inverse aurait lieu s'il s'agissait d'étendre le coude : l'affaissement des chairs aux points où portent les courroies vous explique la possibilité de ce phénomène. Pour obvier à cet inconvénient, il suffit de placer une embrasse de cuir en avant ou en arrière, selon que l'on se propose de fléchir ou d'étendre le coude. Ne comptez guère d'ailleurs pouvoir accomplir la cure avant un mois ou deux de traitement; ce qui ne veut pas dire qu'il faut ce temps pour arriver à fléchir, mais bien pour assurer le jeu des mouvements. Le meilleur moyen de gagner du temps, est, rappelez-vous-le bien, de n'avancer qu'à coup sûr et lentement.

Au coude vous ne pourriez même pas arriver dans ce laps de temps à une flexion ou à une extension complète; j'ai l'habitude de renvoyer mes malades avant d'être arrivé aux dernières limites de ces mouvements, ils doivent alors continuer à pratiquer les grands mouvements auxquels je les ai habitués dans les derniers temps de la cure. Quelques-uns sont assez persévérants pour arriver à regagner toute l'étendue de la flexion et de l'extension; d'autres au contraire sont assez négligents pour s'exposer à perdre par défaut d'exercice ce que vous leur aviez fait gagner, aussi il est important de ne pas les perdre de vue.

Le chirurgien a, du reste, à sa disposition un moyen de mesurer au juste l'angle de flexion de l'avant-bras sur le bras, qu'il emploie pour vérifier l'étendue exacte des mouvements obtenus, et qu'il pourra apprendre aux malades ou à ceux qui l'entourent. Je trace une raie à l'encre, qui parcourt l'axe du bras et de l'avant-bras à la face externe du membre ; je taille sur ces deux raies un triangle de carton ou de papier qui représente l'angle obtenu, et que je reporte sur un goniomètre, si je veux une exactitude mathématique, ou que je compare plus simplement à celle de la veille.

C'est à l'aide de ce procédé que l'on peut s'assurer à un certain moment du traitement des gradations par lequel passe le mouvement communiqué avant d'être exécuté par la contraction musculaire. Ainsi j'arrive, je suppose, à plier l'avant-bras sur le bras à 45 degrés avec la machine ; il m'est impossible d'arriver au même degré en me servant de la main, je ne le produirais qu'en employant une grande force et en déterminant de la douleur, tandis qu'avec la machine ce mouvement se fait pour ainsi dire naturellement. Il faut un certain temps pour que la main fasse ce que faisait la machine ; il en faut un peu plus encore pour que le mouvement soit volontaire. Je vous ai déjà indiqué ce fait, mais je suis bien aise d'y rappeler votre attention, car il est utile, en pratique, de ne pas se laisser tromper et de croire que tout est gagné lorsque l'on a triomphé des résistances à l'aide de la machine.

Je vous ai donné cette machine comme applicable surtout aux roideurs difficiles, aux grandes roideurs ; elle pourrait aussi, dans les cas auxquels je faisais allusion en commençant cette leçon, être appliquée aux roideurs peu anciennes : il ne vous faudrait que peu de temps pour avoir des mouvements étendus, et le malade, instruit par vous, pourrait en toute sûreté faire fonctionner sa machine et vous aider à le guérir.

Nous devons nous demander maintenant si ces machines ne sont pas applicables dans les cas de rétractions musculaires, c'est-à-dire si nous ne devons pas ici encore préférer l'allongement des muscles à leur section ou à celle de leurs tendons. La rétraction du biceps se rencontre quelquefois et est des plus faciles à diagnostiquer. Dieffenbach (1) eut à traiter une de ces rétractions survenue à la suite d'une scarlatine ; on était alors dans la période où l'on coupait tout ce qui semblait vouloir résister, il fit la section du tendon du biceps, et immédiatement, est-il dit, l'allongement du membre fut obtenu. Je suis étonné que les choses se soient passées comme cela : que l'extension ait été obtenue en quelques jours, c'est la règle ; mais qu'elle ait été obtenue séance tenante, c'est ce que je ne puis admettre, à moins que l'opération n'ait été inutilement pratiquée : ce qui semble résulter de la lecture de l'observation. Je ne comprends pas davantage que le même auteur ait coupé le triceps brachial, pour obtenir la flexion forcée d'un membre retenu dans l'extension à la suite du traitement

(1) Ch. Philips, *Chirurgie de Dieffenbach*, p. 57.

d'une fracture du coude (1); mais les sections des tendons et des muscles étaient alors à la mode, et il n'est
pas le seul qui y ait obéi.

Aujourd'hui que les chirurgiens commencent à prendre l'habitude de réserver les sections pour les cas qui
ont opiniâtrément résisté aux machines, je vous conseil-
lerais dans des cas semblables d'appliquer celle du
coude; en supposant même que vous ne réussissiez pas,
vous aurez servi les véritables intérêts du malade, car
vous serez toujours à même d'arriver aux sections. Du
reste, si l'indication des sections a été bien comprise,
c'est-à-dire si l'articulation est susceptible de recouvrer
ses mouvements, ces machines seraient de la plus grande
utilité après l'opération; mais vous comprenez bien qu'il
est des cas où la roideur définitive de l'articulation rend
inutiles et sections et machines.

Nous avons maintenant à examiner plusieurs cas relatifs au traitement consécutif des luxations du coude,
pour lesquels est indiqué l'emploi des machines à mouvements gradués. Il faut y recourir après la réduction
des anciennes luxations; ce sont même là les cas qui
les exigent le plus impérieusement, car le chirurgien
se trouve ici placé entre la nécessité pressante de faire
exécuter à temps des mouvements pour éviter l'ankylose,
et la crainte de reproduire le déplacement ou d'amener
l'inflammation vive de la jointure. Je suis en effet arrivé
aujourd'hui à imprimer de légers mouvements du quatrième au sixième jour du traitement, car la pratique

(1) *Loc. cit.*, p. 58.

m'a appris combien la roideur s'établit facilement au
coude; mais j'arrive au rétablissement graduel des mouvements avec d'autant plus de ménagements que la luxation est plus ancienne.

Ce ne sont pas là les conclusions que j'avais posées
autrefois dans un mémoire lu à l'Académie en 1835, et
dont la Compagnie adopta les conclusions. Mais, justement frappé de ce grand fait d'anatomie pathologique, la
déchirure des ligaments, et de la nécessité d'assurer leur
cicatrisation pour éviter les récidives ; étonné, d'autre
part, qu'il n'y eût dans la science aucun précepte posé
à cet égard, et voyant les chirurgiens permettre et même
ordonner les mouvements du membre après quatre ou
cinq jours de repos, j'étais venu réclamer le temps suffisant à la réparation de la déchirure capsulaire, avant la
reprise des mouvements. Mais n'ayant pu qu'énoncer
des données fondées sur la physiologie pathologique, je
devais m'attendre à les voir modifier par la pratique, et
c'est ce que je vous rappelais tout à l'heure ; il n'en reste
pas moins l'absolue nécessité pour vous d'établir ces
mouvements sans compromettre la réparation de la déchirure capsulaire : ce sont des préceptes que j'ai développés ailleurs (1). Dès cette époque, du reste, et pour
une luxation du coude que j'avais réduite, dans le service
de Lisfranc, après trois mois vingt et un jours, l'application, exagérée il est vrai, des préceptes que j'avais for-
mulés, produisit une roideur de la jointure. Lisfranc crut
devoir attendre six semaines avant de commencer les

____

(1) *Traité des luxations*, p. 173.

mouvements : le coude était roide et resta roide; nous n'avions pas de machine à notre disposition, peut-être aurions-nous pu y remédier avec celle-ci. Ce qu'il y a de certain, c'est qu'il eût fallu l'appliquer et l'employer dans le délai que je vous fixais tout à l'heure. Vous aurez encore à vous en servir dans les luxations du coude compliquées de fractures, et vous devrez même user avec persévérance de son action, et plus tard des grands mouvements, car il faut en quelque sorte ici refaire l'articulation.

Voici encore quelques faits propres à fixer votre attention et à bien mettre en lumière les côtés pratiques du traitement consécutif des luxations bien réduites.

Marjolin, Lisfranc et moi avions réduit une luxation du coude chez une jeune fille de vingt ans; nous cherchâmes à établir les mouvements en temps opportun, et tout alla régulièrement tant que la malade fut sous nos yeux. Mais elle habitait le Havre, elle dut y retourner; les mouvements furent négligés, et je pus constater plus tard une roideur incurable.

Un de mes anciens internes vint me remettre une observation de luxation ancienne du coude réduite par Roux; je m'empressai de prendre connaissance de ce fait intéressant. On racontait que le malade avait été renvoyé guéri quelques jours seulement après la réduction; je n'hésitai pas à regarder cela comme impossible. Le malade fut retrouvé; sa femme et lui corroborèrent le récit de l'observateur : il se trouvait, disait-il, parfaitement guéri, et pour preuve faisait voir qu'il poussait facilement le rabot et pouvait travailler. On le décida cependant à revenir à la consultation de l'Hôtel-Dieu, et cette fois, bien prévenu, on constata une roideur complète du coude.

Mais si dans des cas analogues on arrive fatalement à des résultats semblables ; si le traitement consécutif n'est pas établi, qu'il soit mal dirigé, ou reste incomplet, on arrive au contraire aux meilleurs résultats en l'établissant avec connaissance de cause et en le poursuivant avec persévérance. C'est ce que nous avons pu faire Lisfranc et moi pour une luxation du coude réduite après deux mois et demi ; nous fîmes nous-mêmes les mouvements, nous ne quittâmes pas la malade avant de les lui avoir complétement rendus, et notre succès fut non-seulement complet, mais durable.

Le rôle du chirurgien ne s'arrête donc pas à la réduction des luxations récentes ou anciennes, et nous avons voulu établir que dans celles-ci il devra s'aider de l'emploi des machines ; il aura à agir de même dans les cas où l'ancienneté de la luxation ou quelque fait particulier s'oppose à la réduction.

L'heureux effet de l'exercice du membre et des mouvements de l'articulation luxée est un fait que l'on ne peut contester ; mais tout en admettant cette salutaire influence, tout en recommandant les mouvements, tout en provoquant même ceux qui semblent défendus par les nouvelles dispositions des surfaces articulaires, j'ai été si souvent amené à constater que ces mouvements, dans les limites les plus restreintes même, sont à la fois difficiles à obtenir, et tellement douloureux dans bien des cas, que nombre de malades ont préféré renoncer au bénéfice qu'on leur en promettait, que j'ai déjà depuis longtemps recommandé de se servir de machines : avec leur aide et l'exercice du membre établi d'une manière opportune, vous rendrez aux malades un certain degré d'action.

Je sais bien ce que peut obtenir la persévérance des malades dans certains cas. Astley Cooper a été jusqu'à dire que dans les luxations anciennes le membre est aussi utile luxé que réduit; M. Velpeau a conclu de même à l'inutilité de la réduction dans les luxations invétérées. Mais il y a à faire une large part à l'exagération dans les assertions des deux illustres chirurgiens : et dans les luxations du coude, par exemple, la flexion portée au delà de l'angle droit est si rare, que je n'en ai vu qu'un seul exemple. Il faut d'ailleurs, dans ces cas, tenir compte de l'âge : j'ai vu un enfant de deux ans qui avait eu une luxation en avant de l'extrémité supérieure du radius, la réduction n'avait pu être faite ; j'engageai la mère à faire faire des mouvements : au bout de deux mois la flexion était complète. Grâce à l'état cartilagineux des extrémités osseuses dans l'enfance, je crois même que l'on pourrait arriver à de très beaux résultats pour les luxations non réduites du coude, mais je n'en ai pas vu d'exemple. Voici, par contre, ce que vous pourrez observer chez l'adulte. Je fus consulté pour un monsieur qui avait une luxation de l'extrémité supérieure du radius en avant; c'était au bras droit, et la flexion ne pouvant se produire, il lui était impossible, à son grand chagrin, de se faire la barbe. Nous conseillâmes les mouvements, et les fîmes exécuter chaque jour par un jeune confrère; la flexion fut reconquise imparfaitement, il est vrai, mais pouvait être portée assez loin pour que le malade pût se raser lui-même.

J'ai été consulté pour une luxation du coude datant de onze mois et demi, pour laquelle je ne voulus pas, bien entendu, tenter de réduction, mais je conseillai les mouvements. C'était un homme des plus résolus, qui, à force d'énergie et de patience, est arrivé à recouvrer un peu de flexion ; celui-là ne peut pas faire sa barbe, mais il met sa cravate. Enfin j'ai vu un cas sorti des mains de M. Velpeau : c'était une luxation non réduite du coude ; le malade était arrivé à étendre presque complétement l'avant-bras, de l'autre à le fléchir assez pour toucher le nez avec la main en inclinant légèrement la tête.

L'épaule, ainsi que nous vous l'avons fait pressentir en vous montrant les appareils que Bonnet avait imaginés pour imprimer des mouvements à son articulation, offre pour l'application des machines de sérieuses difficultés. Vous allez en juger par ce simple fait. Lorsque l'on élève les bras de manière à les placer parallèlement de chaque côté de la tête et du cou, on a accompli un mouvement des plus étendus et de nature à satisfaire les plus difficiles ; aussi chirurgiens et malades y sont-ils souvent trompés. Ce mouvement n'a pas seulement pour centre, en effet, l'articulation scapulo-humérale, mais bien aussi l'omoplate, l'élévation naturelle de l'humérus ne dépassant pas l'horizontale. Mais comment empêcher, alors qu'il y a roideur de l'articulation, la bascule de l'omoplate ? comment, en un mot, l'immobiliser ? C'est, vous le comprenez, la première condition à remplir, non-seulement pour faire le traitement, mais pour établir le diagnostic. Nous vous avons fait voir comment Bonnet avait cherché à vaincre cette difficulté, et quel énorme appareil il avait cru devoir construire.

Pour les roideurs de cette articulation vous pouvez d'ailleurs vous servir de la main ou des machines ; cela dépend, comme toujours, du degré de la roideur et de toutes les causes que nous vous avons dites, mais grâce à la largeur de la capsule et à l'étendue des mouvements, il vous sera permis d'agir avec chance de succès après quatre et cinq mois. Voici comment je m'y prends ordinairement pour diagnostiquer le degré de la roideur, et surtout pour la différencier de l'ankylose ; il est bien entendu que je me suis assuré tout d'abord par l'interrogation du lieu d'élection, de l'absence complète de phénomènes inflammatoires. J'appuie le genou sur l'épaule, et je cherche à faire dépasser au bras l'horizontale ; s'il y a seulement roideur, on ne manque pas de déterminer une vive douleur due à la distension des ligaments rétractés ou des adhérences fibreuses.

Déjà de cette manière vous pourriez ébranler l'articulation, mais dans les cas simples j'arrive plus sûrement et sans secousses à mon but de la manière suivante. Je ploie en écharpe une serviette très solide et assez longue pour que son plein portant sur l'épaule, je puisse engager le pied comme dans un étrier dans l'extrémité nouée de l'anse ; la serviette est fixée au corps par une alèze qui peut servir à maintenir le malade sur un siége. Ceci étant installé, je fais appuyer le coude sur une table, sur une balustrade ; je prends, en un mot, un point d'appui à l'extrémité du levier représenté par l'humérus; j'agis alors sur l'épaule par l'intermédiaire de l'écharpe : la résistance se trouve donc entre le point d'appui et la puissance. L'épaule et l'omoplate étant abaissées de force et le coude étant par cela même élevé, le mouvement tend nécessairement à se produire avec force dans l'articulation scapulo-humérale.

Vous connaissez trop bien maintenant les principes qui me guident, pour ne pas comprendre que je n'applique pas ces manœuvres aux grandes roideurs; j'ai dû par conséquent imaginer pour ces cas une machine à mouvements gradués que vous avez sous les yeux, et dont je vais vous faire comprendre le mécanisme et le mode d'application.

C'est d'abord une lanière de cuir large de deux doigts, dont la partie moyenne, un peu plus large et convenablement garnie, s'applique sur l'épaule : c'est une sorte d'écharpe, maintenue en place par une autre petite lanière de cuir ou de coutil, qui se boucle autour du tronc, un peu au-dessous des aisselles. Les extrémités de l'écharpe vont à leur tour se rattacher à une ceinture pelvienne de cuir résistant et suffisamment matelassée pour être solidement serrée autour du bassin. Voilà pour la portion thoracique et pelvienne de l'appareil; le bras est saisi dans une gouttière de fer bien matelassée, qui l'embrasse presque en entier et la maintient solidement. Reste maintenant à décrire une tige pelvibrachiale qui va servir à relier les deux portions de l'appareil et à mettre le bras en mouvement. C'est une pièce fort légère, bien qu'elle soit composée de deux parties, une gaîne d'acier, et une tige à crémaillère qui joue dans la gaîne à l'aide d'une roue à engrenages et d'un pignon fort solide, mû par une clef analogue à celle qui nous a servi pour la machine du coude. La gaîne d'acier est fixée à la ceinture pelvienne par une plaque d'acier au centre de laquelle elle est retenue par une articulation dite en genou, permettant tous les mouvements et toutes les inclinaisons. La tige à crémaillère est fixée de la même manière à la gouttière brachiale. Cette tige est graduée, ce qui permet de noter exactement le mouvement transmis pendant chaque séance; elle est munie d'un cliquet à ressort qui la soutient dans son ascension et assure complétement la possibilité de garder un point fixe.

Il nous est facile de comprendre le mode d'action de cette machine, que voici du reste appliquée et fonctionnant. Vous voyez que lorsque l'on met la tige en mouvement, l'épaule offrant la résistance, la ceinture pelvienne tend à être abaissée; mais elle est retenue par la courroie scapulaire qui se met à un maximum de tension très favorable pour assurer le maintien exact de l'omoplate. La force motrice continuant à être mise en jeu, c'est l'articulation de l'épaule qui doit céder, et nous conduisons ainsi l'extension à ses dernières limites, utilisant pour cela tout le levier huméral.

Lorsque nous avons ainsi graduellement reconquis toute l'élévation, nous avons évidemment à nous occuper des autres mouvements que ne peut donner mon appareil; mais je dois vous déclarer ici que j'ai toujours vu, lorsqu'un grand mouvement principal avait été rendu à une articulation, et alors même que je n'étais arrivé que lentement et péniblement à le rétablir, qu'il m'a toujours suffi pour les autres de l'action de la main et d'exercices appropriés que je recommande au malade : on a alors en effet à refaire l'éducation de l'articulation, sous peine de voir, comme vous le savez, la récidive s'établir. C'est donc avec la main que je fais exécuter les mouvements d'adduction, d'abduction, de circumduction, de rotation. Je vous ai parlé de l'appareil ingénieux que Bonnet avait spécialement fait construire pour ce mouvement, mais vous voyez que le moment d'indispensable application des appareils est passé à cette période du traitement.

Voici maintenant les exercices spéciaux que je recommande au malade d'exécuter. Il est à propos, en effet, comme dit Hippocrate, que le malade et ceux qui l'entourent viennent en aide au médecin; mais il est indispensable pour cela que le médecin indique d'une manière précise ce que l'on doit faire, et, dans le cas particulier, à quels mouvements il faudra se livrer.

Je fais d'abord porter les mains en haut : il faut qu'elles se rapprochent autant que possible de la verticale; je fais ensuite saisir l'oreille du côté opposé par la main du côté malade, et j'exige que le bras contourne la tête et non le cou : je laisse du reste le malade libre d'incliner la tête pour favoriser le mouvement. Mais lorsque l'oreille est saisie, je lui prescris de chercher à redresser la tête, qui agit alors comme un levier, et même à l'incliner du côté opposé. Enfin la main du côté malade étant passée derrière le cou, je la lui fais saisir par la main du côté opposé, qui exerce une extension, que je rends plus efficace encore, en recommandant au malade de redresser avec force le cou, naturellement entraîné dans la flexion. Voilà un ensemble d'exercices faciles à faire mettre en usage, et qu'il vous sera du reste loisible de varier, mais qu'il faudra faire continuer non-seulement jusqu'à ce que le malade puisse les exé-cuter complétement et facilement, mais longtemps après encore ; ils ne répondent cependant qu'à une partie des mouvements que vous devez chercher, il en est de plus importants et de plus difficiles à obtenir. Ainsi il y a une attitude que je désignerais volontiers sous le nom de *napoléonienne*, qui consiste à porter le bras en arrière et à appuyer l'avant-bras fléchi sur la région lombaire : j'ai l'habitude de chercher à la faire prendre, mais je vous dirai tout d'abord que l'on ne peut y songer que lorsque les grands mouvements d'élévation ont été acquis. On n'y arrive d'ailleurs que graduellement. Le bras pendant le long du corps, vous faites porter la main en pronation forcée, puis, saisissant l'avant-bras, vous cherchez à le porter en haut et en arrière ; il est de toute évidence que vous agissez ainsi très efficacement sur la rotation de l'épaule : pour vous en rendre compte, il suffit d'exécuter vous-même ce mouvement. Mais il n'est pas facile de porter l'avant-bras en haut ; aussi lorsque vous êtes arrivé déjà à un certain point, je vous engage à user du stratagème suivant. Le malade étant debout, faites-lui appuyer l'avant-bras sur une table, sur une cheminée, et engagez-le à y laisser porter le poids du corps ; non-seulement vous trouverez ainsi une force plus considérable et plus continue que celle dont vous disposerez avec la main, mais encore il sera facile au malade de répéter de temps en temps cette manœuvre dans la journée.

Toujours est-il, messieurs, que dans la recherche de ces mouvements il ne faut vous arrêter que lorsque vous êtes arrivés au but, lorsque vous l'avez même dépassé ; car si vous n'exécutez pas vous-même des mouvements complets, jamais le malade n'osera ou ne pourra y arriver : c'est du reste la répétition du précepte déjà posé à propos de l'emploi des machines. Enfin, et je ne saurais trop vous le répéter aussi, rappelez-vous bien que les mouvements communiqués ne peuvent être reproduits par vous ou par le malade qu'après de nouveaux exercices, qu'après un certain temps, par conséquent ; que vous ne pouvez reproduire avec la main ce que vous faisiez depuis assez longtemps déjà avec la machine, et que le malade ne peut reproduire immédiatement à l'aide de ses muscles des mouvements facilement obtenus par l'action seule de la main.

Ici l'explication de ce phénomène est patente, nous en avons la cause sous les yeux. Les muscles qui entourent une articulation immobile s'amaigrissent et subissent un premier degré d'atrophie. Le deltoïde, plus que les autres, semble éprouver cette fâcheuse influence, et chacun sait que son amaigrissement efface la saillie naturelle de l'épaule et donne à la région un aspect tout particulier. Outre cet amaigrissement, il est de plus tiraillé par le poids du membre, en outre qu'il perd plus rapidement de sa contractilité et finit par être frappé

d'une paralysie complète. Mais cette espèce de paralysie ne tient qu'à l'inaction et peut être généralement
combattue par l'exercice. Je me souviens d'avoir eu à
traiter une lésion semblable chez un soldat qui avait eu
une scapulalgie en Afrique; il avait pris les eaux, mais
n'en arrivait pas moins à Paris avec une impossibilité
absolue de soulever le bras. J'entrepris immédiatement
les mouvements, et bientôt je vis réapparaître des contractions d'abord fibrillaires dans le deltoïde naguère
immobile; bref, je fus assez heureux pour lui rendre
complétement ses fonctions. Or, le deltoïde et les muscles qui entourent l'articulation sont dans cet état toutes
les fois qu'il y a six semaines à deux mois ou plus d'immobilité; vous comprenez dès lors l'intérêt qu'il y a
pour le malade à l'établissement méthodique régulier et
continu de mouvements, d'exercices que vous varierez,
dont vous augmenterez la force à mesure que la contractilité renaîtra, mais qui sont le seul spécifique à
employer pour être sûr d'arriver à une guérison parfaite (1).

Je n'ai pas eu occasion d'employer les machines pour
instituer les mouvements destinés à éviter l'ankylose ou
la roideur après les réductions des luxations simples,
récentes ou anciennes de l'épaule. Je ne ferai que vous
rappeler en passant qu'il faut songer à user des mouve-

(1) Dans les cas d'inertie musculaire dont il vient d'être fait mention, on pourrait aussi utiliser la faradisation musculaire *directe* de
M. Duchenne (de Boulogne), en suivant les règles posées par cet
auteur dans son ouvrage *De l'électrisation localisée, etc.*, p. 65 et
suiv., 2ᵉ édit.

ments dès le douzième jour et les combiner de telle manière que le jeu de l'articulation soit assuré et la déchirure capsulaire respectée; mais il est de toute évidence que si, par suite d'une mauvaise direction donnée au traitement consécutif de la luxation, vous avez à guérir une roideur de l'épaule, il vous faudra agir selon le degré de la roideur avec la machine ou à l'aide des différents moyens dont nous avons parlé.

Lorsqu'il s'agira d'une luxation non réduite, l'indication d'une machine assurant la fixité de l'omoplate et des mouvements soutenus et gradués sera plus évidente encore.

Enfin vous pourrez en étendre l'emploi au traitement consécutif des fractures par écrasement de la tête humérale; les mouvements naturels ont été perdus avec la déformation des surfaces articulaires, il est donc nécessaire de chercher à en retrouver artificiellement, pour ainsi dire.

SIXIÈME LEÇON.

Messieurs, nous allons maintenant passer en revue
les affections du membre inférieur qui nécessitent un
traitement orthopédique, et nous les examinerons successivement dans ses différentes sections.

Le pied est le terrain classique de l'orthopédie, et
c'est à propos des déviations groupées sous le nom générique de *pieds bots* qu'elle s'est surtout exercée, aussi
aurons-nous à en parler longuement. Par contre, nous
n'aurons que peu de chose à vous dire des déviations
des orteils ; mais nous allons cependant en faire l'objet
de quelques réflexions.

Les orteils sont sujets à plusieurs espèces de déviations; je ne ferai que rappeler que Dupuytren et A. Cooper ont indiqué (1) des déviations par brides sous-cutanées, je n'en ai jamais vu. J'ajouterai que vous pourrez rencontrer là comme ailleurs des déviations par brides cicatricielles; mais je veux attirer plus spécialement votre attention sur une espèce de déviation qui porte ordinairement sur le deuxième ou le troisième orteil, ou sur les deux à la fois, et sur une autre beaucoup plus fréquente qui atteint le gros orteil.

Le deuxième orteil dépasse souvent le premier, ce qui le prédispose, semble-t-il, à se plier vicieusement dans la chaussure, car il est plus souvent atteint que le troisième. Quoi qu'il en soit, un caractère commun à ces déviations, c'est l'extension forcée de la première phalange sur le métacarpien, avec lequel elle forme un angle obtus qui se rapproche plus ou moins de l'angle droit; en même temps que cette extension se produit, la première et la deuxième phalange se portent dans une flexion plus ou moins marquée.

Nous vous dirons tout à l'heure jusqu'à quel point elle peut être portée; mais je dois dès à présent bien fixer votre attention sur cette saillie de l'extrémité antérieure de la première phalange, qui résulte de son renversement; et sur l'angle qui se forme nécessairement à ce

(1) A. Cooper, après avoir parlé de la rétraction de l'aponévrose palmaire et décrit son procédé opératoire, ajoute : « Mon neveu, M. Bransby Cooper a pratiqué cette opération avec succès sur le pied, chez un fermier qui, par suite d'une rétraction semblable, ne pouvait se livrer à ses occupations ordinaires. (P. 123). » (Dupuytren, *Op. cit.*, p. 501.)

niveau, par suite de la flexion de la deuxième. Il suffit d'y réfléchir pour comprendre qu'il s'établira à ce niveau une compression inévitable quand le pied sera chaussé, et que cette compression pourra devenir la cause d'accidents. Le durillon ou les excoriations qui en résultent deviennent en effet, dans bien des cas, la cause de douleurs très gênantes. Mais il est évident aussi que l'extrémité de la troisième phalange fléchie devra appuyer et s'aplatir sur la semelle ; lorsque la pulpe y porte franchement, cette pression n'est pas douloureuse, mais il arrive que la flexion s'exagérant, c'est l'extrémité de l'ongle, quelquefois une partie de sa face supérieure qui presse sur la semelle, auquel cas de nouvelles et souvent intolérables douleurs viennent s'ajouter à celles dont je vous faisais tout à l'heure remarquer la cause.

On a diversement traité ces déviations. On a tout d'abord tenté l'extension au moyen d'appareils de pansements plus ou moins ingénieux, moyens sur lesquels M. Mellet insiste en particulier. Ils peuvent être de mise en effet, mais peut-être plus à titre préventif que curatif, de même que tous ceux qui ont pour but de modifier la forme et les dimensions des chaussures. Mais il faut bien reconnaître que les malades ne s'inquiètent guère de la physionomie de leurs orteils que lorsque les modifications qu'elle subit deviennent cause de douleurs, et que beaucoup s'accommoderaient de plus grandes difformités encore, à condition de pouvoir exercer impunément les pressions auxquelles ils les condamnent. Aussi a-t-il fallu aller beaucoup plus loin et recourir aux opérations proprement dites. Boyer (1), qui a fort bien décrit cette difformité, dit avoir pratiqué deux fois la résection du tendon extenseur, et employé consécutivement un appareil à extension ; les deux malades guérirent. Mais pour que la résection des tendons, la ténotomie et les appareils à extension donnent quelque résultat, encore faut-il que les articulations puissent s'étendre ; or elles sont souvent déformées, par suite même de l'ancienneté de la déviation, et s'opposent au redressement. Pour ma part, dans les cas où les douleurs sont insupportables et la marche impossible ou très difficile, je crois, malgré les restrictions extrêmes dont s'entoure la pratique de l'amputation dite de complaisance, que l'on peut être obligé d'accéder au désir du malade, qui souvent vous presse de le débarrasser de son orteil. Boyer l'a pratiquée avec un succès complet chez un jeune homme de douze ans ; M. Velpeau y recourt volontiers, et rapporte, dans son *Traité de médecine opératoire* (2), l'avoir pratiquée cinq fois avec succès ; et pour finir par une citation personnelle, je l'ai moi-même faite deux fois avec succès aussi.

Je ne vous rappellerai pas la singulière histoire de ce malade qui, après avoir subi cette opération à un pied, vint la réclamer pour l'autre, en disant qu'il n'y avait nulle compensation entre la douleur passagère d'une amputation rapidement exécutée et la torture continuelle où le mettait la maladie (3). Mais je terminerai en vous

(1) Vol. IV, p. 648.
(2) *Op. cit.*, t. II, p. 335.
(3) *Dictionnaire* en 60 volumes, p. 355, art. ORTHOPÉDIE.

disant que c'est à l'amputation totale de l'orteil que vous devrez recourir, et non à l'amputation des deux dernières phalanges seulement, procédé évidemment insuffisant proposé par Dupuytren (1).

Les déviations du gros orteil sont d'une fréquence extraordinaire dans les hôpitaux de vieillards, et cependant cela avait si peu attiré l'attention, que je ne m'en doutais nullement, lorsque je devins chirurgien de l'hospice de Bicêtre. Appelé souvent à vérifier l'état des membres inférieurs chez les vieillards qui désirent obtenir des souliers en place de leurs sabots, je n'eus pas consacré quelques séances à cet examen, que je fus frappé de la fréquence d'une déviation qui va quelquefois jusqu'à prendre les caractères d'une luxation. Je n'avais cependant pas publié ces recherches, que je fis en 1840, et en avais seulement exposé les résultats dans mes leçons cliniques, lorsque la question fut étudiée à nouveau par M. Broca, qui, en 1852, présenta à la Société anatomique et à la Société de chirurgie des pièces anatomiques, des dessins et des descriptions qui ne laissent rien à désirer. Je publiai alors (2) ce que mes recherches de Bicêtre m'avaient appris de la question ; car, pour certains points, en particulier pour l'étiologie, je différais et je diffère encore d'opinion avec le chirurgien distingué dont je viens de vous rappeler les travaux. M. Broca attribuait cette déviation et les autres à l'action de la chaussure ; c'est en effet là l'idée

(1) *Leçons orales*, t. IV, p. 502.
(2) *Revue médico-chirurgicale*, 1852, t. XI, p. 213.

qui est venue et qui a été professée par ceux qui avaient touché à la question, et c'est celle que j'ai eue moi-même en premier lieu, et cependant j'ai dû la modifier. C'est Laforest, pédicure de Louis XVI, qui donne la première mention de cette difformité, et il a même figuré dans la planche II de l'*Art de soigner les pieds* (1), un gros orteil tellement incliné en dehors, qu'il va toucher le troisième par-dessus le second. Selon lui, cette déviation serait propre aux sujets qui ont naturellement le gros orteil plus long que le deuxième, et reconnaîtrait pour cause une chaussure étroite. Il ajoute que souvent on lui a dit que c'était une disposition de famille; sur quoi il observe que tous les enfants naissent avec le pied bien fait, et que la prétendue disposition de famille tient à ce que les pieds ont été déformés par les chaussures dès la plus tendre jeunesse. C'est là tout ce qu'il en dit, et la seule conséquence qui l'ait frappé est le développement d'un oignon à l'angle saillant que présente l'articulation métatarso-phalangienne, quand l'orteil est incliné en dehors.

M. Mellet (2) y consacre de plus longs développements, et accuse le plus souvent les chaussures trop étroites, sans cependant mentionner d'autres causes; il ajoute que les femmes sont, à cause de cela probablement, plus sujettes à cette déviation que les hommes. C'est là aussi un fait annoncé par M. Broca, mais que je n'ai pu vérifier, ayant fait mes observations dans un

(1) Deuxième édition, 1782.
(2) *Op. cit.*, p. 492.

hospice d'hommes. Quoi qu'il en soit, je suis arrivé à croire que, dans l'immense majorité des cas, ce n'est pas la chaussure qu'il faut accuser de produire le renversement ; un grand nombre de mes malades n'avaient chaussé que des sabots ou des souliers très peu étroits. Chez la plupart, c'est le durillon qui avait déterminé le renversement, et comme il m'est impossible de vous dire pourquoi, j'aurais été beaucoup plus satisfait, je l'avoue, de pouvoir incriminer la chaussure dont l'action semble évidente : aussi n'est-ce pas sans preuves que je l'ai absoute, et a-t-il fallu qu'après des interrogatoires opiniâtres, j'aie reçu des réponses non moins opiniâtres pour en arriver à chercher une autre étiologie à ces difformités.

J'ai publié, dans mon mémoire, plusieurs observations qui viennent à l'appui de ce que je viens de vous dire. En voici deux sur lesquelles j'attire en particulier votre attention.

Il s'agit, dans la première, d'un vieillard de quatre-vingts ans, qui avait, il est vrai, porté des chaussures trop étroites, mais soixante ans environ avant l'apparition de la difformité, dont il était aisé de reconnaître l'origine récente par la facilité avec laquelle on la corrigeait ; le malade ne pouvait donc être accusé de manquer de mémoire.

Dans la deuxième observation, le vieux soldat qui était affecté d'une déviation extrême des deux gros orteils, avait fait en 93 la campagne de Hollande sous Pichegru, et n'accusa jamais d'autre cause appréciable que le froid qu'il ressentit à cette époque.

Voici d'ailleurs ces deux observations (1).

OBSERVATION I.

Morissot, âgé de quatre-vingts ans, entré à Bicêtre en 1832, observé en mars 1840.

A l'âge de quatorze ans, il conduisait des voitures sur la grande route, et était souvent obligé de faire de longues courses à pied. Il dit qu'à cette époque il eut une paire de souliers trop étroits du bout, et que, ayant fait une longue marche par un froid très vif, il lui survint à la suite des oignons très durs, volumineux et douloureux à la partie interne de l'articulation métatarso-phalangienne des deux gros orteils. La douleur l'obligea de quitter ses souliers pour de larges sabots qui ne firent qu'endurcir les oignons. Du reste, ni alors, ni plus de cinquante ans après, il n'avait eu de déviation des orteils ; et non pas même encore, à l'âge de soixante-dix-huit ans, lorsqu'il fut admis à Bicêtre. Mais depuis, obligé de reprendre les sabots qu'il ne portait plus depuis longtemps, ses durillons augmentèrent. Les deux orteils commencèrent à se luxer ; et, il y a trois ans, ils commencèrent à chevaucher sur les autres orteils sans que le malade en ait ressenti aucune douleur spéciale, tout son mal venant des oignons de la partie interne.

Aujourd'hui, mars 1840, nous trouvons la déviation également avancée aux deux pieds : le gros orteil recouvre totalement le deuxième, et appuie par son extrémité sur la deuxième phalange du troisième. Il forme ainsi un angle presque droit avec le bord interne du pied ; la saillie du durillon qui forme le sommet de cet angle le fait même paraître tout à fait droit. La circonférence du pied est de 16 millimètres plus forte vis-à-vis de ce durillon qu'au niveau de l'articulation tarso-métatarsienne. Le troisième orteil, rudement

(1) *Mém. cit.*, p. 246. 247, observ. III et IV.

refoulé, tend fortement aussi à se déplacer, et chevauche un peu sur le quatrième. Les os sésamoïdes du gros orteil semblent déjetés en dedans.

Quand le malade met des souliers, il ramène le gros orteil à sa position quasi naturelle, en l'appliquant contre la face interne du second orteil, et les assujettit l'un contre l'autre avec une bande. Au reste, l'articulation métatarso-phalangienne est libre, et il n'y a ni tendon ni ligaments rétractés ; le tendon extenseur, dévié en dedans, ne s'oppose à aucun mouvement de l'orteil, sauf à la flexion complète dans laquelle il paraît très fortement tendu ; et, ce cas excepté, on peut même faire faire à l'orteil des mouvements plus étendus que dans l'état sain, la première phalange jouant sur le côté interne de la tête du métatarsien.

Il est à noter que, chez ce sujet, le premier et le second orteil ont exactement la même longueur : environ 6 centimètres.

OBSERVATION II. — *Déviation extrême des deux gros orteils avec chevauchement par-dessus les trois orteils voisins, déterminée par le froid.*

Vahé, âgé de soixante-huit ans, vint réclamer des souliers pour une déviation des deux gros orteils. Elle a commencé, dit-il, en 93, lors de la campagne de Hollande, et il l'attribue au froid qu'il éprouva alors. Jamais il n'a eu à porter de chaussures ni trop courtes ni trop étroites.

Le gros orteil droit est incliné à angle droit sur son métatarsien, passe sur les deux orteils suivants et appuie sur l'extrémité du quatrième qu'il dépasse encore ; la tête du métatarsien fait en dedans une saillie énorme ; du sommet de cette saillie à la tête du deuxième métatarsien on mesure 4 centimètres, ce qui tient surtout à l'écartement des deux os ; le tendon extenseur, porté en dehors, soulève la peau à 4 millimètres du deuxième orteil.

Le gros orteil gauche a subi une déviation presque aussi

forte, si ce n'est qu'il n'appuie que sur la moitié interne du quatrième.

La marche est extrêmement difficile : il n'appuie que sur deux points, savoir : sur le talon d'abord, puis sur la tête du premier métatarsien et nullement sur le gros orteil. Pour aller de Bicêtre à la barrière, distance de vingt minutes environ, il lui faut deux heures, et encore est-il obligé de couper sa course par trois repos au moins, durant chacun une dizaine de minutes.

La déviation se fait de trois façons que j'ai toutes observées ; en s'inclinant en dehors, le gros orteil refoule les autres doigts directement, ou, se plaçant hors de rang, il passe par-dessus ou par-dessous. Laforest signale seulement la déviation du premier orteil par-dessus le second ; M. Mellet l'a vu s'incliner sur ou contre ; M. Broca enfin a observé la déviation en dessous et va même jusqu'à prétendre qu'elle est la plus commune. Quant à moi, j'opine pour la plus grande fréquence de la déviation par-dessus, c'est du moins ce qui résulte de mon observation.

Il est des cas où le tendon extenseur fait saillie sous la peau, et dans lesquels se joint à l'abduction forcée de la jointure un certain degré de flexion permanente en haut, de telle sorte qu'il semble falloir accuser ici la rétraction musculaire. J'ai même examiné ailleurs (1) quelle part on pouvait lui faire dans la production de la déviation ; mais je me contenterai de rechercher ici quelle indication peut en retirer le traitement. Avant d'y arriver, cependant, je dois ajouter quelques détails d'anatomie

____

(1) *Mém. cit.*, p. 249.

pathologique aux renseignements généraux que je vous ai déjà fournis sur cette déviation. Je vous rappellerai tout d'abord l'existence d'une bourse séreuse qui repose précisément sur le ligament latéral interne, et que Brodie et Blandin ont décrite ; cette bourse séreuse devient le siége d'irritations d'inflammations habituelles, et M. Broca l'a vue deux fois communiquer avec la synoviale de l'articulation à travers une éraillure du ligament.

Voici donc une cause bien appréciable de certains accidents qui surviennent dans ces déviations, et au point de vue de l'anatomie pathologique pure une raison d'irritation, d'affaiblissement pour le ligament latéral interne, ce qui m'a semblé devoir entrer aussi en ligne de compte comme explication du renversement en dehors.

Mais les surfaces articulaires sont également atteintes et l'extrémité du premier métatarsien présente une hypertrophie partielle, une sorte d'exostose due à l'influence de l'irritation qui finit par atteindre l'os lui-même. Si nous joignons à cela la rétraction du ligament latéral externe, nous comprendrons bien comment ces déformations s'accroissent, deviennent permanentes et résistent au traitement.

Je ne veux pas insister sur la gêne ou les accidents que peut produire une semblable difformité ; mais vous prévoyez aisément qu'elle doit rendre la marche difficile et quelquefois très pénible. Un de mes vieillards mettait plus de deux heures à aller de Bicêtre à la barrière, c'est-à-dire à parcourir un trajet de vingt minutes ; je vous ai du reste rappelé cette observation. J'en ai rencontré un autre qui, par suite de la pression que le gros orteil dévié exerçait sur les autres, eut une gangrène des deux orteils voisins qui gagna le pied et amena la mort du malade. Aussi, messieurs, ne dois-je pas hésiter à vous dire que nous aurons à signaler comme cause d'amputation du gros orteil la déviation dont nous nous occupons, et peut-être même, dans ces cas, pourra-t-on être conduit à scier le métatarsien si son extrémité antérieure est par trop déformée.

Mais que peuvent les moyens orthopédiques? Dans les commencements, certaines précautions devront au moins être mises en usage pour s'opposer au renversement. Un de mes malades prenait toujours soin, avant de mettre ses chaussures, d'appliquer le premier orteil contre le second et de l'y fixer avec des tours de bande; c'était une attelle qui l'empêchait au moins de se dévier par-dessus ou par-dessous. M. Mellet (1) a étudié assez longuement le traitement mécanique de ces difformités; mais il reconnaît lui-même que, lorsque le cas n'est pas récent, si l'emploi des semelles de bois, des ressorts, des courroies, etc., a pu, à force de persévérance de la part des malades, leur apporter dans quelques cas une véritable amélioration, la plupart des sujets en ont été fatigués avant d'avoir rien obtenu.

Il y a d'ailleurs à compter, ainsi que l'anatomie pathologique nous l'a appris, avec la résistance des muscles et la déformation des os. J'ai coupé une fois le tendon extenseur du gros orteil, mais sans pouvoir même re-

____

(1) *Op. cit.*, p. 499.

dresser momentanément, à cause de l'état des surfaces articulaires : je ne puis pas vous dire de ne pas avoir recours à cette section, si vous la jugez convenable dans certains cas, mais vous voyez qu'elle peut aussi manquer son but. Les cas anciens n'offriront donc que peu de prise aux ressources dont dispose l'orthopédie, et nous avons dit tout à l'heure où l'on pouvait être conduit lorsqu'il y a des accidents ; heureusement qu'ils ne sont pas fréquents et que cette difformité est en général supportée. On a conseillé, soit au début, soit plus tard, de porter des chaussures larges, carrées du bout ; le conseil peut être bon, mais il est assurément insuffisant : je pense que l'on utiliserait plus complétement cette donnée en faisant pratiquer dans la chaussure une loge spéciale pour le gros orteil ; peut-être arriverait-on ainsi à le maintenir, dans les cas récents.

Certaines conformations du pied, qui ne passent pas d'ordinaire pour pathologiques, peuvent cependant entraîner de véritables infirmités, et je suis étonné d'avoir été le premier à en parler. Il est des individus qui ont le pied très cambré, et qui passent, en vertu de cette conformation, non-seulement pour privilégiés quant à la forme, mais encore comme très aptes à la marche. Richerand a soutenu cette opinion, elle est entièrement fausse. Je ne sais comment les sujets maigres s'accommodent de cette conformation, mais j'ai pu observer des sujets très obèses qui s'en plaignaient beaucoup. Chez eux le pied ayant lourd à porter, les articulations du tarse avaient évidemment cédé à la pression, et leurs ligaments étant relâchés, les douleurs développées par la station prolongée ou la marche étaient devenues intolérables. J'ai pu soulager ces sujets en faisant garnir la concavité plantaire avec deux ou trois couches d'agaric; mais s'il faut, dans ces cas, chercher à soutenir doucement la voûte plantaire, il faut bien se garder de la remplir par trop, auquel cas on ne ferait qu'ajouter aux tourments du patient.

On a au contraire véhémentement incriminé une forme entièrement opposée du pied, et l'on sait que le pied plat ne jouit, dans l'esprit de chacun, que d'une très médiocre estime comme forme, et surtout est considéré comme mal disposé pour la marche. Les pieds plats constituent une cause d'exemption pour le service militaire, et l'adoption de ce motif remonte à Napoléon Ier, qui avait, comme vous le savez, grand besoin de soldats, mais qui fut certainement induit en erreur à ce sujet par ses chirurgiens militaires. Il fallut, pour attirer l'attention sur cette erreur, que Gama, dont nous avons eu récemment à regretter la perte, vînt déclarer que les pieds plats peuvent fournir les meilleurs et les plus infatigables marcheurs. C'est une observation que, pour ma part, j'ai pu souvent vérifier depuis, et dont je puis, par conséquent, vous proclamer la justesse. Je veux cependant vous bien prévenir, avant d'aller plus loin, que je ne parle maintenant que du simple aplatissement congénital de la voûte du pied; chez ces individus, tout ce segment du membre inférieur étant assez habituellement fort développé en longueur et en largeur, le sol est embrassé en quelque sorte par presque toute la face plantaire. Un facteur rural, que j'ai examiné avec curiosité et qui se trouvait précisément dans ces conditions, était un des plus admirables marcheurs que l'on puisse imaginer; à Bicêtre, les bons marcheurs avaient presque tous ce type de conformation.

Il y a cependant des pieds plats pathologiques qui méritent justement et forcément la réforme, de même qu'il y a des pieds creux que tout le monde regarde comme pathologiques; il nous reste à examiner ces cas.

Vous verrez, du reste, qu'ils nous conduiront insensiblement au pied bot : c'est vous dire qu'il y a dans ces cas une certaine part à faire à la déviation ; il y en a en outre où il s'agit d'un véritable arrêt de développement portant sur le calcanéum, ainsi que l'a démontré M. Rognetta (1).

C'est en effet lorsqu'au *pied large* se joint un certain degré d'abduction permanente qui constitue un léger valgus, que les fonctions du membre sont gênées ou plus ou moins empêchées. M. Bouvier (2), adoptant à ce sujet les idées développées par M. Duchenne (de Boulogne) (3), cherche surtout dans l'affaiblissement de l'action du long péronier latéral l'explication de cette conformation du pied et de ses variétés. Quoi qu'il en soit de ces vues ingénieuses qui touchent à la physiologie et à la pathologie, ces deux observateurs font, comme nous, deux classes de pieds plats, les uns per-

(1) Rognetta, *Du pied plat* (*Archives générales de médecine*, 1834, t. IV, p. 53).

(2) *Leçons cliniques sur les maladies chroniques de l'appareil locomoteur*, 1858, p. 170-172.

(3) *Archives générales de médecine*, 1856.

mettant la marche comme à l'état normal et non douloureux, les autres la rendant au contraire plus ou moins
imparfaite, plus ou moins douloureuse. Parmi ces derniers, il en est de congénitaux et d'accidentels ; leur
caractère commun est l'accroissement de la difformité
avec le temps. Peu douloureux chez les enfants, chez
l'adulte, à difformité égale, ils gênent notablement la
marche, ce qui tient au poids plus considérable du
corps. C'est ordinairement après une marche un peu
longue que surviennent les douleurs, cependant il est
des individus qui ne peuvent se livrer au moindre exercice sans éprouver de douleurs.

Le pied creux pathologique, beaucoup plus rare que
le pied plat, est, comme ce dernier, congénital ou acquis ; comme lui, il peut se compliquer de déviations ;
tantôt direct, il peut présenter d'autres fois un certain
degré d'adduction ou d'abduction, il peut aussi conduire
au talus, et peut-être même au varus. Son étiologie, plus
obscure encore que celle du pied plat, a été aussi l'objet
des investigations de M. Duchenne (de Boulogne), qui
fait jouer un rôle dans sa production au long péronier
latéral rétracté, au triceps sural et aux fléchisseurs des
orteils.

Nous aurons à discuter, en parlant du traitement des
pieds bots, ce que peut l'orthopédie contre de pareils
vices de conformation ; les indications semblent évi-
dentes à certains points de vue, il nous restera à voir
ce que l'on peut obtenir.

SEPTIÈME LEÇON.

Messieurs, en vous parlant du pied bot, nous allons
avoir à nous occuper des déviations les plus fréquentes
du pied, qui, groupées sous ce titre générique, constituent une famille des plus naturelles, dans laquelle se
présentent des types bien définis à l'aide desquels on
peut établir utilement un certain nombre de variétés.

Il faut nécessairement, avant d'entrer dans l'exposé
du traitement, que je vous rappelle non-seulement ces
variétés principales, mais encore leurs caractères propres, dont vous pourrez avoir une idée en examinant
avec soin les pièces que j'ai fait mettre sous vos yeux.

Elles se rapportent aux types principaux dont je vous
parlais tout à l'heure, et qu'il suffit, pour les besoins de
la pratique, de limiter à quatre, bien que l'on ait voulu
en créer davantage. Il y a, en effet, des sous-variétés
qui peuvent ouvrir un champ très vaste à qui sent le
besoin de créer une classification particulière ; mais elles

ne constituent, pour qui étudie les choses dans leur ensemble et au point de vue pratique, que des degrés, qui rentrent par conséquent de la manière la plus simple dans les variétés principales, et qu'il est profondément inutile d'en séparer.

Les dénominations de *pied bot varus*, *valgus*, *équin* et *talus* désignent les quatre variétés que nous admettons, et encore pourrait-on les réduire à deux, puisqu'elles se combinent deux à deux, pour constituer les espèces pathologiques en présence desquelles se trouve ordinairement le chirurgien. Le varus, qui est la déviation du pied en dedans, se combine en effet, dans le plus grand nombre des cas, avec le pied équin, caractérisé par l'ascension du calcanéum, ce qui constitue le pied varus équin ; cette combinaison est si ordinaire, que, habitués à voir l'élévation du talon accompagner presque toujours le renversement du pied en dedans, les médecins désignent simplement, dans le langage journalier, cette variété sous le nom de *varus*. Quoi qu'il en soit, ce qu'il importe d'établir, c'est que l'on a affaire, dans l'immense majorité des cas, au pied équin varus simple ou double, que c'est contre lui qu'ont été dirigés la plupart des appareils et des opérations, et qu'il servira de type à nos descriptions. Le valgus, qui est la déviation du pied en dehors, se combine au contraire, dans certains cas, avec le talus, qui est caractérisé par la flexion du pied sur la jambe, ce qui conduit le malade à marcher sur le talon, tandis que dans l'équin il marche sur la pointe du pied. Le talus ne va même jamais sans un certain degré de renversement du pied en dehors ; mais le valgus et le talus sont deux espèces rares de pieds bots.

M. Duval a voulu faire une cinquième variété de pieds bots des cas d'équinisme où les orteils se renversent sur leur face plantaire, au point que le malade marche sur la face dorsale de ceux-ci. Mais nous ne nous arrêterons pas davantage à cette variété nouvelle. Non content de cela, M. Duval a voulu aussi réformer la nomenclature des pieds bots ; son essai n'a pas eu plus de succès que beaucoup d'autres du même genre, mais je dois vous en dire un mot, car il figure dans son ouvrage, un des plus importants sur la matière. Les Latins créèrent les mots *varus* et *valgus*. Hippocrate s'était seulement servi du mot κυλλός (courbe, creux) pour désigner le pied bot en dedans, mais il avait dit aussi, en parlant de la réduction, qu'il fallait repousser le pied en dehors jusqu'à ce qu'il fût βλαισός. M. Duval a sévèrement jugé les mots anciens, grecs et latins, et y a substitué des mots nouveaux, tirés du grec, qui ont, à ne pas s'y tromper, la physionomie du grec du XIXe siècle. La stréphendopodie, pour le renversement en dedans ; la stréphexopodie, pour le renversement en dehors ; la stréphanopodie, pour l'élévation du calcanéum ; la stréphocatopodie, pour le talus, et enfin la stréphypopodie, pour la cinquième variété dont nous avons parlé, et qui avait du reste été signalée pour la première fois en 1826, par M. Stolz, de Strasbourg. Nous n'irons pas plus loin et ne rechercherons pas non plus l'étymologie réelle de l'adjectif *bot* ; il est temps d'arriver à des choses plus sérieuses, d'examiner les déformations principales des pieds bots et les causes qui les font naître.

En renversant le pied en dedans, vous simulez le premier degré du varus; il est très rare qu'on puisse l'observer à cet état. Voici cependant une pièce (n° 544, musée Dupuytren) qui vous montre un pied bot varus simple et commençant. Le bord interne du pied est soulevé, et le malade devait appuyer sur le bord externe tout entier, y compris le calcanéum, qui n'est pas élevé; je vous ferai observer qu'il s'agit d'un pied bot acquis, vous ne rencontrerez en effet jamais un aussi faible degré dans le varus congénital. Voici encore, sous les n°s 544ᵃ et 545, des exemples de varus déposés par Bres- chet; le calcanéum est fortement élevé et le pied ren- versé en dedans. Il y a cependant des degrés différents dans la déviation : ainsi le pied droit (544ᵃ) repose sur tout le cinquième métatarsien et l'orteil; l'arrière-pied seul est soulevé, tandis que le pied gauche n'appuie que par l'extrémité postérieure du cinquième métatarsien, le *cuboïde* et une petite portion de l'extrémité antérieure du calcanéum ; l'avant-pied a donc été détaché du sol, de même que le talon, et le centre du mouvement étant à l'articulation médio-tarsienne, nous voyons se former sur le bord externe cette espèce de talon angu- leux dont le cuboïde forme la pièce principale, et qui, à ce degré de la difformité, constitue le point d'appui du pied : aussi, sur le vivant, cet angle est-il recouvert d'une peau épaisse et dure, et voit-on souvent une bourse séreuse s'établir au contact des parties molles et des parties dures. Vous pouvez juger de la forme de ce talon anormal sur les différents moules de plâtre que vous avez sous les yeux. Le renversement du pied en dedans peut cependant s'exagérer encore ; le pied gauche du n° 545 répondait au sol par sa face dorsale : dans ces deux cas, vous voyez que le pied gauche est à un degré de déformation plus avancé que le pied droit ; ces pièces peuvent en outre vous faire constater un fait ordinaire, c'est la coexistence de la déviation aux deux pieds à la fois.

J'appelle maintenant votre attention sur une pièce remarquable due à M. Broca (544^b) : c'est un pied gauche varus équin ; la déformation est complète, l'angle du bord externe est très prononcé, mais il y a quelques déformations osseuses qui méritent d'attirer l'attention. La tête de l'astragale est atrophiée et regarde en bas, son col est allongé ; le corps de cet os est aussi déformé par suite de la pression que ses faces ont subie contre les montants de la mortaise tibio-péronéale ; mais, ce qu'il y a surtout de remarquable, c'est la torsion qu'ont éprouvée les os de la jambe. Le tibia a subi une torsion telle, que la malléole interne tend à devenir antérieure, et cette torsion s'étant répétée sur le péroné, la malléole externe tend à devenir postérieure : c'est presque un changement complet de direction. Notons encore sur cette pièce un fait important, c'est que, malgré l'ancienneté de la déformation, les articulations sont conservées.

Établissons maintenant l'état de la déformation complète dans le varus équin. Le renversement en dedans s'est exagéré de telle sorte, que la face plantaire du pied regarde directement en ce sens : on peut faire choquer l'une contre l'autre les deux surfaces plantaires. Mais le pied n'est pas seulement renversé, il s'est recourbé, pelotonné sur lui-même, de telle sorte que, tandis que le calcanéum, attiré en haut et renversé en dedans, vient obliquement regarder le sol par l'extrémité de sa facette cuboïdienne, l'avant-pied ayant exécuté un mouvement semblable, quoique moins prononcé, n'est plus en contact avec le sol que par l'extrémité du cinquième métatarsien; le pied s'est donc courbé sur ses bords et revêt dans ce sens la forme dite naviculaire. Mais ce n'est pas tout, il s'incurve encore sur ses faces; la face plantaire devient plus ou moins concave, selon les cas, et la convexité de la face dorsale est en raison directe de cette concavité. Vous pouvez en particulier vous rendre compte de cette disposition en examinant le n° 544, où l'aponévrose plantaire rétractée a été conservée. Cet enroulement complexe, ce renversement exagéré ne peuvent se produire sans que l'astragale, enclavée par son corps dans la mortaise péronéo-tibiale, en éprouve l'effet. Mais le scaphoïde a tout d'abord glissé sur la tête astragalienne; il est souvent subluxé, comme dans la pièce de M. Broca, et vous voyez que l'astragale semble s'être allongée pour le suivre dans son déplacement; la torsion, en réagissant à son tour sur la mortaise, déforme le corps de l'astragale, ou même, comme nous l'avons fait voir, retentit sur les os de la jambe dont elle change la direction. M. Bouvier (1) a cité un cas de torsion de la jambe analogue à celui que nous montre la pièce de M. Broca.

(1) *Op. cit.*, p. 192.

Il était nécessaire de bien fixer votre attention sur les caractères des déformations du varus équin, car les moyens de traitement destinés à les effacer doivent agir en sens contraire sur leurs éléments principaux, et vous verrez que seuls sont efficaces les appareils où sont bien comprises les indications qui résultent de l'ensemble de ces difformités.

Le pied bot est le plus souvent congénital; il n'est pas rare cependant d'en observer d'accidentels : nous nous rendrons facilement compte du mode de production de ceux-ci; mais quelle est la cause qui préside aux déviations congénitales? L'hérédité a été invoquée; le fait a été en effet constaté d'une manière positive du côté du père ou de la mère : la ressemblance du produit est, comme vous le voyez, conduite à ses dernières limites. Mais l'hérédité est loin d'être fatale d'une part, et d'autre part, dans l'immense majorité des cas, les ascendants n'ont offert aucune trace de difformité semblable. Je ne suis donc pas plus disposé à accepter l'hypothèse des déviations originelles que celle des luxations du même genre.

En dehors de cette cause qui préexiste au germe, nous avons à examiner avec plus de soin celles qui peuvent atteindre le produit pendant son développement intra-utérin. Elles présentent plusieurs explications qui répondent à trois théories fort distinctes : l'une nous montre l'influence des causes qui s'y rapportent agissant dès les premiers temps de la conception, c'est la théorie de l'arrêt de développement; la seconde nous montre le produit atteint de maladies particulières, elle est donc toute pathologique ; et enfin la troisième nous le fait voir soumis à des pressions, à des chocs, etc., elle est toute mécanique.

A la première théorie se rattachent les noms de Meckel et de M. Isidore Geoffroy Saint-Hilaire (1), qui ont fait remarquer que de la sixième à la septième semaine, lorsque les pieds se distinguent du tronc, ils ont la plante tournée en dedans. La permanence de cet état transitoire donnerait le pied bot en dedans, et M. Geoffroy Saint-Hilaire fait remarquer que cet arrêt de développement s'observe chez des monstres qui présentent d'autres arrêts de développement qui remontent également aux premiers temps de la gestation. Mais M. Cruveilhier (2) a nié formellement le fait anatomique, et soutient que les pieds de l'embryon, du moment qu'ils peuvent être distincts, n'ont pas une autre direction qu'au moment de la naissance ; de plus, plusieurs monstres analogues à ceux cités par le célèbre tératologiste n'ont pas de pied bot ou en ont présenté en sens inverse ; on a même vu sur le même un pied bot en dedans et l'autre en dehors.

La théorie de l'arrêt de développement est donc inhabile à tout expliquer, elle n'est du reste née que dans un temps assez rapproché de nous ; il n'en est pas de même de la théorie pathologique, qui semble être la première venue à l'esprit : il en est question dans les ouvrages hippocratiques, au livre de l'*Accouchement à sept mois*. Les modernes ont non-seulement invoqué une

<hr>

(1) *Traité de tératologie*, t. I, p. 404.
(2) *Bulletins de l'Académie de médecine*, t. III, p. 187.

cause pathologique, mais ils l'ont précisée et ont cru la trouver dans les lésions du système nerveux. Béclard (1), qui attribuait le pied bot à un affaiblissement de l'action nerveuse, expliquait sa fréquence chez les acéphales par la destruction plus ou moins complète de la moelle épinière. Il y en a évidemment de cette espèce, témoin les enfants qui viennent au monde avec une hémiplégie et le pied bot du côté paralysé ; mais cela ne suffit qu'à se rendre compte des faits où le système nerveux a cessé de transmettre son action sur certains muscles, les autres ayant alors action prédominante ; mais, dans bien des cas, le système nerveux a continué à vivre et à agir. Aussi, dès 1823, Rudolphi (2) cherchait à expliquer ces cas par l'augmentation d'action de certains muscles qui, se trouvant plus fortement excités que de coutume, dépassaient leur somme habituelle de contraction et se rétractaient convulsivement. Il avait observé les rétractions musculaires qui surviennent chez les enfants après les convulsions, et supposait les mêmes causes et les mêmes effets dans la vie intra-utérine. Mais s'il reste vrai que des convulsions produisent sous nos yeux des contractures permanentes, est-il vrai que ce soit là la véritable cause du pied bot ? et je m'en tiens, bien entendu, à cette déviation, bien que voulant élever cette théorie à la hauteur d'un principe, M. J. Guérin ait prétendu expliquer par elle toutes les malformations congénitales.

(1) *Mémoire sur les fœtus acéphales* (*Bulletins de la Faculté*, 1817, p. 513).

(2) Voy. Malle, *Méd. op.*, p. 309. — Grundress, etc., *Élém. de phys.*, t. II, p. 319

Je vous rappellerai d'abord un fait important pour la pratique, c'est que, dans la majorité des cas, il est très facile de rendre, à l'aide de la main, la position naturelle au pied dévié ; ce qui ne cadre pas avec l'idée de rétraction primitive des muscles, rétraction que vous pouvez voir du reste souvent s'établir sous vos yeux. Ainsi, les convulsions dont nous parlions tout à l'heure n'amènent pas toujours la contracture, mais bien aussi la paralysie musculaire, et vous voyez alors les antagonistes dont la contractilité n'est plus contre-balancée, établir une déviation qu'il est d'abord facile de corriger, mais que vous ne pouvez plus vaincre bientôt, si vous l'avez laissée subsister ; le muscle s'est habitué à sa nouvelle position, il s'y est accommodé, il résiste. Il n'y a cependant pas eu dans cette rétraction excès d'action ni même action du système nerveux, il y a été et y reste complétement étranger. J'ai vu ces faits se produire pour ainsi dire expérimentalement, après la section du nerf poplité externe pendant la résection de la tête du péroné. Mais ce n'est pas tout, et ce qui plaide peut-être plus éloquemment encore contre cette intervention du système nerveux surexcité, c'est que la déviation qu'il produit est tellement circonscrite, qu'il faudrait admettre que cette excitation convulsive ne porte que sur un point minime et isolé du système nerveux.

Chaussier (1), sur 23 293 enfants, en trouva 132 qui offraient quelque chose d'anormal, et sur ces 132, 37 seulement affectés de pied bot. Or, ces 37 pieds bots n'offraient aucune autre déviation ; un cependant offrait

(1) Discours cité.

des traces non équivoques de rachitisme, et l'autre portait neuf luxations à la fois ; mais les 37 autres, aux pieds près, étaient parfaitement conformés : c'est du reste ce que savent tous ceux qui voient des pieds bots. Dopp, faisant un travail semblable à celui de Chaussier, à la maison impériale d'éducation de Saint-Pétersbourg, sur 155 enfants atteints de difformités congénitales, a compté 21 pieds bots, mais ces pieds bots n'offraient pas d'autres déformations. Or, comme la variété de pieds bots est presque toujours identique, ce serait un nerf, un seul nerf, quasi toujours le même, qui, après tous les mouvements désordonnés d'une convulsion, serait seul atteint : cela laisse le champ libre à d'autres théories.

Celle qui nous reste à examiner remonte aussi à Hippocrate, qui admettait qu'un choc direct reçu par la mère et transmis à l'enfant, ou la pression qu'il subit dans une cavité utérine trop étroite, causaient les mutilations que l'on observe à la naissance. C'est la même idée qui se trouve dans Ambroise Paré, qui expliquait le pied bot par une pression extérieure, la mère s'étant tenue longtemps assise pendant la grossesse. Elle est également invoquée par Paletta, par Chaussier, par M. Cruveilhier. Chaussier voulait même expliquer la plus grande fréquence du pied bot dans la classe pauvre par les nombreuses grossesses illégitimes que les femmes cherchent à dissimuler sous des vêtements serrés. Il serait bien difficile de démontrer l'influence de semblables causes et des pressions extérieures en général ; en est-il de même de celles qui peuvent être exercées par les parois utérines? Nous ne le croyons pas, car si tous les faits invoqués ne sont pas probants, si quelques-uns ont été contredits, comme il est arrivé pour la pénurie des eaux de l'amnios, invoquée par M. Cruveilhier et par M. F. Martin, tandis que M. Duval dit avoir entendu presque toujours les parents accuser leur surabondance, il n'en reste pas moins établi que bon nombre d'observations entraînent la conviction. C'est ainsi que M. Cruveilhier a fait cette curieuse remarque que, quand le pied bot est unique, il affecte constamment le pied antérieur, c'est-à-dire celui qui dans l'utérus est situé en avant de l'autre et supporte la pression directe de l'organe; et lorsqu'il est double, généralement le pied antérieur offre encore la déviation la plus considérable. Chez les monstres acéphales et chez tous ceux dont les membres inférieurs restent étendus, ou qui affectent des attitudes telles, qu'ils sont nécessairement comprimés dans leur sens vertical par une cavité utérine arrondie ou ovoïde, rien de plus fréquent que le pied bot simple ou double. Voilà donc un ordre de causes auquel il faut accorder une véritable importance : ce n'est pas à dire que l'on y trouve l'explication de tous les faits, il ne saurait y avoir ici de théorie générale, et l'étiologie du pied bot ne peut être exclusive ; mais je pense au moins que la cause la plus commune du pied bot congénital provient d'une position vicieuse qui expose le pied à une pression anormale de l'utérus (1).

Si je vous ai parlé avec quelques détails de ces diverses

(1) Voyez *Traité des luxations*, p. 261 et suiv.

théories, c'est qu'elles ont rejailli sur la pratique, et je ne puis vous donner un meilleur exemple de l'influence qu'elles peuvent avoir qu'en vous montrant à l'œuvre, pour ainsi dire, celle qu'avait imaginée Bonnet (de Lyon) (1). Cet auteur a rattaché les pieds bots à deux espèces, le pied bot en dehors et le pied bot en dedans, qu'il désigne sous les noms de pied bot poplité externe et de pied bot poplité interne. C'est à la rétraction des muscles animés par les nerfs sciatiques poplités externes et internes que sont dues les deux espèces de pieds bots et leurs variétés, ou plutôt leurs degrés, au nombre de cinq pour chacune d'elles. Ce n'est pas à tel ou tel muscle de l'un ou l'autre de ces groupes qu'il faut rapporter ces degrés, mais bien à la rétraction plus ou moins forte de tous les muscles du même groupe. C'est ainsi que « pour ceux qui reçoivent le nerf poplité externe, par exemple, on a, au plus faible degré de la rétraction, pied plat ; à un degré plus fort, pied plat avec rotation du pied en dehors ; à un degré plus élevé, pied plat avec rotation en dehors, plus renversement de l'avant-pied sur l'arrière-pied, ou flexion du pied sur la jambe. » (2) Bonnet a naturellement toute confiance dans sa théorie, et cite à l'appui ce fait, que le talus pur n'existe pas, ne peut pas exister, et qu'il n'a été jusqu'à présent décrit ou dessiné que d'après des observations inexactes. Les pièces que nous vous avons montrées tout à l'heure sont en effet des talus valgus, et c'est là le fait ordinaire ;

(1) Voyez *Traité des sections tendineuses*, p. 432 et suiv,
(2) *Op. cit.*, p. 473.

cependant M. Bouvier (1) déclare qu'il ne croit pas le talus direct impossible, malgré son extrême rareté, et signale un dessin de M. Little qu'il considère comme le plus concluant de ceux qu'il connaît.

Quoi qu'il en soit, si l'exception peut à peine être posée pour le talus direct, il n'en est pas moins vrai que la théorie peut être prise en défaut; il s'agit du muscle jambier antérieur. Ce muscle, comme chacun l'admet, est élévateur du bord interne du pied, et quoique animé par le sciatique poplité externe, contribue par conséquent aux déviations du pied en dedans; aussi Bonnet, qui croyait devoir couper tous les muscles, l'avait souvent attaqué dans les cas de varus. Vint la théorie, et Bonnet cessa d'y porter le ténotome, il n'en obtint pas moins de guérisons; il est presque inutile de dire la conclusion de l'auteur, toute au bénéfice de la théorie : il devenait démontré, par cela même que ce muscle était étranger à la production du varus. Singulière préoccupation d'un bon esprit, devenu tributaire d'une théorie sans laquelle il eût conclu certainement comme nous, en disant que cela prouvait seulement qu'il coupait trop de muscles! Rien de plus vrai, en effet, et je suis bien aise, messieurs, au moment d'aborder l'histoire thérapeutique des pieds bots, de vous dire par avance ce que je vous démontrerai bientôt : c'est que l'abus des sections tendineuses dans le traitement du pied bot a été poussé aussi loin que possible, au grand et irréparable préjudice des fonctions du pied que l'on avait la prétention de ramener à son état normal.

(1) *Op. cit.*, p. 242.

Parmi les indications du traitement du pied bot s'offre tout d'abord la réduction. Peut-on réduire la difformité, et comment la réduit-on ? C'est la manœuvre qui a dû empiriquement être tentée : elle est d'ailleurs très facile à opérer chez les nouveau-nés ; les mains seules et le plus léger effort suffisent généralement pour ramener à leur direction normale les pieds les plus tordus. Chez des enfants de dix à douze ans, chez les adultes à plus forte raison, vous aurez plus de peine, et le plus souvent même vous ne réussirez pas ; les muscles, nous l'avons vu, se rétractent, se raccourcissent ; il en est de même des ligaments, et les os subissent aussi certaines déformations. On a pu observer ces déformations, il est vrai, dès la naissance, mais elles deviennent évidemment plus prononcées avec le temps, et c'est à cause de toutes ces données qu'il est d'un grand intérêt d'agir de bonne heure, de très bonne heure.

Ce précepte, déjà posé par Hippocrate, l'a été aussi par Dupuytren, qui insistait avec raison, en rappelant que les os du pied restent atrophiés, et que cette atrophie porte aussi sur les os de la jambe, sur les muscles, qui passent à l'état graisseux. La réduction est donc possible et facile si l'on s'y prend à temps ; elle devra être du reste complétée et en tous cas maintenue par des bandages et appareils dont nous allons vous parler ; mais elle doit être opérée selon des règles précises : elle a, elle aussi, ses indications. Nous connaissons les diverses espèces du pied bot, mais prenons l'espèce type, l'équin varus.

Il faut déplier le pied pour le ramener à la direction rectiligne, c'est-à-dire effacer les courbures que nous vous avons fait constater sur les pièces. Pour cela, vous aurez à agir sur l'avant-pied pour l'amener en dehors et en bas ; sur le calcanéum, pour le repousser en dehors. Mais il faut encore mettre à plat l'avant-pied, dont le bord interne est relevé, c'est-à-dire ramener le gros orteil et son métatarsien au contact du sol ; enfin abaisser le talon. Ainsi les indications sont multiples, mais peuvent être comprises sous quatre chefs : déplier l'avant-pied, et ramener au contact du sol sa face plantaire ; repousser le calcanéum en dehors, et l'attirer en bas.

Toutes ces indications avaient été parfaitement posées par Hippocrate, qui seul, dans les temps anciens, s'est occupé du traitement du pied bot, pour lequel rien de nouveau n'a été fait avant le xvie siècle. Il veut que l'on repousse l'os de la jambe en dedans, près de la malléole externe, et que l'on ramène le talon en dehors ; puis que l'on abaisse les orteils en dedans et qu'on leur imprime un mouvement de rotation forcé (1). Il y a là un mot grec, περιαναγκάζειν, que Foës a traduit en disant qu'il fallait abaisser les orteils et *les forcer en ce sens* (*atque hunc in modum cogantur*). M. Littré a traduit à peu près de même, « *et on les assujettira dans cette position* », sur la foi d'un orthopédiste en renom ; mais avec cette traduction, le sens et le traitement demeurent essentiellement incomplets. L'abaissement des orteils ne constitue que la moitié de l'indication ; le mouvement de rotation en dehors seul la complète. Il est vrai que le mot *en dehors* manque dans la phrase en question ; mais il est nette-

(1) Τοὺς δ' ἂν δακτύλους ἀθρόους ξὺν τῷ μεγάλῳ δακτύλῳ ἐς τὸ ἔσω μέρος ἐγκλίνειν καὶ περιαναγκάζειν οὕτως. (T. IV, p. 265.)

ment exprimé dans la suivante, où Hippocrate dit que le bandage agisse ainsi que fait la main, *de telle sorte que le pied paraisse un peu plus porté en dehors.*

Ce n'est pas assez cependant de repousser l'os de la jambe en dedans, près de la malléole externe, comme le veut Hippocrate : il faut que l'on agisse aussi sur l'angle que vous connaissez ; c'est même sur ce point que l'on doit exercer la pression principale, afin d'effacer le sommet de l'angle sur lequel les pouces prennent point d'appui, tandis que l'une et l'autre main agissent sur l'avant-pied et sur le calcanéum pour opérer le déroulement et satisfaire aux diverses indications que nous avons posées. La réduction n'est complète que lorsqu'elles ont été remplies ; mais il faut bien vous attendre à ne pouvoir arriver ordinairement à ce but, en particulier pour l'abaissement du calcanéum ; aussi cherche-t-on surtout à opérer avec les mains le déroulement, laissant habituellement à d'autres moyens le soin de perfectionner et de maintenir la réduction. Cependant il est des orthopédistes qui attachent à l'emploi de la main une importance capitale comme moyen de guérison, qu'ils disent pouvoir être obtenue par la répétition des manœuvres que nous venons d'indiquer ou perfectionnée par elles, lorsque l'on a en même temps recours aux machines. C'est là, en particulier, l'opinion de M. Mellet, qui a exposé avec détail (1) l'emploi et le but de ces manipulations ; mais nous n'y voyons, pour notre part, qu'un moyen d'action très secondaire dont on peut user ou se passer dans la pratique.

(1) *Op. cit.*, p. 433 et suiv.

La contention doit donc suivre immédiatement la réduction; il est curieux encore ici de voir comment agissait Hippocrate. Son appareil était composé de plusieurs
bandes, de compresses, d'une semelle de cuir doux
ou de plomb interposée dans les tours de bandes, qui,
pour plus de solidité, étaient enduits d'une matière
emplastique composée d'une forte proportion de résine
et de cire. Le bandage appliqué, il cherchait à empêcher le pied de retomber, en cousant à sa surface inférieure, du côté du petit orteil, une bande qu'on tirait en
haut et qu'on arrêtait solidement au-dessus du mollet;
enfin il emprisonnait le pied dans un soulier de plomb,
semblable à ceux que portaient les femmes de Chios, et
que l'on appelait κρηπίδες. Les moyens doivent nous
sembler insuffisants, mais toutes les indications sont
prévues. Quand le malade doit commencer à marcher,
dit Hippocrate, il chaussera des brodequins comme ceux
que l'on appelle brodequins pour la boue (πηλοπάτιδες
ou πηλοβάτιδες), ou la chaussure des Crétois. Galien
nous apprend que c'étaient des sandales lacées sur le
pied par des courroies qui montaient jusqu'à mi-jambe.
Hippocrate avait donc bien vu qu'il fallait continuer,
prolonger le traitement pour obtenir la guérison, et
quelle est l'importance de cette seconde partie qui commence quand le malade peut marcher; car s'il reconnaît
que l'on ramène le pied à sa forme normale, beaucoup
plus souvent et plus vite qu'on ne pourrait le croire, il
insiste sur la longueur nécessaire du traitement. Le
temps, dit-il, est un élément indispensable, parce que
les os déformés ne peuvent reprendre qu'à la longue

leur configuration normale. Nous étendrons aux ligaments et aux muscles ce que le père de la médecine ne
prévoit que pour les os; mais l'indication reste tout
entière, elle est d'une trop grande importance pour que
je n'y attire pas votre attention. Vous verrez en effet
que, si rendre la forme est nécessaire, s'il faut même
pour cela exagérer la forme nouvelle que l'on donne
au pied; s'il faut, par exemple pour le varus, attirer le
pied fortement en dehors, jusqu'à le rendre βλαισὸν,
ainsi que le recommande encore Hippocrate; il est
indispensable, sous peine de ne pas avoir guéri son
malade, de ne le laisser à lui-même que lorsqu'il a
recouvré sa forme d'une manière permanente.

A. Paré (1), qui donne aussi des préceptes pour la
cure des pieds bots et qui est le premier auteur qui s'occupe de ce traitement après Hippocrate, était également
pénétré de ces grandes indications pratiques. Il fait la
réduction, et recommande pour cela de pousser le pied
et de le tenir comme si l'on voulait le rendre valgus, s'il
est varus, et réciproquement; puis il le maintient à l'aide
d'une bottine de cuir bouilli, fendue sur le devant et
sous le pied, afin de pouvoir plus facilement l'y introduire. Mais il veut que lorsque l'on a maintenu la réduction jour et nuit pendant un certain temps, on fasse
marcher les malades avec une bottine spéciale dont la
semelle sera plus élevée en dedans ou en dehors, selon
qu'il s'agira de lutter contre la disposition au renversement du pied dans l'un ou l'autre sens.

(1) Tome II, p. 643, édit. cit.

A. Paré, comme Hippocrate, veut donc que la position nouvelle du pied soit exagérée, que le traitement soit prolongé, et que la marche, lorsque les malades s'y livreront, soit surveillée et dirigée d'une manière spéciale, avec un appareil particulier, sans quoi la récidive est imminente.

Ayez bien présents à l'esprit ces grands préceptes, si vous voulez apprendre à vous servir utilement des moyens perfectionnés que l'art moderne va mettre à votre disposition, si vous voulez avoir la clef de certains abus, de certaines illusions de l'orthopédie. Bon nombre de redresseurs de pieds bots ont fait dessiner, ont fait mouler des pieds ramenés à leur forme normale; ils ont excité, par ces productions souvent flattées, l'admiration du public et des sociétés savantes; mais ils n'avaient encore fait pour ces malades, qu'ils déclaraient guéris, que la première, que la plus petite partie du traitement. Heureux encore quand la fonction n'avait pas été seulement laissée de côté, mais compromise dans la recherche de la forme; aussi avons-nous eu souvent à constater de tristes revers là où la plus brillante guérison avait été annoncée, avait été montrée! Mais nous saurons bien et nous n'oublierons pas désormais que ramener le pied même à sa forme naturelle, ce n'est pas la guérison, pas plus qu'on n'a guéri une fracture pour l'avoir réduite; et quelle que soit la satisfaction que puisse faire éprouver ce premier résultat, il en reste un autre plus difficile à obtenir, savoir, de rendre au membre réduit sa solidité et ses fonctions.

———

HUITIÈME LEÇON.

Messieurs, nous allons aujourd'hui passer en revue les bandages et appareils imaginés dans le but de remédier aux déformations du pied bot, et étudier leur mode d'application.

Cheselden, il y a cent cinquante ans environ, avait eu l'idée d'employer le bandage inamovible, et se servait de bandelettes trempées dans un mélange de farine et de blancs d'œufs délayés dans de l'eau; ce moyen était non-seulement insuffisant, mais d'une application très difficile. Il fallait déplacer la main qui faisait la réduction pour placer les bandes, puis maintenir le pied jusqu'à dessiccation complète; ces conditions se représentent pour tous les bandages de la même espèce, et quelle que soit aujourd'hui leur perfection, nous ne croyons pas l'appareil de stuc de M. Richet, que son auteur a proposé pour des cas semblables, destiné à plus de succès que celui de Cheselden. Je ne parle actuellement que des inconvénients de l'application, vous comprendrez mieux plus tard l'intérêt qu'il y a à pouvoir visiter le pied entièrement soustrait au chirurgien dans les appareils de cette espèce.

La gutta-percha employée par M. Giraldès offre beaucoup moins d'inconvénients; on peut aisément la mouler sur le membre et la laisser se durcir par le refroidissement, tout en maintenant la réduction; on peut, de plus, composer son appareil de valves amovibles; dans les cas simples, de semblables moyens pourront être essayés, mais il faut reconnaître que jusqu'à présent ces appareils ont compté peu de partisans.

Il en est un qui semblait au premier abord réunir toutes les conditions de solidité, de facilité dans l'application, c'est le plâtre à mouler employé par Dieffenbach: en effet, la réduction opérée, vous coulez du plâtre délayé sur tous les points du pied laissés libres par la pression des mains; et quand cette portion du plâtre est solidifiée, le pied est déjà suffisamment maintenu pour que vous puissiez ôter les doigts et compléter l'enveloppe. Ici la pression est exacte, la résistance absolue, et répartie également sur toutes les surfaces. Mais le plâtre ainsi coulé sur la peau s'échauffe et se resserre en séchant. Pour éviter la douleur ainsi provoquée, Dieffenbach enveloppa préalablement le membre d'une bande de flanelle, l'appareil devient ainsi supportable. Mais la pression, qui semble également répartie, ne l'est pas en réalité, les muscles tendent en effet à ramener le pied à la position que l'appareil a pour mission de combattre, de là des pressions trop fortes dans différents points; n'y eût-il qu'un simple détachement de l'épiderme, qui s'opère bien facilement sur la peau délicate et mince d'un enfant, l'appareil n'est plus supporté. Ajoutez à cela que, le fût-il, l'accroissement rapide du jeune être qui, à partir des huit premiers jours, gagne pendant les trois premiers mois un quart ou un tiers de son poids chaque mois, vous obligera à recommencer de temps en temps l'appareil, et vous comprendrez pourquoi le plâtre a dû tomber dans l'oubli.

Je ne suis pas d'avis cependant qu'il faille l'abandonner complétement, et si je vous ai exposé les difficultés qui entourent son emploi, c'est moins pour en proscrire l'usage que pour vous faire voir à ce propos à quels soins minutieux il faudra vous astreindre, si vous voulez traiter vos malades par la main et les bandages seuls : ce que je crois du reste faisable dans bien des cas, lorsque l'on agit de bonne heure. Je crois même qu'avant de recourir aux machines que vous ne serez pas toujours d'ailleurs à même de vous procurer, vous pourrez en pareil cas vous servir du plâtre.

Ces machines ont été singulièrement multipliées ; je n'ai pas la prétention de vous les faire connaître toutes, mais je vous engage à examiner quelques-unes de celles que je vous mets sous les yeux. En voici une qui représente assez bien celle de Fabrice de Hilden ; elle est inscrite sous le n° 1254 dans les collections de la Faculté. Elle se compose de deux attelles, l'une interne, l'autre externe ; ces attelles se moulent sur le membre, elles sont épaisses et larges et faites de cuir bouilli. L'interne porte sur la cuisse, la jambe et tout le bord correspondant du pied ; elle est fenêtrée au niveau de la malléole. L'externe s'applique sur la cuisse et la jambe et descend jusque sur l'angle externe. Ces deux pièces sont reliées par deux courroies jambières qui sont fixes et se serrent à volonté ; mais la puissance principale de cet appareil imparfait est représentée par une courroie fixée perpendiculairement sur l'attelle interne, et qui vient, en passant sous le pied comme un étrier, se fixer à divers degrés de tension, sur l'attelle externe, et tend, par l'intermédiaire de la portion pédieuse de l'interne, à ramener le pied en dehors et à déprimer l'angle externe par l'intermédiaire de l'attelle externe. Mais, en supposant que cet appareil puisse remplir ces indications, il néglige entièrement d'agir sur le calcanéum pour l'abaisser.

Je vous présente maintenant ces deux machines de fer, à pièces multiples et compliquées, mais qui sont construites de manière à pourvoir aux principales indications. J'avais d'abord songé à les attribuer à Verdier et Tiphaine, qui, à ce qu'il paraît, traitaient la torsion congénitale des pieds par une méthode rationnelle; mais ces chirurgiens, qui exerçaient à Paris à la fin du siècle dernier, ont tenu leur procédé secret; et une lettre, publiée par Maisonabe dans son journal sur les difformités (1), attribue d'une manière positive ces machines à Venel. A la fin du siècle dernier, ce chirurgien, on le sait, a joui d'une grande réputation pour la cure des pieds bots, et son appareil est resté célèbre sous le nom de *sabot de Venel* ; seulement on était fort loin de savoir

____

(1) Voyez *op. cit.*, 2ᵉ partie, p. 102.

en quoi consistait ce fameux sabot ; et M. Bouvier accepte encore pour tel l'appareil décrit et figuré sous ce nom par MM. d'Ivernois et Mellet; mais celui que ce dernier auteur représente dans son livre (1) est, de son aveu même, modifié par Jaccard, d'Ivernois et par lui-même. Du moins est-il certain que Jaccard, successeur direct et élève de Venel, a adressé à Léveillé, en 1817, pour les collections de la Faculté, la machine que je vous présente et qu'il attribue expressément à son maître, tandis qu'il réclame pour lui-même celle qui porte à tort le nom de Venel (2). Voici donc le vieux sabot de Venel, tel qu'il a été envoyé par Jaccard. Vous voyez que la partie podale est composée de pièces en tôle mobiles, mues par des vis de pression ; le pied difforme étant placé dans la machine, convenablement garni de compresses, de manière que la plante soit appliquée, autant qu'il est possible, contre la pièce qui en constitue le fond, 1° une plaque est poussée et retenue au moyen d'une vis de pression contre l'angle du bord externe ; 2° une pareille pièce est poussée et retenue de même contre le gros orteil, en même temps qu'elle le pousse en bas, entraînant dans ce sens tout l'avant-pied dont elle embrasse la convexité ; 3° une troisième est encore poussée et retenue par les mêmes moyens que les premières contre l'arrière-pied, où elle agit sur la face interne du calcanéum, qu'elle repousse en dehors et attire en bas à l'aide de son extrémité

(1) Page 416.

(2) Ces machines furent remises en 1817 à la Faculté, par M. Mellet (*op. cit.*, p. 9).

recourbée qui, formant talonnière, presse sur sa partie supérieure. Cet appareil est pourvu, de plus, d'une tige jambière en fer doux qui s'applique sur le côté externe du membre ; elle se fixe en bas par une douille à la partie postérieure du côté externe du sabot et en haut se relie à la jambe par une courroie qui embrasse le membre au-dessous du genou ; cette tige étant en fer doux peut, par conséquent, être infléchie à volonté et garder l'inflexion donnée. Grâce à cette tige, le pied est relié solidement à la jambe, et, ce qu'il y a de plus important, c'est qu'elle fournit un levier puissant qui, selon le degré d'inflexion que vous lui donnez, vous permet d'agir avec une force continue et mesurée sur le pied, qui est ainsi sûrement attiré dans un sens convenable.

Cette machine est compliquée, c'est son plus grand défaut, car elle est incontestablement puissante ; c'est à sa simplification que se sont attachés les successeurs de Venel, en lui laissant son nom. M. Maisonabe a donné la figure et la description de la machine que Jaccard avait envoyée en même temps que celle de son maître et que je n'ai pas retrouvée à la Faculté ; celle que M. Mellet décrit n'en diffère pas assez sensiblement pour que nous ne prenions pas sa description comme type. Une semelle en bois montée sur des tasseaux, une équerre en fer, fixée sur le bord externe, de manière à répondre à l'angle de ce bord et portant la tige jambière en fer doux engagé dans une douille, voilà les pièces principales. C'est le même plan que celui de l'appareil plus haut décrit ; mais, au lieu des plaques multiples et des vis, nous avons actuellement : 1° une talonnière en cuir, lacée sur la face antérieure de la jambe, fixée par deux courroies à la partie inférieure de la semelle, ce qui constitue un vrai progrès; 2° un bouton est fixé en avant sur cette même face inférieure et sert à fixer une courroie qui se rattache d'autre part à un bas de laine dont on a chaussé le malade; 3° des boutons placés sur les bords de la semelle fixent des courroies en cuir destinées à presser et à maintenir l'avant-pied. Tel est l'appareil que l'on appelle aujourd'hui sabot de Venel; il ne s'est guère modifié entre les mains de d'Ivernois et de M. Mellet que par la substitution d'une semelle en bois à la semelle en tôle qu'avait conservé Jaccard, auquel il doit être rapporté; mais si la partie podale cherche à remplir les mêmes indications que celle de Venel, elle en diffère complétement comme construction. Il a néanmoins suffi à la pratique étendue de ces orthopédistes, et nous vous ferons voir que les appareils modernes ne sont que d'autres perfectionnements, c'est du moins le mot dont on se sert, de cet appareil primitif.

A la même époque, cependant, un autre fut presque aussi célèbre, mais n'a pas eu à beaucoup près le même avenir, car il est oublié avec juste raison, c'est celui de Scarpa (1). Je mets sous vos yeux cet appareil (n° 1285), il est appliqué sur un moule en plâtre, et ce qui doit vous frapper tout d'abord, c'est qu'il n'a pas de partie jambière; par contre, la partie podale qui

(1) *Mém. de physiologie et de chir. prat.*, traduits par Léveillé. Paris, 1804, p. 172.

le constitue est assez compliquée, mais il est facile de se rendre compte qu'elle ne peut avoir pour but que de déplisser le pied en attirant sa partie antérieure en dehors et en pressant sur l'angle du bord externe, mais qu'elle ne peut en aucune façon appliquer la plante du pied sur le sol ni attirer le calcanéum en bas. La pièce principale est une plaque demi-circulaire en acier, appelée par son auteur *hypomochlion*, qui embrasse une partie de la plante du pied, au-dessous de la malléole externe, l'angle que vous connaissez, et se recourbe sur la face dorsale; sur la convexité de cette première pièce, vis-à-vis de l'angle du bord externe et parallèlement à ce bord, est fixée une lame d'acier large de deux doigts, très élastique et dépassant en avant et en arrière les bords de la plaque recourbée. De ces extrémités partent des courroies en cuir, la postérieure est portée, sans toucher le calcanéum, sur le bord interne du pied au-dessous de la malléole, puis sur le cou-de-pied où elle doit exercer une pression sur le scaphoïde, et va se rattacher enfin à la partie antérieure de la plaque recour-bée. L'antérieure est conduite sous la tête des métacar-piens et ramenée à son point de départ, c'est-à-dire à l'extrémité antérieure du ressort où elle est fixée ; c'est donc l'élasticité de cette pièce qui représente la puissance de cet appareil, c'est à elle qu'est confié le soin de dérouler le pied ; il est difficile de comprendre, lorsque l'on a vu quelques pieds bots, que Scarpa ait eu des succès avec de semblables moyens.

Il est vrai que le chirurgien de Pavie employait, au bout de trois mois, un second appareil à l'aide duquel il pouvait

mettre la plante du pied à plat et repousser définitivement le calcanéum en dehors, c'est-à-dire compléter le
déroulement du pied ; mais rien dans cet appareil ne
pouvait attirer le talon en bas. Nous avons ici une tige
jambière : vous remarquerez que c'est une tige d'acier
formant ressort, ce qui est loin de valoir la tige en fer
doux à inclinaison fixe de Venel ; cette tige est fixée à une
pièce demi-circulaire en acier, convenablement garnie,
à laquelle s'adapte une semelle en cuir. La partie postérieure du pied est engagée dans cette loge et y est
maintenue seulement par une courroie qui se fixe à ses
angles antérieurs ; l'avant-pied est mis à plat sur la
semelle et maintenu par une courroie ; un ressort d'acier
horizontal, fixé en arrière à la plaque talonnière et parallèle au bord externe du pied, représente celle du
premier appareil, elle peut se relier en avant à la pointe
et continuer à l'attirer en dehors. Cet appareil, que
Scarpa faisait porter nuit et jour pendant six mois, est
plus efficace que le premier, qu'il aurait pu complète-
ment suppléer ; mais il néglige, je le répète, une condition capitale ; de plus, les conditions de sa construction,
les forces élastiques qu'il met en usage, doivent le
rendre complétement insuffisant dans les cas difficiles.

Nous avons à peu près le même jugement à porter
de celui de Boyer qui, pour défléchir le pied et porter
la pointe en dehors, se servait d'une semelle brisée
transversalement vers le milieu de sa longueur, dont les
deux parties sont unies par une vis serrée au moyen
d'un écrou, de manière à rendre la partie antérieure du
soulier immobile, lorsqu'on lui a donné la direction

qu'on juge convenable de faire garder au pied. Cet appareil est aussi pourvu d'une tige jambière élastique, mais dans aucune de ses parties ne peut lutter contre l'ascension du calcanéum ; du reste, Boyer, qui dit seulement avoir avec cette machine redressé plusieurs fois des pieds qui étaient singulièrement contournés en dedans, ajoute qu'elle ne remplit que deux indications : ramener la plante du pied à une direction horizontale, et la pointe à une situation convenable (1). Nous devons cependant vous faire remarquer ce mouvement horizontal de la semelle que nous n'avions pas encore rencontré et qui a été utilement reproduit dans les appareils modernes. Il ne nous reste plus qu'à vous faire connaître les principaux d'entre eux, car nous ne nous arrêterons pas à l'appareil de Delpech, le nom de l'auteur nous engage seulement à vous dire qu'il avait aussi son appareil, qui n'est du reste qu'une imitation de celui de Scarpa ; il nous offre en effet les mêmes pièces principales (2).

Dans les appareils modernes, nous allons beaucoup plus nous attacher à voir comment les indications sont remplies qu'à les décrire sous le nom de leurs auteurs, ce qui nous entraînerait trop loin. Nous retrouvons dans tous la tige jambière et la semelle, celle-ci est en bois, comme dans l'appareil dit sabot de Venel, mais n'est plus représentée que par une simple planche de chêne suffisamment garnie et taillée selon les dimensions du pied. La tige jambière est en acier bien trempé, elle est in-

(1) Tome IV, p. 613 et suivantes.
(2) Delpech, *Orthopédie.* Atlas, pl. 76 et 77.

flexible, mais formée de plusieurs pièces articulées entre elles et mises en mouvement par des vis de pression ou par des crémaillères, etc. Le jeu de cette tige a pour but de reproduire des mouvements qui nous sont déjà connus. Voici, par exemple, un appareil que construit M. Charrière : il est armé de trois vis de pression que ce fabricant a substituées pour raison économique aux rouées dentées et aux vis sans fin ; ces vis sont au nombre de trois : la moyenne amène, comme vous voyez, l'extrémité supérieure de la tige jambière en dehors, c'est ce que Venel et ses successeurs obtenaient par l'inflexion de leur tige de fer doux ; le mouvement en dehors peut être porté aussi loin que vous le jugerez convenable ; en dedans, au contraire, vous voyez que la tige ne dépasse pas la perpendiculaire ; la vis infé-rieure vient presser sur le bord externe de la semelle, et, comme l'étrier en acier qui termine la tige jambière est fixé sur la semelle par un clou rivé qui permet ce-pendant à celle-ci de se mouvoir, vous voyez qu'à mesure que vous serrez cette vis, la pointe de la semelle se porte en dehors, c'est le mouvement que nous voyions tout à l'heure se produire dans la semelle brisée de l'ap-pareil de Boyer. Enfin la troisième vis, placée à peu près au niveau de la malléole, est antéro-postérieure e par un mécanisme très simple fléchit la portion de la tige jambière qui est au-dessous d'elle sur celle qui est au-dessus, c'est-à-dire le pied sur la jambe et tend, par conséquent, à élever la pointe du pied en abaissant le calcanéum ; une inflexion antéro-postérieure de la tige de fer doux peut donner le même résultat. Mais pour que ces mouvements soient efficaces, il faut que les deux pièces principales de l'appareil fassent corps avec la jambe et le pied. Pour la jambe, rien de plus simple : voici un bracelet en acier bien garni qui embrasse la partie postérieure du membre au-dessous du genou et qui se termine par une courroie en avant ; ce bracelet est fixé solidement à l'extrémité de la tige jambière et la courroie s'y rattache également. J'ai dit à l'extrémité, mais ce n'est pas exact, car vous voyez une nouvelle portion de tige portant aussi un bracelet s'articuler à la tige jambière, et qui est destiné à venir prendre un second point d'appui au-dessus du genou en embrassant la cuisse. Déjà M. Mellet avait cru devoir allonger ainsi la tige de Venel, et vous voyez que les orthopédistes modernes ont suivi ses errements ; mais cette pièce est entièrement inutile, je la crois même nuisible ; aussi, loin de vous croire obligés de l'adopter parce que vous la verrez chez le fabricant, supprimez-là dans les appareils dont vous vous servirez. Vous voyez encore que la tige jambière est ainsi fabriquée, qu'elle peut s'allonger au besoin ; cela a pour but de permettre de faire servir la machine à des enfants de différents âges ; mais ces appareils qui servent à tout le monde, sont bien près de ne servir à personne : faites faire une machine pour votre malade, pour chacun de vos malades ; enfin, exigez que le bracelet qui embrasse la jambe ne soit pas flexible, qu'il soit large et parfaitement rembourré.

Fixer et maintenir le pied sur la semelle n'est pas aussi facile ; vous voyez dans toutes ces machines des semelles nues ou offrant à leur partie postérieure, pour

loger le talon, un quartier analogue à celui des chaussures ; quelques-unes portent une empeigne à leur partie
antérieure, mais la plupart présentent un système plus
ou moins compliqué de courroies qui viennent se rattacher par leurs extrémités à des boutons métalliques dont
les parties latérales de la semelle sont garnies ; on peut
varier leur position, grâce à la multiplicité des points
d'attache. L'avant-pied est toujours aisément maintenu,
mais il n'en est pas de même de l'arrière-pied ; cependant dans beaucoup d'appareils on se contente de courroies, mais le moyen le plus sûr de maintenir le talon
et le seul efficace dans les cas difficiles, c'est la talonnière lacée, imitée de Venel.

Nous sommes donc aujourd'hui suffisamment armés
pour agir mécaniquement sur les torsions du pied, les
indications sont remplies plus ou moins complétement
par tous les appareils ; mais ne pourrait-on pas faire de
moindres frais de mécanismes ? Je crois que l'on dé-
daigne beaucoup trop la tige de fer doux dont je suis
pour ma part très disposé à faire usage ; je ne suis du
reste pas seul de mon avis. M. Vincent Duval a bien
voulu me remettre, pour les collections de la Faculté,
les deux modèles de machines dont il se sert dans sa
pratique ; vous y voyez la tige de fer doux entièrement
analogue à celle de Venel ; elle se fixe au-dessous du
genou par une courroie et est reçue inférieurement dans
une douille fixée sur une équerre en acier à peu près
quadrangulaire et que porte la semelle de bois à sa
partie postéro-externe. Cet appareil nous présente, de
plus, une équerre interne de même forme, rembourrée

comme l'externe ; une talonnière dont les chefs passent dans les mortaises pratiquées dans les équerres au niveau de la face supérieure de la semelle et se relient pour s'attacher à des boutons que vous voyez au-dessus des mortaises sur les faces externes des équerres ; enfin une large courroie à deux chefs est fixée par une de ses extrémités sur le bord interne de la semelle et sert à maintenir l'avant-pied. Le second modèle est construit sur les mêmes données, seulement la tige jambière, plate et en acier, est pourvue de deux vis, l'une pour produire l'inclinaison du levier en dehors, l'autre la bascule du pied et le porter dans la flexion. Quoi qu'il en soit, voici deux appareils presque aussi simples que celui des successeurs de Venel et qui suffit journellement à la pratique la plus étendue ; ils me servent d'exemple pour vous démontrer que l'une des conditions essentielles de la construction d'un appareil, la tige jambière, doit être représentée par un levier résistant non élastique, susceptible de s'incliner en dehors ou d'être infléchi en avant, que ce soit la nature du métal employé ou un mécanisme qui vous permette d'obtenir ces deux positions dont l'importance est capitale. Si vous avez recours à un mécanisme, qu'il soit le plus simple possible ; les vis de pression remplissent ces conditions. Nous vous avons déjà dit que nous étions d'avis que la tige jambière s'arrêtât au-dessous du genou et qu'elle y fût solidement fixée.

Quant à la semelle, vous voyez que l'on a définitivement adopté le bois pour la construire, il suffit qu'elle soit assez épaisse pour être absolument inflexible et pouvoir supporter les vis à boutons qui servent à fixer les courroies et l'articulation de l'étrier de la pièce jambière; je vous ai dit à ce propos que cette articulation pouvait être mobile, afin de vous permettre à l'aide d'une vis de pousser et de fixer la pointe de la semelle en dehors ou en dedans; cela est bon à conserver pour certains cas. Les courroies seront en cuir, elles doivent aussi ne pas céder; vous les attacherez sur l'avant-pied, dans la direction que vous jugerez la plus convenable, vous rappelant qu'elles ont pour but de le maintenir à plat et de déprimer l'angle du bord externe; vous en aurez autant que vous voudrez, pourvu que l'indication soit comprise et remplie; enfin vous aurez une ou deux courroies pour le talon ou bien la talonnière de Venel. Ce qui peut m'aider à vous prouver que c'est dans ces conditions très simples que se trouvent les bases de la construction de tous les appareils à pieds bots, c'est ce fait dont vous venez d'être plusieurs fois témoins, à savoir, que depuis que les indications ont été bien comprises par cet auteur dans son appareil primitif et dans celui de ses successeurs, tous ceux que l'on a construits depuis et qui sont efficaces y ressemblent plus ou moins.

La manière d'appliquer ces appareils est implicitement comprise dans ce que nous vous avons dit de leur mode d'action, de l'étude de la réduction de la difformité et des indications qu'il y a à poursuivre; mais nous devons encore examiner devant vous quelles sont les conditions pratiques de leur emploi, les précautions qu'elles commandent et quels résultats on obtenait alors que ces moyens seuls étaient mis en usage par les orthopédistes.

Nous avons déjà dit qu'il fallait commencer le traitement quelque temps après la naissance, alors que l'enfant a déjà pris un peu de développement et de forces et que les orages de la dentition sont encore éloignés, il faut du reste avant tout que la santé du petit sujet soit bonne, ainsi que les conditions hygiéniques et d'alimentation nécessaires à cet âge. Le membre n'est pas mis à nu dans l'appareil, quel que soit le soin avec lequel il ait été garni ; une bande de flanelle vous servira à l'envelopper ; il faut que les courroies soient assez serrées pour s'opposer au déplacement du pied, mais pas assez pour produire des excoriations ou des eschares, ce sur quoi il faut bien vous mettre en garde; c'est l'habitude, c'est l'attention que vous apporterez à bien observer l'effet des strictions que vous exercerez qui seules pourront sûrement vous guider. Quelle que soit d'ailleurs la solidité que vous aurez pu donner à votre appareil, rappelez-vous bien que pendant les premiers temps le pied tend presque fatalement à s'enrouler, malgré l'appareil ; il faut donc que vous veniez vous assurer à plusieurs reprises, pendant la durée de l'application, que tout est en ordre. Les pressions prolongées sont toujours à craindre dans ces conditions, aussi devrez-vous rendre la liberté au pied après quelques heures, le faire doucement masser et frictionner dans les intervalles de l'application, et quand, après une huitaine de jours, par exemple, la tolérance s'est bien établie, votre surveillance peut se borner à une ou deux visites par jour, et vous arriverez bientôt à le laisser appliqué nuit et jour. Il est bien entendu que toutes les plus minutieuses précautions de propreté sont prises. Vous verrez des orthopédistes recommander de ne pas laver le pied pendant toute la durée du traitement : si l'on peut leur accorder que des immersions prolongées puissent avoir des inconvénients, il ne faut pas croire que des soins de propreté ne soient pas indispensables au bon entretien de la peau, qu'il s'agit de conserver intacte et bien portante à tout prix.

Il faut continuer ainsi pendant trois mois, quatre mois, quatre mois et demi, cinq mois; dans ce laps de temps, si le sujet est jeune, ainsi que nous l'avons supposé, et si la rétraction musculaire, celle des jumeaux et soléaire en particulier, n'est pas trop grande, on a redressé le pied, on lui a même rendu sa forme et sa direction normales; c'est ce que les orthopédistes ont souvent appelé guérison; c'est ce qu'ils ont montré sur des moules aussi admirables que ceux que je vous mets sous les yeux. Mais est-ce la guérison que cet état qui laissera indubitablement venir la récidive, si vous ne persistez pas dans l'emploi de moyens mécaniques? est-ce la guérison, cette forme, quelque parfaite qu'elle soit, qui ne permet au malade que de se tenir debout, de faire quelques pas de long en large dans une académie, mais qui ne lui permettra pas de rentrer chez lui à pied? M. Mellet, que je me plais à vous citer, car son livre est empreint d'un esprit d'observation et de franchise que l'on aime à rencontrer en semblable matière, a justement défini cet état en disant que les malades sont à la fin d'une première période, ils entrent ou plutôt ils vont entrer en convalescence, et dans cette période il faudra encore des appareils, appareils de jour et de nuit, que nous étudierons dans la prochaine leçon, il faudra surtout *du temps*. Qu'avez-vous à faire en effet dans cette deuxième période? Vous avez à apprendre à vos malades à marcher, vous avez à leur rendre les fonctions normales du pied, de manière qu'ils ne soient plus menacés de récidives. Nous vous dirons jusqu'à quel point la guérison peut être complète, afin que vous sachiez au juste ce que vous devez chercher ; mais il suffit, pour vous faire pressentir la durée de cette seconde période, de vous dire que vous avez des muscles à peine allongés qui tendent encore à se rétracter, des ligaments relâchés qui doivent se resserrer, des os atrophiés ou déformés, il faut du temps, dit Hippocrate, pour qu'ils reprennent leur configuration normale. La première période a pu être achevée en cinq ou six mois ; celle-ci, dit M. Mellet, peut durer dix, quinze, dix-huit mois et même, ajoute-t-il dans un autre endroit, on ne peut en assigner exactement le terme. Vous pouvez maintenant, messieurs, juger quelle est de ces deux périodes la plus importante, et où l'on en est au juste, au point de vue de la guérison, lorsque l'on fait mouler le pied pour le faire admirer.

NEUVIÈME LEÇON

Messieurs, nous allons commencer cette leçon par l'exposé du traitement de la convalescence. Je mets tout d'abord sous vos yeux des plâtres que je crois avoir été déposés à la Faculté par d'Ivernois ; ils représentent le pied difforme et le pied redressé : c'est l'image avant et l'image après. Vous voyez que le résultat est en effet admirable. Je n'ai pas à revenir sur ce que je vous ai dit à ce sujet ; ce que je veux vous faire voir, c'est que, le pied ayant été, comme on dit dans le texte, modelé, on a en effet un peu corrigé la nature ; ce sont des portraits, mais des portraits flattés. La mensuration des diverses sections du pied avant et après le traitement me l'a démontré ; c'est donc encore une petite brèche aux illusions que peuvent donner aux chirurgiens ces repro- ductions, c'est du reste là un point délicat de l'histoire de l'orthopédie ; ce que je veux surtout vous faire voir, c'est qu'il ne faut pas jurer sur de semblables preuves, et, quoi qu'il en soit, voyons ce que réclament encore de l'art ces pieds si bien conformés.

Vous vous rappelez les préceptes posés à cet égard par Hippocrate et A. Paré ; vous devez avoir présents à l'esprit les appareils avec lesquels ils faisaient marcher leurs malades, et vous savez que leurs exercices étaient surveillés et dirigés avec sollicitude. La marche, les exercices variés du membre deviennent alors d'utiles auxiliaires, mais il faut que le malade ait un appareil qui les lui permette ; en général, on fait alors usage d'une bottine lacée sur la partie antérieure, portant une tige jambière retenue au-dessous du genou et pourvue d'une articulation au niveau de la malléole ; l'artifice indiqué par Ambroise Paré est journellement appliqué, et vous voyez l'inégale épaisseur de ces semelles sur l'un de leurs bords. Mais si le brodequin, d'une part, l'inclinaison de la semelle, de l'autre, s'opposent, grâce à l'appui de l'attelle jambière, à un nouveau renversement du pied, rien ne pourrait empêcher le tendon d'Achille d'attirer de nouveau le calcanéum en haut, c'est ce que vous aurez surtout à craindre ; il faut donc limiter l'extension tout en laissant la flexion libre.

C'est à quoi pourvoit très bien ce mécanisme imaginé par d'Ivernois ; c'est un ressort en acier qui rappelle celui d'un fusil, dont on a varié la forme sur ces autres bottines, mais qui, adapté à l'articulation de la tige jambière, tend à ramener constamment la pointe du pied en haut. C'est à quoi peuvent également pourvoir les bandes et ressorts élastiques de M. Duchenne et les liens de caoutchouc antérieurement imaginés par M. Rigal (de Gaillac), ou enfin tout autre système de déligation qu'il vous conviendra d'imaginer. Mais ce n'est pas tout, il faut un appareil pour la nuit; ceux que l'on construit à cet effet sont à peu près analogues à l'appareil primitif et devront être portés tout aussi longtemps que les appareils de jour, c'est-à-dire pendant un temps indéterminé; aussi, lorsque vous croirez pouvoir revenir aux chaussures ordinaires, ne sera-ce que timidement, en faisant reprendre les appareils de temps en temps et en ne laissant que peu à peu le malade user du libre exercice de ses mouvements.

Il est difficile de dire aujourd'hui quels sont au juste les résultats que l'on obtenait ainsi; il y a déjà longtemps que le traitement exclusif par les machines est abandonné. M. Mellet (1) nous donne un tableau statistique de cent cinq cas par lui traités, mais il nous apprend seulement qu'ils ont été redressés, et nous voyons même que pour quinze d'entre eux ce redressement a demandé de huit mois à un an et demi; mais, lorsqu'il arrive au point où nous en sommes, il déclare que, bien qu'il fût entré dans le plan de son ouvrage de donner, à la fin du chapitre des *Pieds bots*, un certain nombre d'observations de guérisons, il y renonce en réfléchissant que ces faits sont vulgaires et pour ainsi dire sans nombre. Nous regrettons une semblable détermination, surtout chez cet auteur, mais nous nous trouvons malheureusement réduit à ces affirmations.

D'Ivernois aussi prétendait en guérir beaucoup; il suffit de lire les articles écrits à cette époque pour voir que ces guérisons étaient connues et étaient

(1) Pages 394 et 487.

acceptées comme de véritables succès ; je regrette qu'il soit difficile d'en juger aujourd'hui, mais ce que je puis dire, c'est qu'il y a eu certainement des succès et des succès durables obtenus par les machines. Mais leur action était limitée, et malgré les exceptions citées, ce n'était que dans les premiers mois de la vie et chez les jeunes enfants que le succès était possible. Ce qui résistait surtout opiniâtrément à leur action, c'était le tendon d'Achille, c'était avec lui aussi qu'il fallait compter dans le chapitre des récidives, toujours si négligé ! M. Bouvier a écrit qu'avec une forte rétraction du tendon d'Achille, il n'y avait pas de guérison à espérer par les machines ; M. Duval n'a rien dit pour son compte personnel, mais il a rapporté qu'elles ne donnaient guère qu'une guérison sur dix. Cet orthopédiste me citait dernièrement une dame guérie trois fois par d'Ivernois d'un pied équin et qui vint à la fin chez lui se faire couper le tendon d'Achille. M. Maisonabe (1) déclare que dans certains cas il a tenté en vain la guérison et que dans la plupart il n'est parvenu qu'à corriger plus ou moins la difformité.

Si vous devez admettre que l'on a guéri à l'aide des machines seules, il faut cependant aussi vous rendre compte de la patience et de la docilité qu'il fallait attendre du malade, des soins prolongés et nombreux auxquels devait s'astreindre le chirurgien, de toutes les difficultés d'un semblable traitement.

(1) *Loc. cit.*, p. 275, 276.

La ténotomie, qui vint permettre de franchir des obstacles si péniblement surmontés par nos devanciers, devait être accueillie avec empressement ; examinons-la dans ses moyens, dans son application et ses résultats, et voyons jusqu'à quel point elle a changé la face des choses.

Le tendon d'Achille fut le seul que l'on songea à couper tout d'abord, et ce n'est que depuis la publication des six observations de Stromeyer (de Hanovre), publiées de 1831 à 1834, que cette opération, répétée à Paris en 1835 et 1836 par M. Duval et par M. Bouvier, prit rang dans la pratique. Ce n'était cependant pas une opération nouvelle, car on en trouve mention faite, à propos du pied bot, par *Thilenius*, en 1784, qui fit pratiquer l'opération sous ses yeux par Lorenz, puis par Sartorius en 1812 ; mais ces faits étaient restés isolés et l'opération n'avait même pas été pratiquée en France, quand Delpech y eut recours en 1816, chez un enfant de neuf ans, porteur d'un pied équin avec pied creux et varus commençant (1).

Delpech connaissait ces tentatives auxquelles nous devons ajouter celles de Michaelis qui, en 1811, proposait la section incomplète des tendons et celle du tendon d'Achille en particulier ; mais ce fut bien plutôt l'étude générale des sections accidentelles, des ruptures des tendons et l'analyse parfaitement étudiée du mécanisme, de leur réparation que les détails incomplets de

______

(1) *Clinique chirurgicale de Montpellier*, obs. VII, p. 177 et suiv., pl. ix et x.

ces quelques essais opératoires qui conduisirent le chirurgien de Montpellier à l'idée raisonnée de cette opération remarquable. Il suffit de lire l'observation pour y retrouver la plupart des indications de la ténotomie moderne; c'est dans le but de soustraire la plaie tendineuse au contact de l'air que Delpech opéra sous un pont cutané compris entre deux incisions latérales d'un pouce chacune; c'est dans le but de permettre l'union des deux bouts par la substance intermédiaire fibreuse, qu'il compare à celle qui réunit les fragments de la rotule après sa fracture, qu'il maintint le pied dans l'extension jusqu'au vingt-huitième jour, époque à laquelle il commença une flexion graduelle qu'il amena jusqu'à l'angle droit, et qui lui permit d'étendre la substance intermédiaire aux deux bouts divisés sans craindre d'en détruire la continuité.

Le succès fut définitif, car M. Bouvier, qui a revu le malade vingt ans après, a pu constater qu'il y avait succès complet, quant au rétablissement des fonctions locomotrices, malgré une petite déviation en dehors et une flexion restée incomplète, car elle ne dépassait pas l'angle droit. Le membre était d'ailleurs resté atrophié, et vous pouvez, grâce à la libéralité de M. Bouvier, qui vient de faire don à la Faculté de sa précieuse collection, juger de la forme exacte du membre sur le moule que ce médecin fit prendre à cette époque. Cependant ce succès n'avait pas été obtenu sans peine, il y avait eu exfoliation légère du tendon, suppuration de la plaie, et, quoique Delpech, ainsi qu'il le dit explicitement, fût disposé à étendre cette méthode nouvelle, à titre exceptionnel il est vrai, au traitement des pieds bots et des autres difformités entretenues par des rétractions tendineuses, cependant il a fallu, ainsi que je vous le disais tout à l'heure, que la ténotomie nous revînt de l'étranger pour prendre définitivement son essor, et Delpech lui-même ne nous avait pas fourni d'autres faits, les critiques les plus acerbes ne lui ayant d'ailleurs pas manqué.

La disposition des esprits avait bien changé en 1835, car au mois d'octobre de cette année M. Duval pratiquait la première de ces opérations à Paris, et en 1839, M. Velpeau pouvait en compter plus de quatre cents cas (1). Le procédé avait été, il est vrai, régularisé, l'opération était simple et nullement dangereuse ; aussi les tendons voisins furent-ils bientôt coupés, et M. J. Guérin vint-il enseigner qu'il fallait couper tout ce qui résistait. Ce ne furent plus alors les tendons seulement qui furent systématiquement sectionnés, chaque fois que leurs muscles étaient convaincus d'avoir par leur rétraction concouru à produire la déviation, ce furent les aponévroses plantaires, ce furent les ligaments eux-mêmes. Vous voyez que, si le ténotome respectait plus complétement la peau que le bistouri de Delpech, il était arrivé à ne plus se laisser arrêter que par les os.

La réaction est heureusement opérée, et l'on ne s'expose plus aujourd'hui à n'avoir plus, après avoir coupé la moitié des muscles du pied, que le seul mou-

______

(1) *Médecine opératoire*, p. 562, 2ᵉ édition.

vement des antagonistes, ou après avoir coupé les ligaments rétractés, que ceux qui ont été distendus et relâchés par la position vicieuse, pour maintenir la solidité
des surfaces articulaires. M. Bouvier qui, lui aussi, a
coupé beaucoup de tendons, a nettement formulé les
principes de cette réaction dont je vous parlais tout à
l'heure, et je suis bien aise de pouvoir lui emprunter
ce que je considère comme la véritable règle clinique en
pareille matière. « On doit établir, dit-il, une distinction
entre les muscles rétractés, et, loin de les couper tous,
ne toucher qu'à ceux qui ne cèdent pas facilement aux
machines, ne couper par conséquent que ceux qui sont
réfractaires à leur action (1). »

C'est l'idée de Delpech formulée d'une manière plus
explicite et avec toute l'autorité d'une grande expérience.
« Il faut, disait le chirurgien de Montpellier, préférer la
méthode de l'extension toutes les fois qu'elle est prati-
cable, et surtout dans la première jeunesse ; mais il faut
se féliciter d'avoir un recours assuré et même assez
doux pour tous les autres cas qui, sans cela, seraient
incurables (2). »

Ceci ne s'appliquait, il est vrai, qu'au tendon d'Achille ;
mais n'est-ce pas lui, ainsi que nous allons le voir, qui
doit presque uniquement être attaqué aujourd'hui,
quand on s'en réfère à une règle véritablement clinique ?
Entrer plus avant dans de semblables questions serait
s'occuper des résultats de l'opération avant d'avoir

(1) Bouvier, *op. cit.*, p. 241.
(2) *Op. cit.*, p. 231.

étudié l'opération elle-même; ce n'est donc qu'après avoir exposé les procédés opératoires que nous reprendrons la discussion de cette question et de toutes celles qui s'y rattachent.

Le tendon d'Achille, très large à sa partie supérieure, se rétrécit graduellement jusqu'à ne former qu'une corde volumineuse à peu près arrondie; puis, à 27 ou 30 millimètres du talon, chez les adultes, il s'élargit de nouveau pour aller s'implanter au calcanéum dont il est séparé d'abord par une bourse muqueuse assez étendue. Ce tendon, le plus fort du corps humain, fait sous la peau un relief qui caractérise la région; cette saillie, très prononcée dans la flexion du pied, s'efface au contraire quand on le porte dans l'extension, c'est vous dire la position que vous avez à donner au pied pendant l'opération. Du reste, par le fait même de la rétraction pathologique, le tendon se détache plus encore de la couche profonde dont il est bon cependant de vous rappeler les rapports.

La distance qui sépare le tendon d'Achille de la couche aponévrotique qui revêt les parties profondes de la région, est due à la saillie du calcanéum, elle est donc peu prononcée chez l'enfant; cet espace est rempli par un tissu cellulaire graisseux; au-dessous de l'aponévrose profonde, outre les tendons du jambier postérieur et des fléchisseurs, nous vous signalerons l'artère tibiale postérieure avec le nerf et les veines du même nom. Ce paquet vasculaire et nerveux est situé au côté interne du tendon qui le recouvre même un peu en haut, mais au centre de la région, bien que sa position soit un peu variable, il est à peu près à égale distance de la malléole et du tendon.

M. Scoutteten a fait remarquer que, dans le pied bot prononcé, les veines pathologiquement distendues décrivent aussi bien que l'artère des flexuosités qui leur font occuper un plus grand espace que dans l'état normal, on pourrait donc craindre de les léser, surtout chez un jeune sujet atteint d'un pied bot considérable, et d'autant plus qu'on attaquerait le tendon à sa partie la plus supérieure. En faisant au contraire l'incision trop bas on ouvrirait la bourse muqueuse. M. Scoutteten pose, en conséquence, la règle suivante : Tirez une ligne transversale qui partage la malléole externe et se prolonge jusqu'au tendon, et vous aurez la hauteur exacte à laquelle la section doit être faite. Nous avons adopté cette règle, car elle a le mérite de la précision qu'il faut toujours demander à un procédé opératoire, quelles que soient du reste la facilité et l'innocuité habituelle de l'opération. Celle qui nous occupe est dans ce cas, aussi nous ne vous avons pas parlé de la lésion possible de la veine saphène externe, de branches nerveuses insignifiantes; le procédé opératoire doit mettre à l'abri de ces petits accidents, en ce qui concerne la saphène au moins.

Le malade, couché sur le ventre, l'opérateur placé du côté du pied malade, un aide fixe le genou, un autre embrasse le pied et le fléchit de manière à tendre le tendon d'Achille. Le chirurgien, après avoir fait un pli longitudinal à la peau, fait avec la lancette une petite ponction au niveau de l'un des bords du tendon et introduit par cette ouverture le ténotome mousse.

J'ai eu occasion, dans les premières leçons de ce semestre, de vous montrer que j'avais fait réduire aux dimensions de l'instrument que je vous présente l'ancien bistouri boutonné qui, ainsi construit et pourvu d'un talon plus ou moins allongé, sert aux usages du bistouri boutonné et à ceux du ténotome. Il est aussi facile de glisser ce ténotome entre la peau et le tendon que de suivre sa face antérieure, qui regarde la région profonde ; c'est ce que M. Bouvier appelle la section sus et sous-tendineuse ; on peut aussi faire la ponction en dehors ou en dedans. Cela constitue, à bien compter, quatre procédés, et il y a encore des procédoncules dont je ne fais pas mention, cela est bien peu important ; ce qui l'est véritablement, c'est qu'ainsi que vous le voyez, nous nous gardons de trouer la peau du côté opposé à l'entrée ; nous sommes bien loin du procédé de Delpech, et nous avons ainsi un avantage réel sur celui de Stromeyer. Dans le procédé primitif de cet auteur, la peau était en effet ponctionnée aux deux bords du tendon ; lorsque l'on commença à faire cette opération à Paris, c'est M. Bouvier qui posa la règle de supprimer une des deux ouvertures et recommanda en même temps l'emploi de l'instrument mousse (1) ; en 1822, Dupuytren avait d'ailleurs coupé le sterno-mastoïdien sous la peau et avec une seule ponction.

Le ténotome, présenté à plat, est donc introduit ; si

___

(1) *Bulletins de l'Académie impériale de médecine*, t. I, pages 32 et 199.

vous l'avez glissé sous le tendon, vous le retournez pour y appliquer son tranchant, et, par des pressions successives et ménagées, en faisant exagérer en même temps la flexion du pied, vous divisez le tendon, qui cède avec un bruit caractéristique. En opérant de cette manière, vous avez l'avantage de laisser l'artère derrière votre instrument et de pouvoir vous assurer aisément que toute l'épaisseur du tendon a été divisée; tel est du moins l'avis de M. Duval, qui recommande ce procédé.

Si vous avez placé le ténotome sous la peau, vous agissez de la même manière; seulement M. Bouvier, qui se sert de ce procédé, signale en effet que la gaîne fibreuse qui revêt ce tendon peut avoir échappé en partie au ténotome et former des brides qu'il est du reste facile de diviser en réintroduisant l'instrument, ou de distendre avec la machine.

Vous me demanderez actuellement à quelles règles et à quel procédé vous vous arrêterez en pratique. Je crois qu'il est indifférent de couper le tendon de l'une ou l'autre façon, de ponctionner la peau en dehors ou en dedans; vous agirez donc selon les indications particulières qui s'offriront, vous prendrez soin seulement de ne pas vous éloigner des bords du tendon, et peut-être, puisque les vaisseaux sont du côté interne, sera-t-il plus prudent de plonger l'instrument de ce côté, afin de ne pas risquer de les léser avec l'extrémité libre du ténotome.

On reconnaît que la section est complète au défaut de résistance à l'écartement immédiat des deux bouts du tendon, à la dépression, au vide que l'on sent entre eux, il s'écoule un peu de sang par la petite ponction et entre les bouts divisés du tendon, de l'air peut aussi s'être introduit sous la peau.

Pour qui s'en tient aux hypothèses, cela pourrait déterminer la suppuration ; mais pour tous ceux qui connaissent les faits, cette crainte est chimérique : vous avez du reste permission de l'expulser, rien n'est plus simple. Faut-il agir de même pour le sang épanché ? Je ne vous le conseille pas, non que je croie qu'il doive s'organiser, je professe le contraire. Mais parce qu'il remplit le vide qui tend à s'établir et sert de *substratum* à la sécrétion plasmatique ; c'est cette sécrétion qui va fournir les matériaux nécessaires au travail de la cicatrisation.

La réunion est ici la règle ; elle se fait même rapidement ; ce qui est absolument le contraire de ce que nous avons dit pour les tendons des doigts coupés au niveau des phalanges ; mais là la gaîne est séreuse, ici elle est celluleuse. Dans ces conditions, lorsque l'on tient les bouts de la division hors du contact de l'air, M. Stromeyer a fait voir que la réunion peut être opérée dès le cinquième jour, et qu'elle se consolide tellement vite, qu'il est trop tard pour étendre le pied, si l'on attend au dixième jour, ainsi que le fit ce chirurgien. Ce travail de cicatrisation a été beaucoup mieux étudié par M. Bouvier (1). J'ai pu examiner ses pièces et résumer dans mon *Anatomie chirurgicale* les résultats de ses expériences.

(1) *Académie royale de médecine.* 1838, t. VII, p. 438. — Malgaigne, *Anatomie chirurgicale*, t. I, p. 153, 2ᵉ édit.

Le tendon d'Achille étant divisé sur des chiens, du deuxième au troisième jour, on trouve la gaîne celluleuse du tendon épaissie, formant une espèce de canal ouvert seulement dans le point où le couteau a pénétré ; la face interne de ce canal est fortement colorée en rouge, ainsi que les bouts du tendon qu'il embrasse ; tantôt il est vide, quelquefois rempli par du sang coagulé. Au neuvième jour, la gaîne, de plus en plus épaisse, forme déjà un lien assez solide entre les bouts du tendon ; le canal est rétréci et son ouverture fermée. Du douzième au dix-huitième jour, la nouvelle substance se présente sous la forme d'un cordon de même volume que le tendon et qui commence à prendre la structure fibreuse. Au vingt-quatrième jour, le canal a totalement disparu ; le cordon intermédiaire est manifestement fibreux, mais grisâtre et d'un tout autre aspect que le tissu tendineux auquel il adhère solidement. Dans quelques cas, il est plus grêle vers son milieu, et il se renfle au contraire beaucoup à ses extrémités. M. Bouvier pensait d'abord que ce renflement tenait à l'expansion du tissu tendineux lui-même ; mais en fendant longitudinalement une de ses préparations, nous nous sommes assuré que le tendon lui-même était à peine accru en épaisseur ; presque toute la tumeur était formée par un engorgement circulaire de la gaîne, qui enveloppait chaque extrémité du tendon, absolument comme le cal provisoire enveloppe les fragments osseux.

Ces renflements, qui avaient été signalés déjà par Nannoni, n'existent pas toujours, et ils tendent d'ailleurs à disparaître avec le temps ; en sorte que les phénomènes de cette réunion des tendons ont la plus grande analogie avec ceux du cal osseux, et qu'on peut les ramener aux mêmes lois. Depuis, M. Bouvier a plus particulièrement insisté sur l'épanchement plastique et sur son organisation dont il a suivi les périodes à l'aide de l'examen microscopique; il a mieux fait voir que c'est à ces phénomènes communs à toutes les solutions des tissus qu'étaient dus les matériaux de la réparation et la réparation elle-même (1). L'organisation n'est pas plus immédiate dans ces conditions que dans toute autre, et le sang épanché n'ayant d'autre rôle à jouer que celui de corps étranger, est complétement résorbé.

Il faut assurer ce travail réparateur et l'utiliser; pour cela, bien que les accidents inflammatoires ou autres soient rares à la suite de la ténotomie, vous devez panser la plaie avec soin, mettre le membre au repos et dans une position convenable. Une mouche de diachylon pourra faire tous les frais du pansement, vous placez le membre sur un coussin et vous laissez subsister entre les bouts divisés l'écartement qui a succédé à la section sans chercher à l'exagérer. Vous n'avez rien de plus à faire jusqu'au matin du troisième ou quatrième jour, mais alors vous devez appliquer une machine. Ces préceptes, actuellement adoptés par la majorité des praticiens, n'ont pas toujours été bien compris. M. J. Guérin, par exemple, applique la machine immédiatement; c'est au moins inutile : je vous ai dit ce qu'il peut en coûter lorsque l'on attend trop longtemps.

_____

(1) *Leçons cliniques*, p. 248.

C'est encore à la machine de Venel ou à celles qui ont été construites d'après les mêmes principes, que vous aurez recours ; vous prendrez la plus simple, mais vous vous rappellerez que vous avez exactement les mêmes indications à remplir et les mêmes précautions à prendre pendant la durée de son application, qui réclame encore un assez long terme. Ce n'est qu'après avoir lutté consciencieusement contre les autres tendons que vous pourrez arriver à les couper s'il y a nécessité ; ce n'est que dans ces conditions aussi que vous songerez à attaquer l'aponévrose.

Il est bien évident cependant que vous arriverez d'autant plus vite à la forme normale que vous ferez plus de sections, mais vous savez ce que vaut cette forme normale tant vantée ; et vous vous doutez de ce qu'elle pourrait valoir en particulier, après de semblables sacrifices. Ne croyez pas, en effet, que les autres tendons du pied se réunissent sûrement et bout à bout, comme le tendon d'Achille ; il serait possible de vous démontrer que, comme ceux de la main, ils peuvent se réunir confusément, prendre adhérence à leur gaîne ou rester désunis. Mais, sans entrer dans ces détails pour chacun d'entre eux, nous verrons les résultats généraux de leurs sections, que je ne veux pas condamner, mais qu'il faut de toute nécessité restreindre, et cela est heureusement possible dans la majorité des cas.

Je n'ai pas non plus de procédés particuliers à vous donner pour la section de ces tendons, que vous couperez là où ils seront le plus tendus et là où vous ne pourrez être exposés à blesser des parties importantes ;

encore moins vous donnerai-je des procédés pour la section des ligaments : conception malheureuse qu'il ne faut citer que pour vous engager à ne la laisser jamais entrer dans votre pratique.

DIXIÈME LEÇON.

Messieurs, la ténotomie servira encore de texte à notre leçon d'aujourd'hui. Nous avons à étudier les résultats de l'application de cette méthode au traitement du pied bot; c'est l'équin varus que nous continuons à prendre pour exemple.

Nous avons vu qu'avec la section du tendon d'Achille et avec les machines on peut redresser le pied sans avoir besoin, le plus souvent, de recourir à d'autres sections; il est incontestable que la durée du traitement a été abrégée, que cette première partie a été plus facile, car la section du tendon d'Achille est venue aider l'appareil et réaliser l'indication la plus pénible à remplir; mais ce pied, quelle que soit la rapidité avec laquelle il ait recouvré sa forme, est encore atrophié, il est plus court, ses orteils sont épatés; vous l'avez déplié, il vous reste à profiter de ce premier succès pour lui redonner sa position normale, pour lui rendre ses fonctions; pourrez-vous atteindre ce double but?

La ténotomie a excité beaucoup d'enthousiasme. M. Duval, par exemple, après l'avoir employée dans 1000 cas, a écrit qu'il avait eu 1000 guérisons; dix ans après, le chiffre avait doublé, et les guérisons avaient toujours été obtenues « sans exception ». Mais, dans une troisième édition, cet auteur vient d'effacer ces deux mots. Aujourd'hui, en effet, les chirurgiens qui n'ont eu que de l'enthousiasme pour une nouvelle et très belle conquête chirurgicale, voient les choses avec plus de justesse qu'aux débuts.

M. Duval a bien voulu, ces jours-ci, avoir une conversation avec moi à ce sujet. Beaucoup de guérisons ne sont plus considérées que comme des améliorations; car si l'on peut guérir un pied bot dont la déformation est encore légère, il reste encore, malgré la guérison, plus plat ou plus cambré; mais quand il s'agit du troisième degré, non-seulement il n'est plus question de guérisons, mais malgré l'amélioration de son état le malade est assez infirme encore pour n'être pas bon pour le service militaire. Voilà pour les cas les meilleurs, ceux où l'on n'a attaqué que le tendon d'Achille; mais s'il a fallu couper d'autres tendons, que sont devenus les mouvements?

On est assez disposé à passer légèrement là-dessus; le pied, dit-on, n'a pas besoin de mouvements aussi délicats que ceux de la main. Mais garde-t-il, même en partie, les mouvements auxquels présidaient les muscles dont vous avez dû sacrifier les tendons? C'est une question qui n'est pas jugée expérimentalement, mais qui pourrait l'être par analogie, car nous savons ce que deviennent les mouvements des doigts redressés : aussi M. Bouvier (1) ne fait pas difficulté pour reconnaître que ces sections affaiblissent ou détruisent l'action de certains muscles. Je suis tout disposé à admettre néanmoins, avec MM. Duval et Bouvier, que c'est encore, dans bien des cas, avoir rendu un très grand service à un malade que de lui avoir donné, même à ce prix, la direction du pied ; mais il faut que les jeunes chirurgiens sachent au juste ce que cela devra coûter à leurs malades, et connaissent bien les résultats qu'ils peuvent espérer.

Nous pouvons ainsi les catégoriser. La forme et les mouvements pourront être rendus, c'est la guérison ; la forme sera obtenue, mais les mouvements resteront incomplets, c'est une amélioration ; enfin le pied sera seulement ramené à une meilleure position qui permettra au malade de marcher avec un ou deux bâtons, de poser et même d'appuyer le pied sur le sol : ce sera encore une amélioration, mais nous pouvons bien la qualifier d'incomplète. Et qu'obtient-on, le plus souvent, ce n'est certainement pas ce que nous avons appelé la guérison. Mais avant de nous prononcer définitivement sur ce point qui demande une discussion plus approfondie, nous avons à nous demander si cette facilité que nous donne la ténotomie, et les sections sous-cutanées en général, de rendre aux pieds leur forme ou de les redresser, est toujours suivie d'un résultat favorable, quel que soit du reste le degré de l'amélioration. Ceci se rattache assez directement à la question d'âge, et c'est de l'âge du

(1) *Op. cit.*, p. 252.

pied bot dont nous entendons parler, pour que nous l'examinions simultanément.

Venel ne voulait pas traiter de sujets ayant plus de six ou sept ans ; Scarpa conseillait de ne pas compter sur la guérison après douze ans ; il est difficile d'ailleurs de préciser l'âge où l'on doit s'arrêter, lorsqu'on emploie les machines seules ; mais ce qui ressort bien de l'étude de leur action, c'est, ainsi que nous le savons, que plus le sujet avance en âge, plus il se rapproche du terme de la croissance, plus les chances de redressement deviennent problématiques. Mais la ténotomie n'a plus tenu compte de l'ancienneté de la lésion, et, voulant élargir la sphère d'action du redressement, elle a eu ses revers. Ce sont là des choses qu'on n'écrit pas, que l'on n'avoue même pas, surtout lorsque votre spécialité vous force à tenir à honneur de toujours guérir ; aussi n'ai-je vu énoncer la possibilité des insuccès que par M. Bouvier, et en citer des faits que par M. Bonnet (de Lyon).

Le premier de ces auteurs pose d'une manière générale, comme limite à l'action de la ténotomie, l'âge de quinze à vingt ans, et est disposé à la voir bien plus tôt contre-indiquée encore, dans le varus et même dans le valgus. Il ajoute que si l'on opérait dans des cas très anciens, on serait exposé à détruire des dispositions anatomiques nouvelles, créées par la nature, pour suppléer aux dispositions normales ; et à supposer, dit-il, qu'on arrive à procurer au malade un membre moins difforme, il peut se faire qu'il soit moins apte à remplir ses fonctions (1).

(1) *Op. cit.*, p. 258.

Bonnet rapporte sommairement trois faits : l'âge des malades était, pour les deux premiers, dix-huit ans ; pour le troisième, vingt-trois ans : la déviation était des plus prononcées. Chez tous il put à peu près réussir à faire cesser l'adduction de l'avant-pied, à diminuer l'extension du pied sur la jambe, mais il ne put vaincre l'enroulement transversal du pied et son renversement en dedans ; de telle sorte qu'après leur avoir fait huit ou dix sections à chaque pied, prolongé le traitement pendant deux ou trois mois, en combinant les machines, les massages, les fumigations avec les sections tendineuses et musculaires, il ne put arriver à faire marcher ses malades sur la plante du pied. Examinés dans le lit, ces sujets paraissaient avoir beaucoup gagné par l'opération ; mais comme on ne les avait pas amenés au point de faire que le pied ne reposât sur le sol que par sa face inférieure, celui-ci, au lieu de s'améliorer par la marche, reprit graduellement sa première forme vicieuse (1).

Bonnet conclut plus loin, en conseillant de ne pas opérer après dix ou quinze ans lorsque la déformation est complète, et laisse entrevoir que l'on pourrait dépasser ces limites si la déformation était à un moindre degré. De telles limites sont peu précises : aussi pensons-nous prudemment que, depuis la ténotomie comme au temps des machines, il faut se hâter et opérer les enfants en bas âge. Mais ce qui est moins précis encore, c'est l'énoncé des insuccès. N'eût-il pas été à propos de

____

(1) *Traité des sections tendineuses*, p. 539 et suivantes.

s'assurer si, après ces dix ou douze sections inutiles, le
pied n'était pas seulement revenu à sa difformité première, mais n'avait pas perdu une partie de sa forme
et de ses mouvements; c'est cependant à craindre, et
je puis vous citer un fait concluant à cet égard, le
hasard m'a permis de le recueillir à Bicêtre.

Un jeune homme de vingt-sept ans, entré depuis peu
dans cet asile, vint me demander l'autorisation nécessaire
pour faire renouveler une paire de bottines spéciales à
l'aide desquelles il marchait péniblement, mais sans lesquelles il ne marchait pas du tout. Il était porteur,
depuis son enface, d'un double pied bot varus congénital ; personne n'ayant songé à le faire guérir, il était
arrivé ainsi à vingt-quatre ans, s'était fait à sa difformité, marchait aisément, courait avec agilité, montait
aux échelles, etc. Il faut que vous sachiez bien, en
effet, que le pied bot même complet ne s'oppose pas à
la marche, et que certains individus se font très bien à
cet état. Notre malade était donc de ce nombre. Mais,
élève des hospices, il habitait l'un de ces établissements
et attira l'attention du chirurgien ; la ténotomie était à
l'ordre du jour, on voulut le guérir de sa difformité. Le
jeune homme fut difficile à persuader, mais enfin il
consentit et M. Bouvier appliqua le traitement. Six à huit
sections furent successivement faites à chaque pied, des
machines furent appliquées et le pied déroulé; mais le
jour où l'on voulut le faire lever, la marche était devenue
presque impossible. On le munit de bottines mécaniques,
de béquilles, on l'exerça à la marche, et un beau jour
l'administration l'expédia à un fermier qui voulait un

valet de ferme. Mais tout travail lui fut impossible, si bien qu'au bout de quelques jours le fermier le renvoya. Il fallait, pour revenir à Paris, aller prendre la diligence qui passait à environ une lieue de là. Il fit ce trajet à pied et ne mit pas moins de six heures à l'accomplir, tandis qu'avant l'opération il faisait facilement une lieue à l'heure. Il fut enfin ramené à Paris, et l'hospice de Bicêtre lui fut ouvert pour le reste de ses jours. L'instruction que portent avec eux des faits semblables fait vivement regretter qu'un homme aussi éminent que Bonnet, ayant des faits personnels à sa disposition, les ait aussi incomplétement publiés. C'est que l'on a été longtemps sans descendre au fond des choses, et lorsque, quelques années plus tard, je fus amené à vérifier les guérisons publiées par un orthopédiste auquel on avait ouvert l'hôpital des Enfants, je n'ai pu rencontrer que deux guérisons à peu près complètes.

Cela se sait mieux aujourd'hui, car vous pouvez lire dans le livre si souvent cité déjà de M. Bouvier : « *Que, dans les guérisons les plus complètes, le pied revient rarement à tous les caractères de l'état normal, surtout si la déviation était congénitale.* » Et plus loin : « *Que les mouvements du pied laissent toujours à désirer* (1). »

Ces quelques lignes contiennent un grand enseignement, et je me réjouis de le voir donné par M. Bouvier, confirmant ainsi ce que j'ai dit moi-même. Je ne fais pas du scepticisme quand même ; je suis loin d'être l'adversaire d'un art dont je cherche à vous inculquer les principes ; mais lorsque j'ai vu si peu de *guérisons à*

(1) Page 261.

peu près complètes, je dois vous en avertir. Il ne suffit pas de vous apprendre à appliquer des machines, à couper des tendons, il faut que vous sachiez au juste ce que vous allez faire et ce que vous obtiendrez; de la sorte vous aurez des résultats tout aussi satisfaisants que ceux qui vous ont précédés, mais vous ne vous tromperez pas sur leur valeur et ne serez pas exposés à tromper les autres : vous suivrez vos malades, et au lieu d'écrire que vous avez traité tant de difformités de telles espèces, et que vous en avez guéri tant, vous nous direz comment vous les avez guéries et ce qu'elles sont devenues.

Les observations ainsi faites sont en effet bien rares, je serais même embarrassé de vous dire où vous pourriez en trouver d'absolument satifaisantes. Cependant vous pourriez déjà consulter avec fruit un certain nombre de faits publiés par un orthopédiste que je n'ai pas coutume de louer, je veux parler de M. J. Guérin. Dans un relevé statistique, qui a été l'origine de nos luttes, sur cent seize pieds bots par lui traités, il annonçait soixante et une guérisons complètes. Je viens de dire quel avait été le résultat de mon enquête personnelle ; au lieu de publier les observations suspectées, il jugea plus simple d'en produire de nouvelles, qu'il soumit au contrôle d'une commission choisie par lui-même. De telles commissions sont loin de commander une confiance absolue, et les membres de celle-ci ne pouvaient pas même passer tous pour bien compétents. Mais comme, enfin, un contrôle, quel qu'il soit, est toujours un contrôle, les observations visées par la commission sont les plus détaillées que nous possédions, et, je le répète, il y a quelque intérêt à les étudier. Vous noterez d'abord que sur dix sujets traités, il n'est annoncé que deux guérisons : la proportion a terriblement changé. Vous vous apercevez ensuite, non sans étonnement, qu'il n'y a pas une seule guérison de pied bot varus ou varus équin ; l'auteur lui-même note *deux améliorations ;* puis trois cas avec la note *redressement complet, marche régulière.* Vous savez maintenant en quoi ceci diffère de la guérison, et du reste, à la septième observation, qui est du même genre, l'auteur avertit très nettement que le sujet devra porter un appareil *jusqu'à ce que le redressement du pied soit tout à fait consolidé.*

Je veux cependant vous montrer avec quelles précautions il faut lire ces observations, pour ne pas se laisser prendre à ces assertions trop aventureuses.

Je lis la troisième observation. Il s'agit d'un enfant de neuf ans, porteur d'un pied varus équin ; pendant quinze jours, on le soumet aux bains et au massage, puis on fait la section de cinq muscles, du tendon d'Achille, du jambier antérieur et postérieur, du fléchisseur commun des orteils et du fléchisseur propre du gros orteil. Quinze jours après, on note de l'amélioration ; cependant quarante-cinq jours plus tard, il fallut couper de nouveau le tendon d'Achille, sectionner l'adducteur du gros orteil, les ligaments astragalo-scaphoïdiens et scaphoïdo-cunéen, ce qui produit une nouvelle amélioration. A vingt jours de là, on fait la section des ligaments tibio-calcanéens interne et externe ; vingt jours après, l'amélioration est croissante, et l'on entreprend le traitement de consolidation. Cinq mois après, *le pied reprend peu à peu sa forme normale* et l'on donne un brodequin. La commission revoit l'enfant neuf à dix mois après, et déclare que *la direction et la forme du pied sont normales;* seulement *il est plus large, plus court et plus plat; tous les mouvements du pied sont conservés,* seulement *la flexion et l'extension sont un peu moins étendues et moins souples.*

Que dites-vous de cette forme du pied certifiée *normale,* et de tous ces mouvements *conservés?* Ajoutez que l'on n'a pas même songé à parler du mouvement des orteils, essentiellement compromis par la section des fléchisseurs. Et, enfin, après la section de tant de ligaments, il aurait valu la peine de dire quel était le degré de solidité des articulations ; et l'on peut douter si la solidité complète se recouvrera jamais. Le sujet avait neuf ans, c'est déjà un peu vieux ; prenons-en un plus jeune.

Dans la quatrième observation, c'est encore un varus équin chez un enfant de dix-sept mois. On fait la section du tendon d'Achille, du jambier antérieur et postérieur et du long fléchisseur commun. L'application des machines est confiée à la mère, et trois mois et demi après, voici quel est l'état de l'enfant. *Les mouvements sont conservés;* seulement, ils sont assez bornés en tous sens, et la roideur du pied est générale. *La marche s'exécute assez bien;* seulement, la plante du pied s'applique incomplétement sur le sol, l'avant-pied est tourné en dedans, et le talon ne touche le sol qu'au premier temps de la marche.

J'aurais voulu savoir encore ce qu'étaient devenus les mouvements des orteils ; mais enfin, telles qu'elles sont écrites, ces observations sont déjà fort instructives pour qui sait les bien lire. Il y a cependant quelque chose à dire à la décharge de l'orthopédiste, et je m'empresse de vous l'apprendre : après avoir coupé tous ces tendons chez un enfant de dix-sept mois, il le remit à sa mère pour la surveillance de l'action des machines; avec de pareilles conditions, la guérison est impossible. Que vous ayez ou non coupé des tendons, votre rôle de chirurgien vous oblige à donner à l'application de l'appareil tous les soins minutieux que vous savez, à exercer jour par jour une surveillance directe, et même, dans certains cas, à vous assurer de ce qui se passe la nuit.

Il faut bien reconnaître que tout cela rend bien difficile dans la pratique privée l'application d'un semblable traitement. Vous commencerez pleins d'ardeur et viendrez plusieurs fois par jour vous assurer de l'état des choses; bientôt, du reste, pouvant ne plus faire qu'une visite, vous vous bornerez à revenir chaque matin. Cela durera quelques semaines, trois ou quatre mois; mais, malgré tout votre zèle, pouvez-vous répondre que vous n'aurez pas commis quelque négligence, que votre vigilance ne sera jamais en défaut? Il est difficile qu'il en soit autrement, quand il s'agit d'un traitement aussi long et réclamant autant de soins et de temps de la part du chirurgien, sans compter que l'histoire de la pratique nous apprend qu'en semblables circonstances les malades oublient assez facilement que leurs intérêts ne sont pas seuls en jeu, mais qu'ils doivent aussi songer à ceux du médecin. Ceci n'est pas de la science; mais il faut bien tout dire. M. Duval me déclarait lui-même que jamais il n'avait obtenu de guérisons en ville, et me signalait précisément le petit inconvénient dont je vous entretenais tout à l'heure.

Vous aurez donc souvent besoin de recourir aux établissements orthopédiques ; la présence continuelle du médecin, la réunion des malades, résolvent bien des difficultés. Il y a eu beaucoup à dire cependant contre ces établissements, et cela se conçoit, car il y a une quinzaine d'années on en voyait surgir de toutes parts ; la concurrence s'en mêlait, aussi force était, pour satisfaire aux exigences qu'elle créait, de s'engager à guérir dans tous les cas, ce qui conduisait à ne traiter d'une manière vraiment complète que la question des honoraires. Voilà pourquoi, après avoir cité avec tous les éloges qu'ils méritent plusieurs orthopédistes, je vous ai dit qu'il avait fallu se beaucoup méfier des résultats annoncés par l'orthopédie car l'intérêt privé empêchait de tout dire, et la clameur fut grande quand Maisonabe vint lire aux académies un mémoire où il déclarait qu'ayant eu à sa disposition tous les moyens de l'orthopédie, il n'avait cependant jamais guéri une seule déviation de la taille.

Cela me donna l'éveil et ne fut pas étranger au point de départ de mes recherches, et aujourd'hui nous sommes arrivés enfin à montrer à nu ce que peut véritablement faire l'orthopédie.

Les résultats qu'elle donne pour le traitement du pied équin varus ne sont donc que bien rarement complets ; il est même des degrés de déviation pour lesquels elle est impuissante et nuisible, surtout lorsque l'âge de la déviation est un peu avancé ; mais, quoi qu'il en soit, en ne dépassant pas la limite de quinze à dix-huit ans, en vous plaçant dans les conditions que j'ai essayé de vous poser d'une manière précise, dès que vous espérez réaliser une amélioration importante, même sans espoir d'une complète guérison, traitez ou faites traiter les pieds bots de cette espèce, et usez surtout de toute votre influence de médecin instruit pour faire commencer le traitement de bonne heure.

Le pied équin pur est plus facile à traiter, surtout depuis la ténotomie ; il s'agit en effet de ramener le pied à plat, il n'y a pas à le dérouler. Si les articulations sont restées libres, on peut donc opérer dans des cas beaucoup plus anciens que quand existe la complication de l'enroulement : avec sa machine, M. Mellet en a traité et guéri à vingt ans, à quarante ans et jusqu'à cinquante ans. Je vous ai parlé d'une dame qui, guérie trois fois par d'Ivernois, avait dû se faire couper le tendon d'Achille par M. Duval ; elle avait alors cinquante-quatre ans. Je crois, du reste, qu'il peut y avoir des récidives après la section du tendon d'Achille comme après l'emploi des machines.

Le valgus et le talus sont beaucoup plus rares : sur 1000 cas, M. Duval n'a rencontré que 27 valgus, et sur le même chiffre que 9 talus. Pour celui-ci, il suffit ordinairement d'une machine ; la section des tendons a aussi rarement occasion d'être utilisée dans le valgus, ou du moins il en sera ainsi si vous ne coupez par système, mais seulement par nécessité, alors que la résistance aux machines vous aura été démontrée. Vous pourrez également appliquer ces règles générales aux pieds plats pathologiques.

Il y a une catégorie de pieds bots dont nous n'avons pas encore parlé, ce sont les pieds bots paralytiques. On comprend aisément comment on peut retrouver, sous l'influence d'une paralysie affectant seulement un des groupes musculaires de la jambe, les déformations caractéristiques du pied bot; mais on comprend aussi que les indications du traitement vont être modifiées. J'ai eu autrefois à m'occuper de cette question (1), et j'ai dès lors établi les principes sur lesquels doit reposer le traitement de la difformité dans ces cas; ce sont du reste ceux qu'a adoptés M. Bouvier, avec lequel j'ai eu cependant quelque dissidence d'opinions à ce sujet, parce que sans doute nous ne nous étions pas bien compris.

Voici le résumé d'un fait qui fut autrefois le point de départ d'une discussion. Eugénie Briard, âgée de six ans, demeurant rue de l'École-de-Médecine, 37, née avec une très belle conformation, eut à deux ans des convulsions à la suite desquelles la jambe gauche demeura paralysée. Peu à peu la jambe parvint à se fléchir et à s'étendre, mais le pied pendait sans force et sans mouvement. M. Bouvier, consulté, reconnut la paralysie, prescrivit une bottine à ressorts pour assujettir le pied dans une position normale, et pour le reste s'en remit au temps et à la nature. Après trois ans, la paralysie avait bien peu diminué; le pied pendait en bas et

____

(1) Malgaigne, *Journal de chirurgie*, t. II, p. 33, et *Mémoire sur la valeur réelle de l'orthopédie*, 1845.

se déviait en dehors. On l'apporta à M. J. Guérin, qui diagnostiqua un pied bot valgus, et qui, au dire de la mère, lui coupa le tendon d'Achille. A sa sortie, l'enfant fut munie d'une bottine. Un an plus tard, ayant eu l'occasion d'examiner cette malade, nous constatons que le pied est dans le même état qu'avant le traitement ; la démarche est extraordinairement vacillante ; le rachis commence à se dévier, la jambe est raccourcie d'un centimètre et le pied d'autant.

Voici donc successivement mis en usage dans un même cas les moyens contentifs et la section des muscles. Je me suis élevé contre l'emploi de cette opération dans ce cas et dans tous les cas semblables : la rétraction des muscles antagonistes n'était en effet que physiologique, puisqu'elle avait permis à M. Bouvier de faire porter une bottine, et puisque après l'opération l'état étant demeuré le même, au dire de la mère, le moindre effort suffisait pour diriger le pied dans tous les sens. Toutes les fois en effet que vous pouvez réduire la difformité et la maintenir réduite à l'aide d'un appareil qui permet la marche, vous n'avez rien autre chose à tenter dans l'intérêt de vos malades. Mais si la rétraction des antagonistes est passée à l'état pathologique, si vous ne pouvez ramener le pied à sa direction, si la marche est complétement impossible dans ces conditions, vous pouvez trouver avantage à procurer à votre malade, même au prix d'une section, la possibilité de porter un brodequin qui lui permettra d'appuyer le pied sur le sol. Vous devez, en un mot, n'user des opérations dans ces cas, comme dans tous les autres, que lorsque vous avez un

bénéfice certain sans chance de perte; alors toute
opération est bonne et rationnelle, sinon vous devrez
vous en tenir aux machines contentives que vous saurez,
selon les cas, faire construire d'une manière convenable,
en utilisant pour cela les règles générales que nous avons
posées.

Nous vous dirons quelques mots des roideurs articulaires du pied pour terminer ce que nous avons à faire
à propos de cette partie du membre inférieur. Elles peuvent, comme partout ailleurs, succéder à l'immobilité
prolongée, à des arthrites, à des entorses ou à des fractures articulaires. J'attirerai spécialement votre attention
sur les entorses que l'on croit, mal à propos, si fréquentes, sur les fractures si souvent méconnues de
l'extrémité inférieure du péroné; rien n'est plus négligé,
en général, que les suites des unes et des autres, et
même quand le traitement en est confié à un chirurgien,
il est bien rare qu'il songe, après la consolidation, à
rendre au pied ses mouvements par des manœuvres
spéciales.

Il y a cependant plusieurs conditions qui rendent
indispensable l'application de moyens spéciaux, de machines : c'est d'abord l'état de rétraction du tendon
d'Achille qui vient encore rendre plus difficile à vaincre
l'immobilité de l'articulation tibio-tarsienne, et de plus
la mobilité des différentes sections du pied, qui vous
empêche de pratiquer avec les mains seules des mouvements efficaces. J'ai eu une fois à traiter une roideur du pied : je ne pus, dans les circonstances où elle
se présentait, songer à faire construire une machine, et

les mouvements que j'essayai à pratiquer avec les mains furent complétement illusoires, comme je ne tardai pas à m'en apercevoir, car ils ne pouvaient agir en rien sur l'articulation tibio-tarsienne surtout engagée. Si j'avais un appareil à faire construire, je me conformerais aux données générales que je suis toujours et que vous connaissez. Bonnet a fait faire pour ces cas trois appareils ingénieux : le premier me paraît seul utile, et pourrait être employé contre les petites roideurs, si toutefois la rétraction du tendon d'Achille ne le rendait pas impuissant.

Cet appareil, que voici, est composé d'une semelle de bois sur laquelle le pied est retenu par des courroies matelassées, et de deux tiges de fer latérales faisant corps avec la semelle, fixées par leurs extrémités supérieures à un bracelet qui s'attache sous le genou, et articulées au niveau des malléoles. Voilà le corps de cette machine, qui repose sur un support de fer permettant d'y tenir la jambe horizontale. Elle est mise en mouvement par deux leviers de fer fixés bout à bout immédiatement au-dessous de l'articulation externe des tiges, et dirigés obliquement en haut. Ils ont 0,12 de long environ, et la base de l'angle qu'ils comprennent dans leur écartement reçoit une tige courbe qui se relie à leurs extrémités et les dépasse pour se terminer en crochet. Cette lame joue dans une douille munie d'une vis de pression, fixée sur la tige, et les crochets servent à attacher deux cordes solides terminées par des poignées de bois. Il est facile de comprendre comment on peut, à l'aide de la corde inférieure, pratiquer l'extension, et la flexion à l'aide de la supérieure ; la vis peut servir à arrêter le pied dans une position quelconque. Les deux autres machines, que je vous présente également et que vous trouverez décrites et dessinées dans le *Traité de thérapeutique des maladies articulaires* de Bonnet (1), sont fort ingénieuses aussi, et destinées à opérer des mouvements de rotation de la totalité du pied, suivant son axe longitudinal, ce que je regarde comme inutile, ou à faire mouvoir l'avant-pied sur le pied, ce que l'on peut faire avec les mains. Peut-être pourriez-vous, à défaut de l'appareil que je vous ai décrit, essayer, dans les cas de roideur simple, à mouvoir tout le pied préalablement immobilisé sur une longue et solide attelle dont les extrémités serviraient de levier : c'est du moins ce que me proposait M. Guyon à ce sujet.

Observation d'une roideur articulaire du pied avec rétraction du triceps sural.

L'un de nous, M. Guyon, a eu occasion, depuis que ces leçons ont été faites, d'observer une roideur articulaire du pied, dont il a dirigé le traitement d'après les indications de M. Malgaigne ; voici cette observation.

M. l'abbé D...., âgé de vingt-quatre ans, fit une chute de cheval, le 25 septembre 1860. Le cheval étant emporté, les circonstances de la chute ne purent être appréciées par le malade qui, revenu de son étourdissement et sentant qu'il lui était absolument impossible de se relever, constata que « le pied gauche rentrait en dedans et qu'il y avait une grosseur bien prononcée vers la cheville externe ». Transporté à

(1) Pages 489-490.

son domicile, le médecin, appelé deux heures après l'accident, constata la tuméfaction et diagnostiqua une entorse, tout en émettant des doutes sur la possibilité d'une fracture de l'extrémité inférieure du péroné. Dix sangsues appliquées le jour même, puis le repos absolu pendant quinze jours, sans autre appareil que des compresses imbibées d'eau blanche, constituèrent le traitement. Le 10 octobre, le malade prit des béquilles, mais le pied ne pouvait être posé à plat sur le parquet et refusait du reste tout service. Rentré à Nantes quelques jours après, le malade reçut tous les deux jours la visite de son médecin, qui frictionna légèrement le pied et voulut essayer de corriger avec la main l'attitude vicieuse qu'il tendait à définitivement conserver. Celui-ci, toujours inhabile, en effet, à remplir ses fonctions, ne pouvant par conséquent exécuter de mouvements spontanés, ni supporter le poids du corps, formait dès lors avec la jambe un angle obtus, et lorsqu'à grand'peine le malade l'appuyait sur le sol pendant la marche, il n'y répondait que par la pointe. Le médecin et le malade avaient inutilement cherché à remédier à cet état fâcheux en usant énergiquement de la force des mains, et de guerre lasse, les bains avaient été prescrits, des frictions et le temps devaient amener la cure jusque-là vainement cherchée. Ce traitement fut continué pendant les mois de janvier, février et mars, le malade en attendait avec confiance le résultat. Cependant il avait voulu souvent essayer à employer les mouvements, et dans les premiers jours de mars il était parvenu, dit-il, à ramener le pied à l'angle droit, mais aussitôt qu'il voulait marcher et appuyer la plante du pied, tout le bénéfice de la manœuvre faite au repos disparaissait, c'était la pointe du pied qui seule se présentait au sol. Cependant, troublé dans sa confiance par la visite d'un médecin de ses amis, le malade consulta de nouveau, et fut envoyé à Paris, le 21 mars 1861, pour y être traité par le massage.

Mis entre les mains d'un homme spécial, il ne tarda pas à éprouver de bons effets de manipulations quotidiennes et prolongées. Au bout de quinze jours, le pied pouvait être ramené à l'angle droit et placé à plat sur le sol; mais chaque matin cependant la position vicieuse avait reparu, et ce n'était qu'à l'aide de douleurs vives et d'efforts prolongés que le pied pouvait être ramené à une meilleure position. Le pied restait cependant douloureux et faible, le malade ne pouvait marcher qu'à grand'peine, appuyé sur une canne (il avait dû abandonner les béquilles, qui avaient occasionné une compression du nerf radial droit, suivie d'une paralysie incomplète des extenseurs), et constatait que six semaines après le début du traitement par le massage, les progrès n'étaient guère plus sensibles que ceux obtenus dans les quinze premiers jours.

C'est alors que j'eus occasion d'insister auprès du malade sur l'insuffisance du moyen employé et sur la nécessité d'essayer à imprimer des mouvements artificiels à l'articulation tibio-tarsienne. Les mouvements n'y avaient jamais été complétement abolis; on ne pouvait, il est vrai, en imprimer aucun à l'aide des mains, et volontairement le malade en était incapable; cependant ce qu'il nous racontait nous faisait supposer qu'ils n'y étaient pas impossibles. La rétraction des muscles, du triceps sural en particulier, jouaient d'ailleurs un rôle important dans cette roideur; il était indiqué de la combattre. Il nous semblait en outre que, grâce aux machines graduées préconisées par M. Malgaigne, il n'y avait aucun danger à essayer de rétablir les mouvements, sauf à y renoncer si l'ancienneté du mal nous y obligeait. Nous ne voulûmes cependant rien entreprendre sans l'avis de M. Malgaigne, et ce professeur ayant bien voulu nous confirmer dans notre jugement et nous donner des instructions sur la construction de la machine et sur la direction du traitement, nous fîmes construire par M. Charrière un appareil d'après les principes plusieurs fois exposés dans ces leçons. Nous avions voulu essayer, en attendant la machine, à communiquer des mouvements avec une forte attelle solidement fixée au pied ; mais tous nos efforts furent inutiles, la résistance était absolue.

Le 15 juin, nous appliquâmes l'appareil, et nous pûmes, dès la première séance, faire plusieurs tours de vis, et arriver à l'angle droit sans vives douleurs ; nous prîmes dès lors la précaution de confectionner une solide gouttière de gutta-percha que le malade portait la nuit pour conserver la position obtenue. Les jours suivants, les séances furent continuées chaque matin, avec plus ou moins de douleur, quelquefois avec de pénibles souffrances, mais jamais avec d'assez vives douleurs articulaires pour nous obliger à suspendre le traitement. — Le 1er juillet, nous avions été assez heureux pour obtenir une flexion presque complète ; mais c'est à peine si le pied pouvait y être maintenu sans douleur intolérable, tandis qu'aux degrés intermédiaires la position pouvait être gardée plusieurs minutes, les séances durant dès lors près de deux heures. Ces douleurs ont eu surtout pour siége le côté externe de la jointure, souvent aussi le talon à l'attache du tendon d'Achille ; les muscles du triceps sural en particulier résistaient d'ailleurs, convulsivement pour ainsi dire, au commencement de chacune des séances, pour céder complétement ensuite. Néanmoins aucun mouvement ne pouvait être communiqué avec la main, et à plus forte raison spontanément ; quoi qu'il en soit, dès la fin de juin la marche était devenue relativement facile, et dans la première quinzaine de juillet le malade put visiter, sans préjudice pour le traitement, les principaux monuments de Paris et ses environs. Désireux de communiquer des mouvements plus étendus et ne pouvant les obtenir avec la main, vu la nature du levier offert par le pied, je fis modifier l'appareil, et, tout en conservant le principe des mouvements gradués pour acquérir ce qui manquait encore, je fis ajouter à l'extrémité de la semelle une longue et forte tige à l'aide de laquelle le malade put imprimer des mouvements étendus dans les portions de l'articulation pour ainsi dire recouvrées. J'avais comme adjuvants conseillé l'usage des immersions froides prolongées et des douches froides ; l'immersion d'une demi-heure à trois quarts d'heure a toujours utilement agi contre les douleurs, et le traitement était ainsi continué lorsque le malade dut quitter Paris le 17 juillet. Nous avions à cette époque obtenu avec le mécanisme à mouvement gradué la flexion presque complète, et le pied pouvait y être maintenu quatre à cinq minutes ; les mouvements à l'aide de la tige dépassaient l'angle droit, les douleurs diminuaient, et le malade pouvait, à l'aide de sa canne, parcourir un ou deux kilomètres ; mais la marche était lente, assez pénible parfois, et les mouvements volontaires impossibles.

La direction du traitement fut dès lors confiée, à Nantes, à M. le docteur Jouon, ex-interne des hôpitaux de Paris, et ce confrère put me faire constater, le 2 août et le 19 du même mois, de nouveaux progrès. La flexion se fait complétement à l'aide des vis de pression, et l'angle aigu est facilement obtenu avec la tige ; quelques mouvements spontanés peuvent être exécutés, et la marche, mieux assurée, peut être bien plus longtemps soutenue. Le malade fait plusieurs séances par jour, et a même pris le parti de porter son appareil la nuit, en se contentant toutefois d'y placer le pied à angle droit. L'appareil de nuit est en effet toujours nécessaire, la pointe du pied tendant encore à s'abaisser et ne pouvant immédiatement être relevée le matin, sans peine et sans douleur.

Nous avons cru devoir donner avec quelques détails cette observation, qui confirme d'une manière très satisfaisante les principes établis par M. Malgaigne dans le traitement des roideurs articulaires, et qui offre par elle-même plusieurs intéressantes particularités. La guérison, même après deux mois de traitement, est loin de pouvoir être déclarée complète ; mais nous avons confiance qu'avec la persévérante continuation des mouvements elle pourra être obtenue, et sans vouloir revenir sur les détails de l'observation, nous appelons l'attention sur l'ancienneté de la roideur, qui datait déjà de huit mois et demi, lorsque la machine à mouvements gradués fut appliquée pour la première fois. Nous croyons, du reste, que l'absence d'arthrite, que les efforts persévérants du malade pour lutter contre la position vicieuse du pied et contre l'immobilité de l'articulation tibio-tarsienne, que l'emploi du massage, ont été autant d'heureuses conditions au milieu d'un bien regrettable retard, qui ont pu nous permettre d'obtenir les résultats que nous venons d'exposer, alors que l'ancienneté de la lésion devait tout d'abord nous faire craindre de ne rien obtenir (1).

(1) A la date du 24 novembre, nous recevons de M. le docteur Jouon les détails suivants : « Malgré quelques contre-temps dus à des accidents arrivés à la machine, dont la privation pendant plusieurs jours fut, à la fin d'août, l'occasion d'un retour de roideur et de sensibilité qui se dissipèrent rapidement dès que l'on put en reprendre l'emploi, le malade fait aujourd'hui de longues courses, reste deux heures debout sans fatigue ; il obtient avec la tige, sans le secours des vis, les mouvements extrêmes de flexion et d'extension ; la contraction volontaire des muscles produit aussi la flexion extrême, mais l'extension n'est pas tout à fait complète, en outre les mouvements volontaires se font avec lenteur. Il y a toujours un peu d'empâtement du cou-de-pied. Le malade fait régulièrement usage de l'appareil, du massage et des bains frais, avec une amélioration chaque jour plus frappante. »

ONZIÈME LEÇON.

Messieurs, les déviations du genou nous offrent tout d'abord des espèces analogues aux pieds bots en dedans et en dehors, c'est le genou valgus et varus des Latins. Ce dernier, qui constitue la difformité vulgairement désignée sous le nom de *genou cagneux*, devra seul nous occuper; car la flexion du genou en dehors est non-seulement très rare, mais un peu hypothétique.

J'ai vu des genoux dont les ligaments étaient très relâchés, se dévier en dehors pendant la marche; mais cela avait pour but de suppléer par la position à la solidité qui manquait à l'articulation; il y a de plus, comme vous le savez, nombre de sujets qui ont les jambes cambrées et par cela même les genoux portés en dehors, mais ce n'est pas là une difformité. M. Duval ne fait pas mention, dans son livre, de la déviation en dehors. Cependant M. Mellet (1) dit en avoir observé deux ou trois cas dans le cours d'une pratique de vingt an-

(1) *Op. cit.*, p. 355.

nées, et les attribue à des causes physiques, telles que la pression exercée par l'avant-bras des nourrices qui ont l'habitude de porter les enfants de côté, en les serrant fortement contre elles et de telle sorte que l'un des genoux est dévié en dedans et l'autre en dehors; mais nous ne nous y arrêterons pas davantage.

La déviation en dedans est assez commune; elle remonte ordinairement à l'enfance, et on la découvre d'habitude quand l'enfant commence à marcher; mais elle peut se produire plus tard, dans l'âge adulte par exemple, où elle a été observée. Un rapide coup d'œil jeté sur les causes nous démontrera en effet que si la difformité se produit surtout dans les périodes de croissance, elle peut cependant se montrer après le développement parfait.

La faiblesse trop grande de l'enfant débile et de l'adolescent qui prend une croissance trop rapide, fait que le poids du corps n'est supporté qu'avec peine par les membres inférieurs, dont la direction naturellement oblique en dedans s'exagère; mais nous avons à placer à côté de cette cause la plus ordinaire les changements qui surviennent dans la direction des membres inférieurs sous l'influence du rachitisme, et les maladies primitives de l'articulation. Les hydarthroses que l'on voit chez l'enfant et chez l'adulte, l'arthrite, l'entorse du genou avec déchirure plus ou moins complète du ligament latéral interne, quand la jambe est violemment portée en dehors, sont autant d'affections qui ont été dans plusieurs cas le point de départ de la difformité. Ch. Bell a particulièrement appelé l'attention sur cette dernière cause (1). Ce sont donc les ligaments qui sont primitivement affectés dans ce dernier ordre de faits, et pour ne vous parler que de ce que peut amener une déchirure du ligament latéral interne, disons ce qui peut survenir à cette occasion.

Hippocrate avait déclaré que les ligaments ne reprennent pas lorsqu'ils sont déchirés. C'est une erreur de fait ; mais l'observation nous apprend d'abord qu'ils reprennent difficilement, surtout lorsqu'ils ont la forme arrondie ; de plus, qu'ils se ramollissent et se laissent aisément allonger, lorsqu'un traitement convenable ne vient pas aider cette réparation difficile. Chez les malades dont l'entorse a été négligée ou mal traitée, les phénomènes dont je vous parlais survenant, il faut des années pour que ce ligament ramolli et allongé, revienne à sa consistance et à ses dimensions normales, et faut-il encore craindre de voir la déviation augmenter avec le temps, qui ne peut rien pour elle quoi qu'on en dise, si l'art n'intervient. Il en est de même, d'ailleurs, lorsque la cause de la déviation n'est pas primitivement articulaire, car il se produit toujours à la longue un relâchement des ligaments et des parties fibreuses internes et une rétraction des externes.

Je ne m'occupe pas des muscles dans ces quelques données pathologiques, je vous dirai pourquoi, à propos du traitement ; mais il me reste à vous faire savoir ce que deviennent les os. Le condyle interne descend normalement plus bas que l'externe et repose à plat sur le

(1) *System of operative Surgery*, vol. II, p. 349.

condyle interne du tibia, mais la déviation tend à les écarter l'un de l'autre; le condyle tibial augmente de hauteur et le condyle fémoral lui-même, prenant un accroissement pathologique, se déjette plus en dedans, ce qui est l'exagération de la disposition normale; cependant c'est surtout le condyle interne du tibia qui s'accroît en longueur pour rejoindre le fémur. Du côté externe où les surfaces condyliennes correspondantes tendent au contraire à se rapprocher, l'influence de la pression exagérée qui en résulte s'oppose au développement proportionnel de ces parties osseuses. Cette nouvelle disposition des surfaces articulaires veut que la déviation subsiste pour que le contact ait lieu, car si vous voulez effectuer le redressement, il vous faudra nécessairement exagérer l'ouverture de l'angle en dehors, et pour cela vous écarterez les surfaces articulaires externes; et si vous faites la réduction complète, le fémur ne reposera plus que sur la partie la plus culminante de la surface oblique du tibia déformé.

Nous pouvons donc prévoir certains cas où il n'y aura rien à tenter; mais nous pouvons surtout établir que souvent il faudra recourir préventivement aux machines, et dans tous les cas ne demander aux moyens redresseurs qu'une action lente et continue agissant en sens inverse de la déviation, et non un redressement immédiat qui placerait les surfaces articulaires dans une position qui est incompatible avec leur nouvelle configuration. Avant d'aborder l'exposé du traitement, je veux cependant vous signaler un fait remarquable, c'est que, même à un degré avancé, la déviation diminue ou disparaît, quand on ramène la jambe dans la flexion.

Deux indications principales font ici la base du traitement. Elles consistent à s'adresser tout d'abord à l'état général pour le modifier, à effacer l'angle interne ou à l'empêcher de se produire. Attirer la cuisse et la jambe en dehors pour ramener les os à leur direction normale semble la conduite la plus rationnelle à tenir, et c'est ce que fit Ch. Bell, qui veut que l'on applique d'abord une attelle externe, inflexible, à laquelle on attache, à l'aide d'un bandage, la partie inférieure de la cuisse et la partie supérieure de la jambe; puis, après un certain temps, il la remplace par une attelle articulée fixée comme la première. Le chirurgien anglais avait bien vu en effet que si le malade ne peut marcher aisément, le genou devient roide et la nutrition du membre est compromise.

Depuis, on a construit un nombre prodigieux d'appareils qui reposent tous sur ces données. En 1814, Verdier (1) perfectionnait cette attelle à laquelle il laissait sa brisure, mais qu'il fixait au bassin par une ceinture et en bas par un sous-pied; il ajoutait de plus une plaque interne destinée à presser directement sur le sommet de l'angle. Cette nouvelle indication ne fut pas perdue par les orthopédistes, et vous la voyez représentée dans l'appareil de M. Duval par une fronde ou une genouillère lacée, dans celui de M. J. Guérin par une plaque portée sur une attelle interne. Vous voyez que nous roulons dans le même cercle; cependant M. Mellet (2)

---

(1) *Journal de médecine de Leroux*, t. XXX, p. 326.

(2) *Op. cit.*

remarqua que tous ces appareils articulés n'agissent que dans l'extension, et que les malades amènent instinctivement leur membre dans la flexion plus ou moins marquée, c'est-à-dire dans cette position dans laquelle la déviation s'effaçant, ils échappent à l'action de l'appareil ; il créa alors un appareil rigide qu'il considère comme indispensable dans les cas difficiles. C'est l'attelle de Ch. Bell, seulement il emploie deux tiges d'acier longeant en avant et en arrière les deux tiers de la cuisse et de la jambe, et réunies en haut et en bas par deux demi-cercles d'acier. Des courroies servent à le maintenir, et l'une d'elles peut même être utilisée pour agir directement sur l'angle interne ; mais quoique plus solide que celui de Bell, cet appareil peut se déplacer, il glisse de haut en bas ou tourne autour du genou ; de plus, il tient le genou roide et rend la marche difficile ou très pénible quand on l'applique aux deux jambes, et empêche le jeu des muscles, ce à quoi M. Mellet remédie par le massage et les frictions.

Tout cela est fort bien, cela a pu donner des guérisons ; mais je n'hésite pas à dire que tous ces moyens plus ou moins incommodes vont très indirectement au but ou le manquent complétement. Chacun s'accorde à considérer les mouvements comme indispensables, et tous emprisonnent le membre, tous veulent lutter directement en prenant la déviation corps à corps, et personne ne songe que la jambe peut-être utilisée comme un levier d'une puissance d'autant plus admirable, qu'elle sera mise en jeu par la marche.

Je vous ai déjà dit, à propos du traitement de la

convalescence des pieds bots, qu'A. Paré conseillait de faire marcher les malades avec une bottine dont la semelle était plus élevée en dedans ou en dehors, selon la difformité. Nous ne savons à qui revient l'honneur d'avoir utilisé cette donnée dans la cure de la déviation du genou ; toujours est-il que, du jour où elle me fut indiquée par M. Ferdinand Martin, je fus frappé des avantages qu'elle peut offrir, et l'ayant toujours employée depuis, je m'en suis toujours très bien trouvé. Que l'on s'essaye en effet à renverser le pied en dedans et à marcher sur son bord externe, et l'on éprouvera dans le genou une tension qui annonce l'effort que fait l'extrémité supérieure du tibia pour se porter en dehors, ou réciproquement. Cette expérience, déjà faite par Boyer (1), qui a employé et qui conseille cet appareil, nous donne la démonstration de son mode d'action. Mais si le pied doit être solidement fixé dans le brodequin, la jambe doit y être reliée et de plus solidement soutenue en dehors, sans quoi la plante ne reposant pas bien d'aplomb, la tendance à l'entorse serait continuelle. Un montant externe, solidement enclavé dans la semelle et s'attachant au-dessous du genou par un bracelet solide et bien garni, complète l'appareil.

La flexion du genou est donc entièrement libre, les muscles peuvent agir, et tous les pas que fera le malade seront autant d'efforts dirigés contre sa déviation ; mais il faut se garder d'exagérer dès l'abord la hauteur de la semelle, il vaut mieux agir lentement, augmenter peu à

______

(1) Boyer, *Traité des maladies chirurgicales*, 1822, t. IV, p. 606.

peu son épaisseur et la graduer selon l'étendue de la déviation. Cet appareil est à la fois préventif et curatif, il
peut même être appliqué avec quelque chance de succès,
lorsqu'il y a déformation osseuse peu prononcée, car les
pressions en sens inverse qu'il détermine peuvent, grâce
à leur continuité d'action, la modifier heureusement.
Comme dans toutes les déviations, la cure sera longue,
et il sera bon d'avoir pour la nuit un appareil à attelles
rigides : celui de M. Mellet pourrait être utilisé pour cette
partie du traitement.

Il nous reste à examiner si les sections sous-cutanées
ne pourraient pas venir en aide aux machines ; il résulte
de ce que nous avons dit, que celles-ci doivent seules
être employées tout d'abord et suffiront dans les cas où
la déformation osseuse ne sera pas très prononcée. Il
résulte encore de l'étude que nous avons faite de ces
déformations et des conditions dans lesquelles se
trouvent alors les surfaces articulaires, qu'il y aurait
inconvénient majeur à vouloir réduire immédiatement
la difformité.

Cependant il y a eu des sections de tendons, d'aponévroses et de *ligaments* faites à propos de ces difformités, et si l'on peut, pour certaines de ces opérations, se demander s'il n'y avait pas ignorance absolue
des conditions pathologiques de la déviation, il en est
d'autres où le nom de l'opérateur empêchant une semblable supposition, il faut sans doute en chercher la raison
dans la notoire insuffisance de ces appareils maladroite-
ment conçus, dont je vous ai parlé tout d'abord. Quels
ont été en effet les résultats de ces sections? Bonnet (de

Lyon) (1) a enseigné que « s'il est des cas dans lesquels la section des tendons du jarret est suivie d'un succès complet, ces cas sont exceptionnels. »; et que « les sections sous-cutanées ne semblent point indiquées dans l'immense majorité des genoux en dedans; il croit même qu'au-dessous de huit à dix ans, il est bien peu de cas où il soit nécessaire d'y recourir » (2). Cependant il a pratiqué deux fois, chez des sujets de seize et dix-neuf ans affectés de cette difformité, des sections qui ont porté sur les tendons du biceps et du fascia lata : le premier, au bout d'un an, ne pouvait pas encore marcher sans appareil; il a fallu près de deux ans avant que l'autre pût s'en passer; mais du moins on s'est assuré plus tard qu'il n'y avait pas eu de récidive, et qu'il pouvait facilement marcher sans tuteur. Il reste à se demander ce qu'aurait pu donner un bon appareil dans des cas où la difformité ne remontait qu'à quinze et dix-huit mois.

M. J. Guérin avait du reste la priorité dans l'application des sections sous-cutanées au traitement de cette difformité; mais il les avait étendues au ligament latéral externe rétracté et même au ligament latéral interne, allongé ainsi que vous le savez : cela cadre peu avec la théorie. En pratique, je ne voudrais pas garantir la possibilité de marcher à un malade qui aurait eu l'un des ligaments latéraux déchiré, à plus forte raison s'ils ont été coupés, car leur cicatrisation est plus difficile encore dans ces conditions; et cependant le ligament latéral

(1) *Traité des sections tendineuses*, p. 546.
(2) *Thérapeutique des maladies articulaires*, p. 371.

externe, qui est l'un des plus fermes soutiens de l'articulation, a été coupé quatre fois par M. J. Guérin. Bonnet s'était arrêté devant cette section, la jugeant inutile : il suffit d'examiner les faits pour voir qu'elle est nuisible.

Ce n'est qu'après six mois que l'un de ces opérés put faire les premiers essais de marche ; après un an, après dix-huit mois, vous voyez, malgré le *redressement parfait*, ces malades obligés de porter des appareils contentifs ; et chez celui qui a été suivi le plus longtemps, le membre redressé fléchissait sous le poids du corps lorsqu'il ne portait pas sa machine. Je ne veux pas proscrire d'une manière absolue la section des tendons du biceps et du fascia lata, que cependant j'ai toujours pu éviter ; mais ce serait abuser de la médecine opératoire que d'appliquer de prime abord ces opérations à des déviations récentes. Lors même qu'elles seront anciennes, et résistent à l'emploi méthodique des bonnes machines, vous aurez encore à vous demander si vous ne devez pas plutôt continuer l'emploi de l'appareil qui, s'il est impuissant à guérir, s'opposera toujours à l'aggravation de la difformité, que couper des muscles absolument étrangers dans la majeure partie des cas à la production ou au maintien de la difformité.

Les déviations en dedans et en dehors du genou ne nous fournissent qu'une très faible partie des cas où le traitement orthopédique doit être appliqué à cette articulation ; nous avons en effet à parler encore de l'ankylose, de la roideur et des luxations pathologiques.

Ne voulant pas m'arrêter beaucoup aux soudures

osseuses contre lesquelles l'art ne possède que la ressource fort équivoque des résections ou des fractures,
je vais commencer par vous rappeler ce qui a été fait à
ce propos, afin de pouvoir librement ensuite étudier la
partie pratique de notre sujet.

L'emploi des procédés de la résection appliquée à la
cure de l'ankylose osseuse et le jugement à en porter
appartiennent à une autre partie du cours. Je vous dirai
donc ailleurs ce qu'il faut penser de la hasardeuse conception de Barton (de Philadelphie).

La méthode de M. Louvrier n'est pas moins auda-
cieuse : inventeur d'une machine puissante et ingénieu-
sement construite, il vint à Paris proposer d'en faire
l'essai sous les yeux des chirurgiens des hôpitaux.
Quelques-uns se laissèrent séduire et non-seulement la
machine tint ses promesses en brisant la soudure, mais
encore ces abus de puissance ne furent pas tout d'abord
suivis d'accidents sérieux. L'Académie de médecine
se mit alors en demeure de juger la méthode et de
nouvelles expériences furent instituées; elles durèrent
heureusement plusieurs mois et l'on put savoir ce
que gagnaient les malades à ce redressement brutal.
Chez quelques-uns, la consolidation put être obtenue,
mais le cal étant difforme et douloureux, la marche était
pénible ou parfois impossible, ce furent les plus heureux. Chez d'autres, la luxation du tibia en arrière du
fémur, qui existe dans beaucoup d'ankyloses suite de
tumeurs blanches, devint plus prononcée, et cette déformation dont les inconvénients se trouvaient exagérés,
entraîna l'impuissance du membre chez plusieurs; les

plus heureux se servaient d'un bâton en marchant, et chez un seul qui marchait sans canne, la claudication était manifeste.

Mais à tous ces détails que nous a transmis A. Bérard (1) dans son rapport, il fallut malheureusement joindre deux cas de mort. Dans l'un, elle survint trois semaines après l'opération, qui s'était accompagnée d'une large déchirure de la peau et avait été suivie de suppuration articulaire; dans l'autre, la malade succomba six semaines après le redressement; et enfin, chez un troisième malade, la rupture de l'artère poplitée entraîna une gangrène qui heureusement se limita.

De pareils insuccès parlaient assez haut, et cette méthode fut justement abandonnée; les autopsies des deux sujets morts des suites de l'opération, et celle d'un troisième, mort accidentellement, avaient d'ailleurs permis de voir les désordres produits, arrachement des ligaments croisés, fractures complexes du genou, etc. Nous laisserons donc de côté de semblables moyens, et, en présence de ces dégâts, nous nous demanderons même, en supposant que l'indication d'opérer pût être posée, s'il ne vaudrait pas mieux appliquer une opération sanglante au redressement des soudures osseuses.

Nous revenons directement à notre sujet avec l'étude des simples roideurs articulaires et de leurs conséquences. C'est après le traitement d'une fracture du membre inférieur, d'une lésion ou d'une maladie articulaire qu'elles surviennent, c'est-à-dire à la suite

(1) *Bulletin de l'Académie de médecine*, t. VI, p. 639 et suiv.

d'immobilité prolongée ou d'arthrite, qu'elle soit aiguë, traumatique, due à une contusion ou à une fracture articulaire, ou que sous l'influence d'une mauvaise constitution et de soins mal dirigés, elle soit passée à l'état chronique, à l'état de tumeur blanche en un mot, qui, soit dit en passant, reconnaît toujours une semblable origine.

A côté des inconvénients de l'immobilité prolongée, nous devons placer ceux auxquels peut donner naissance l'extension forcée. M. Teissier (de Lyon) (1) a voulu montrer que l'immobilité seule et sans inflammation peut occasionner non-seulement la simple roideur purement *musculaire*, mais encore l'épanchement de sang ou de sérosité dans la cavité articulaire, l'injection des synoviales, la formation de fausses membranes, l'altération des cartilages sans adhérence des surfaces articulaires, et enfin l'ankylose fibro-celluleuse.

J'ai discuté ailleurs (2) les faits sur lesquels reposent cette théorie, et je me suis attaché à démontrer : que l'immobilité continue et prolongée n'entraîne l'ankylose que quand elle est jointe à l'extension du membre, ce qui ne veut pas dire cependant que la position du membre puisse permettre d'abuser de l'immobilité, mais qu'elle en rend l'application moins dangereuse au point de vue de la roideur. Pour que vous vous rendiez bien compte de ces données importantes, il faut vous rappeler que l'extension forcée que l'on est souvent disposé à appli-

(1) *Gazette médicale*, 1841, p. 609 et 625.
(2) *Traité des fractures*, p. 132 et suiv.

quer aux membres inférieurs, détermine pour les gynglymes une tension extrême des ligaments latéraux, et par conséquent une pression réciproque des surfaces cartilagineuses.

Dupuytren avait noté dans sa thèse inaugurale que les ligaments latéraux sont placés plus près du sens de la flexion que de l'extension. Blandin en a conclu qu'ils sont tendus dans les mouvements d'extension, relâchés dans ceux de flexion ; et avant eux, Bichat avait bien vu que la jambe ne peut exécuter sur la cuisse des mouvements latéraux que dans la flexion. Mais, ainsi que je l'ai déjà dit dans mon *Anatomie chirurgicale*, c'est ne voir qu'un côté du problème que d'envisager les faits de cette manière, car les ligaments latéraux sont attachés de manière que, dans leur relâchement complet, ils soient aussi éloignés de la flexion que de l'extension extrême, et c'est dans cette position que la jambe exécute en effet le mieux les mouvements de latéralité signalés. Mais ces mouvements sont aussi bien empêchés par une flexion complète que par une extension absolue ; c'est donc dans la position moyenne que les ligaments et l'articulation sont au repos.

Il est facile maintenant de comprendre pourquoi l'extension veut être évitée quand on doit immobiliser le membre inférieur, mais il y a à se précautionner contre un autre mouvement. Sous l'influence de la pesanteur, le pied tendant toujours à se coucher sur le bord externe, l'on a à craindre la rotation en dehors de la jambe, favorisée par le relâchement dû à la position et le ramollissement morbide des ligaments. Il faut donc soigneusement maintenir le pied dans l'axe du membre inférieur, le gros orteil vis-à-vis la saillie interne de la rotule, et ne pas trop fléchir le membre, car si les muscles passaient de la rétraction physiologique à la rétraction morbide, ils auraient une action directe sur le tibia et détermineraient la luxation en arrière, sans que les ligaments impuissants pussent s'y opposer. L'étude de ces conditions physiologiques et pathologiques peut donc être utilisée pour prévenir les roideurs articulaires dans les cas simples et pour s'opposer à la rotation en dehors et au déplacement de la jambe en arrière, qui accompagnent si souvent les flexions angulaires dues à une affection chronique de la jointure. Je n'admets pas d'ailleurs que les roideurs simples soient seulement musculaires, comme le veut M. Teissier, mais bien ligamenteuses, et de plus je crois que toutes les fois que les désordres constatés dans l'articulation font voir la présence de formations plastiques, il y a eu inflammation.

Ceci posé, nous pouvons aborder le traitement curatif des roideurs, c'est-à-dire l'administration du mouvement. Il faut tout d'abord ne pas laisser vieillir la roideur ; si vous avez eu affaire à une arthrite développée dans un bon terrain, elle doit être éteinte au bout d'une quinzaine de jours ; vous vous en assurez d'ailleurs en pressant sur les ligaments latéraux, puis en avant et en arrière de la jointure : si vous ne déterminez pas de douleurs, vous commencez les mouvements. Je n'ai rien à ajouter aux préceptes généraux déjà établis ; je rejette encore ici parmi les machines, celles qui ne peuvent donner que des mouvements brusques et non exactement mesurés, et j'ai l'habitude de faire construire pour ces cas un appareil exactement calqué sur celui du coude. Je regarderais même comme inutile de vous engager encore une fois à avoir bien présentes à l'esprit les périodes qu'il faut subir avant d'arriver aux mouvements volontaires, si je ne savais combien il importe que le chirurgien soit bien prévenu, afin de ne pas se laisser aller à un découragement fatal, qui l'empêcherait d'obtenir une guérison complète que l'on peut toujours espérer dans les petites et moyennes roideurs.

Mais, vous pouvez avoir à lutter contre une roideur trop ancienne pour espérer pouvoir jamais rétablir les mouvements ou avoir affaire à une articulation où les retours continuels de l'inflammation vous forceront à perdre en quelques jours ce que vous aurez eu bien de la peine à gagner ; dans ces cas, il faut faire la part de la maladie et sacrifier l'espoir de rétablir les mouvements ; vous ne pouvez songer qu'à rendre au membre une position convenable qui permette la station et la marche

Pour arriver à ce but, on a essayé l'extension permanente, c'est ce que l'on peut faire de plus mauvais. Il faut étendre le membre de force. On a inventé dans ce but une foule d'appareils plus ou moins analogues à celui de M. Louvrier, mettant en jeu, sur un plan de sustentation convenable, une force mécanique agissant à la fois sur la partie inférieure du membre et sur le genou. Mais est-il bien nécessaire d'avoir recours aux machines ou aux sections ? Nous examinerons ces questions plus à l'aise dans la prochaine leçon. Toujours est-il que j'ai souvent expérimenté que la force des mains suffit dans bien des cas. Vous n'avez pas à ménager l'impulsion, vous pouvez par conséquent chloroformiser le malade, ce dont vous vous êtes gardé quand vous avez eu pour but de rétablir le mouvement ; vous appliquez le membre sur un plan solide, puis vous appuyez de toute la force de vos bras, de tout le poids de votre corps, sur le genou, pendant que des aides pratiquent l'extension et la contre-extension, et vous pouvez ainsi faire céder sans les déchirer des muscles qui au premier abord paraissaient devoir offrir la résistance la plus absolue.

Je vous ai déjà cité un fait de ce genre qu'il m'était arrivé d'observer à l'hôpital. Mais tout n'est pas dit : quand vous avez redressé il faut encore savoir soigner ce membre violemment mis dans de nouvelles conditions, et surtout lui assurer une position désormais fixe qui lui permette le meilleur usage possible de ses fonctions. Pour cela, il faut d'abord l'immobilité absolue prolongée ; vous ne craignez plus l'ankylose, vous la cherchez ; mais il faut encore éviter l'extension complète. Ce n'est plus pour les raisons exposées tout à l'heure, mais parce que si vous donnez au membre ankylosé une longueur égale à celle du membre sain, le sujet marchera en fauchant. Il faut en effet fléchir la jambe, c'est-à-dire la raccourcir pour marcher ; avec un membre un peu raccourci, vous êtes bien obligé, dans un des temps de la marche, d'étendre le pied ; mais le jeu de ses articulations est libre, puis la flexion de l'articulation tarsienne viendra suppléer celle qui aurait dû normalement avoir lieu dans la fémoro-tibiale, tandis que si votre membre avait de prime abord tout son développement, vous seriez obligés de le jeter inflexible au-devant de vous et de faucher comme sont obligés de le faire, les malheureux qui marchent avec une jambe de bois.

DOUZIÈME LEÇON.

Messieurs, nous avons déjà commencé l'étude des cas dans lesquels on ne peut substituer à une flexion angulaire qu'une position meilleure sans retour de mouvements, et nous avons fait voir qu'il était possible de l'obtenir par l'action des mains ou par celle des machines dites *à redressement*. Nous devons, avant d'aborder l'étude des sections sous-cutanées appliquées à ces cas, nous demander si la rotation en dehors, si le déplacement en arrière de la jambe, que nous avons dit se présenter si souvent avec la flexion angulaire, ne font pas naître d'indications spéciales. Faut-il, avant d'allonger le membre, chercher à corriger ces positions vicieuses, à en obtenir la réduction? En aucune façon, messieurs, car ce serait souvent ajouter une opération laborieuse et des douleurs considérables à des manœuvres déjà fort pénibles.

Vous pouvez en effet avoir encore assez de surfaces en contact pour être sûrs que le fémur trouvera un plan de sustentation convenable, ou craindre au contraire que le déplacement ne devienne une cause de faiblesse ou d'impuissance pour le membre. Dans tous les cas, vous pouvez opérer d'abord le redressement, et si vous voyez alors que les surfaces articulaires ne se correspondent pas, vous aviserez aux moyens d'obtenir la réduction ; j'aurai à vous en parler bientôt, en examinant les méthodes thérapeutiques à mettre en usage pour la réduction des luxations pathologiques que j'ai pratiquée le premier pour cette articulation.

Mais quelle a été la part des sections tendineuses ? Michaëlis, Stromeyer, Dieffenbach avaient déjà fait la section des muscles du jarret, qui ne prit essor en France qu'en 1837 ; c'est M. V. Duval qui les appliqua le premier. Cet opérateur coupa d'abord le biceps, puis le demi-tendineux, puis le demi-membraneux, c'est-à-dire le faisceau des fléchisseurs de la jambe ; M. Bouvier ne tarda pas à y joindre celle du droit interne, et Bonnet celle du couturier, ce qui faisait déjà cinq muscles. M. Palasciano (de Naples), ayant imaginé une petite théorie relativement au mouvement de rotation de la jambe sur la cuisse, et croyant avoir démontré que le muscle spécialement destiné à la rotation en dehors est celui que les anatomistes désignent sous le nom de *tenseur du fascia lata*, coupa cette aponévrose au niveau de son insertion inférieure. Il est facile cependant de démontrer que la théorie est inexacte ; comme la rotation de la jambe n'est possible que dans la flexion, si, dans cette position, vous appuyez le pied par terre et vous cherchez à imprimer à la jambe des mouvements de rotation, vous ne sentirez en aucune façon le muscle du fascia lata se contracter. Détachez alors le pied du sol et vous verrez immédiatement le muscle entrer en contraction; d'où il faut conclure qu'il sert à soulever le membre fléchi, mais qu'il reste parfaitement inactif quand il s'agit de produire la rotation en dehors, qu'il faut laisser, avec les frères Weber, au muscle biceps. Néanmoins on l'a coupé, ainsi que je vous le disais, et cette section complétait celle de tous les muscles de la partie postérieure et des parties latérales; mais ce ne fut pas tout. Prenant pour point de départ un précepte de Dieffenbach, qui recommande avant toute manœuvre d'extension de conduire la flexion à ses dernières limites, M. Palasciano coupa le triceps fémoral, et Bonnet (de Lyon) répéta cette opération. Voilà bien des sections, messieurs; sans doute il serait téméraire d'en rejeter d'une manière absolue le principe, mais nous sommes en droit de dire que l'on en a abusé; nous le ferons voir par l'exposé même de leurs résultats; toujours est-il que j'ai pu m'en passer dans ma pratique et que les chirurgiens ne les pratiquent aujourd'hui qu'avec la plus grande parcimonie.

L'étude des procédés opératoires mérite d'être faite avec quelques détails, car nous aurons à vous signaler un danger, la section du nerf sciatique poplité externe, auquel vous êtes exposés en faisant celle du tendon du biceps.

Bonnet est le premier auteur qui en ait parlé et qui se soit attaché à donner des règles pour éviter cet accident dont il avait été témoin et dont les suites lui avaient donné à réfléchir. « C'est une illusion, dit-il, que de croire que les accidents se dissipent avec le temps ; dans un cas où je les ai observés, les douleurs se sont dissipées à la longue, mais la paralysie des extenseurs du pied a toujours persisté.

Le nerf poplité externe côtoie en effet le biceps dès son origine ; vous le voyez sur cette pièce se porter immédiatement en dehors, puis longer le bord interne du biceps, et tandis qu'il continue à marcher vers le bord externe du creux du jarret pour contourner le péroné au niveau de son col, ses rapports devenir de plus en plus intimes avec la portion tendineuse du muscle. Les fibres charnues du biceps descendent s'étageant obliquement sur l'un et l'autre côté du tendon et l'accompagnent jusqu'au voisinage de son insertion, à la tête du péroné. Or ces fibres musculaires obliques et courtes qui appartiennent à la courte portion, s'insèrent à la partie inférieure de la ligne âpre, ce qui ne laisse que peu de champ à la rétraction, aussi faut-il couper profondément ce muscle pour obtenir un écartement suffisant des bouts divisés.

Cependant, en raison même de la disposition anatomique de la courte portion que nous venons de rappeler, ce muscle laisse peu de prise à l'extension par les machines, et comme c'est le plus puissant de ceux du jarret, c'est sur lui que doivent porter le plus habituellement les sections.

Pour pratiquer cette opération, plusieurs procédés se présentent, et nous retrouvons encore ici, selon les auteurs, les ponctions en dedans ou en dehors, les sections sus ou sous-musculaires. Un premier point facile à établir, c'est que dans tous ces procédés, c'est-à-dire dans ces différentes manières de présenter et de conduire le ténotome, vous êtes exposés à peu près également à la section du nerf. Il faut donc se préoccuper tout d'abord d'indiquer les précautions nécessaires pour l'éviter, c'est le point important.

On peut facilement exagérer le relief de la partie inférieure du biceps en mettant la jambe dans la flexion et en engageant le sujet à résister alors à des efforts d'extension que vous ferez pratiquer par un aide. La rétraction pathologique existant, il suffit de faire tirer sur la jambe fléchie pour arriver au même résultat. Vous pouvez alors saisir le muscle à travers la peau, l'isoler avec les doigts des parties environnantes et en particulier du nerf, que dans bien des cas vous pourrez sentir tendu à son côté interne, mais dont la tension moindre vous permettra toujours de l'écarter et de le maintenir écarté. Ces précautions prises, le procédé de section devient presque indifférent, cependant je crois plus prudent de ponctionner et d'introduire le ténotome de dedans en dehors et de couper le muscle de sa face antérieure et profonde vers la face sous-cutanée ou postérieure.

Ces différentes manœuvres exigent que le malade soit couché sur le ventre. Bonnet, qui a le mieux étudié la question, avait proposé un procédé qui permet de laisser le malade dans le décubitus dorsal, mais qui a surtout pour but de pouvoir créer un canal sous-cutané plus long, afin d'éviter l'introduction de l'air qu'il craignait beaucoup et accusait de produire la suppuration. Dans ce procédé, appelé par l'auteur *antéro-postérieur*, la ponction est faite à la face antéro-externe de la cuisse, au-dessus de l'angle de la rotule, et le ténotome poussé sous le muscle jusqu'à la rencontre du doigt indicateur gauche précédemment placé dans le jarret entre le nerf et le muscle dûment reconnus. Ce procédé, fort bien conçu, peut être employé avec avantage, puisqu'il se précautionne contre la section du nerf; mais je crois cependant que l'on est plus sûr encore de l'éviter en le laissant dès l'abord derrière soi.

Je me garderai de vous donner un procédé de section pour les muscles antérieurs; selon moi, elle ne doit jamais être faite; quant aux muscles du côté interne du jarret dont la section est rarement utile, elle sera faite d'après les règles générales, mais de préférence par le procédé sous-musculaire, à cause de l'articulaire interne.

Je viens de rejeter la section du triceps; je n'adopterai pas non plus la rupture des parties fibreuses antérieures provoquée par la flexion exagérée : Bonnet la conseille cependant, à l'exemple de Dieffenbach. La manœuvre, il est vrai, remplit parfaitement son but, est facile à exécuter et peut aider à rompre partiellement les adhérences; mais je l'ai toujours trouvée inutile. On peut en effet étendre directement le genou à l'aide de machines puissantes ou d'efforts musculaires suffisants; notons bien d'ailleurs que, même après les sections des tendons, l'emploi de ces machines est absolument nécessaire et qu'il faut déployer une grande force pour vaincre les résistances ligamenteuses. Ce n'est même qu'au bout de plusieurs jours, après avoir employé à plusieurs reprises des efforts bien dirigés, que l'on y arrive d'habitude; on peut donc se demander si, avant toute section ces machines avaient été mises en jeu avec assez de puissance et de persévérance, on n'aurait pas pu, dans bien des cas, éviter la section des muscles postérieurs du jarret. C'est là mon opinion; cependant on doit dire, à la décharge des coupeurs de muscles et de tendons, que dans ces cas on n'a pas à craindre la perte ou la diminution de leur puissance, qui devient inutile puisque vous cherchez l'ankylose. Vous savez en effet que c'est le reproche le plus sérieux que l'on doive faire aux sections tendineuses, ainsi que nous vous l'avons, par exemple, fait voir pour le pied bot; mais nous devons néanmoins craindre que, pour la majorité des cas, ces opérations, malgré leur innocuité, n'aient été d'une profonde inutilité.

Nous nous sommes occupés déjà de la position la plus favorable à donner à la jointure qui va s'ankyloser, et nous avons énoncé qu'il y avait à parer à certains accidents, suite nécessaire des violences plus ou moins grandes qu'il a fallu mettre en usage : ces questions demandent quelques développements. Faut-il, dès que l'extension a été obtenue, placer immédiatement le membre dans sa position définitive? Cette position se rapprochant de celle du repos de la jointure, je crois qu'il faut en effet y placer immédiatement le membre redressé et que l'on doit mettre en œuvre des appareils ainsi faits, que l'immobilité soit absolument gardée. Vous aurez nécessairement de l'arthrite, en agissant ainsi, vous remplissez la condition la plus importante du traitement de cette inflammation.

Les gouttières, les bandages inamovibles, les attelles assureront l'immobilité, si vous les appliquez selon les règles; seulement je n'emploie jamais les bandages inamovibles de prime abord, car il faut pouvoir surveiller la jointure, y appliquer des cataplasmes et au besoin des sangsues. Vous ne sauriez trop surveiller la position du pied et le trop solidement fixer, c'est un bras de levier dont la jambe est solidaire, et qui est disposé très favorablement pour agir sur elle; sa position doit vous préoccuper tout autant que celle du genou lui-même.

Ces précautions, la position, l'immobilité doivent être employées tant que l'exploration de la jointure vous révèle l'existence de points douloureux à la pression; mais si toute douleur est passée depuis un temps assez long déjà, devez-vous permettre la marche, et dans quelles conditions? Il y a là un élément nouveau dont il faut tenir compte et dont j'ai cherché depuis longtemps déjà à faire voir l'importance dans tous les cas où les surfaces osseuses servent non-seulement au glissement, mais comme plans de sustentation. C'est la douleur qu'accusent les malades dans ces conditions toutes les fois qu'ils cherchent à s'appuyer sur leur membre, parfaitement guéri en apparence; j'ai vu ces douleurs persister pendant un mois, un an, plus longtemps encore, et je les attribue à un certain degré de ramollissement des os; ramollissement qui succède à l'arthrite ou même à l'immobilité prolongée, et qui les rend plus ou moins longtemps inaptes à soutenir le poids du corps. Il faut en déduire cette règle de pratique que l'on doit avant tout donner au malade un appareil de protection qu'il portera tant que la douleur persiste, et même avec ces appareils il faut que le malade évite toute fatigue un peu forte, tout ce qui pourrait en un mot éveiller une nouvelle irritation. J'ajouterai même qu'il serait peut-être prudent de faire porter pendant quelque temps des tuteurs aux malades qui semblent le mieux guéris; on ne le fait pas d'habitude, et cela se conçoit; mais il est au moins nécessaire de leur recommander certaines précautions et en particulier de veiller assez attentivement à leur marche pour éviter tout obstacle qui pourrait, en heurtant le bout du pied, déterminer vers l'extrémité supérieure de la jambe un mouvement forcé.

J'ai soigné une jeune fille de vingt ans chez laquelle l'ankylose s'était établie dans de très bonnes conditions; elle marchait fort aisément, elle pouvait même danser et valser; elle montait un jour son escalier sans prendre garde, et se heurta avec force le pied contre le rebord d'une marche sous lequel il s'était engagé par sa pointe. La douleur déterminée dans le genou fut tellement violente, qu'elle tomba et qu'il fallut la transporter chez elle. Je fus assez heureux pour calmer l'arthrite qui s'était développée, mais ce ne fut qu'à grand'peine.

Il faut donc user des appareils de protection pendant longtemps, donner s'il le faut des béquilles, un bâton, en attendant qu'assez de temps se soit écoulé pour que les douleurs aient entièrement disparu ou que la solidité de la réunion soit assez grande pour défier les secousses imprimées au membre. C'est dans ces circonstances que l'on recommande surtout les bains, les eaux minérales, les douches. Je crois en effet, dans ces cas, à l'utilité de leur application, mais je veux surtout que vous sachiez bien qu'une seule chose peut assurer la guérison, c'est l'emploi assez longtemps prolongé des moyens destinés à soutenir et à immobiliser le membre malade.

Nous avons eu occasion de vous dire, au commencement de cette leçon, qu'il est certains déplacements des os constituant de véritables luxations pathologiques qui nécessitent la réduction. C'est à la réduction immédiate que j'ai eu recours, c'est-à-dire à la méthode que l'on emploie dans les cas de luxations récentes et qu'Hippocrate paraît avoir appliquée le premier aux luxations pathologiques. Chose bien remarquable, ce n'est qu'en 1837 que fut de nouveau appliquée cette méthode pour la réduction d'une luxation pathologique du genou. J'aurai à vous parler en détail de ce fait publié par Thierry (1).

La force à employer est très variable. J'ai pu réduire une luxation du genou chez un enfant de douze à treize ans avec une traction de 80 kilogrammes, aidée de fortes pressions pratiquées en sens inverse sur le fémur et sur le tibia; j'ai échoué une autre fois avec une traction plus que triple. M. Laugier m'a dit avoir porté infructueusement, dans un cas analogue, la traction au degré énorme de 360 kilogrammes : c'est peut-être l'exemple de la plus forte traction opérée sur les membres. Ni M. Laugier ni moi n'avons songé à la section des muscles; avec

---

(1) *Journal l'Expérience*, t. II, p. 60, et t. V, p. 369.

de semblables résistances on pourrait y recourir, mais il faut se rappeler que le principal obstacle vient des adhérences fibreuses. Un fait à noter, c'est que ces essais, faits dans une seule séance, n'ont eu aucune conséquence fâcheuse pour les malades; mais il y a un danger facile à prévoir, d'après ce que j'ai dit de l'anatomie pathologique, qui nous démontre que les os sont raréfiés ou ramollis, c'est leur rupture favorisée par cet état particulier. C'est ainsi qu'en réduisant ma première luxation du genou je fracturai le fémur vers l'union de la diaphyse avec l'épiphyse inférieure. La fracture s'était faite sans bruit, sans déplacement, et se consolida d'ailleurs dans le temps ordinaire; cela ne m'inquiéta pas du reste : je recherchais le redressement que cette fracture m'aida à obtenir, et le malade put marcher correctement, mais avec l'aide d'une gouttière embrassant la partie postérieure du membre.

Dans mes opérations subséquentes, j'ai pris soin d'entourer les os de fortes attelles bien matelassées, et j'ai pu opérer les manœuvres les plus énergiques sans aucun accident. Il faut toutefois se souvenir que les attelles ne protégent pas les os contre les mouvements de rotation et se comporter en conséquence. Je dois aussi réparer à ce propos une omission en vous disant que les fractures des extrémités osseuses et en particulier celles du fémur, sont un des accidents dont vous avez à vous préoccuper dans le redressement des ankyloses (1).

(1) L'un de nous, M. Guyon, a observé dans le service de M. Velpeau, en 1856, une fracture de l'extrémité inférieure du fémur, chez un jeune homme atteint d'une ankylose du genou. Ce malade

Les luxations pathologiques peuvent survenir sous d'autres influences que celles de l'arthrite chronique; ce sont, il est vrai, les plus rares. L'état pathologique qui leur donne naissance est mal défini, ce n'est pas une arthrite pure, ce n'est pas une hydarthrose et cependant il y a érosion des cartilages, usure des surfaces articulaires; il y a du liquide séreux et les ligaments sont relâchés. Le tibia se place ordinairement en arrière, avec rotation en dehors; il faut songer à la réduction, car on ne peut faire marcher le malade avec une jambe de bois, et tout appareil est ordinairement impuissant. Thierry chercha à faire la réduction immédiate pour un cas de ce genre, c'est celui auquel je faisais allusion tout à l'heure. C'était en 1837, au Val-de-Grâce, la réduction ne put se maintenir, et cependant le malade avait fini par marcher à l'aide d'une machine, quand, vers la fin de 1838, une inflammation articulaire violente, terminée par suppuration, obligea à pratiquer

avait depuis son enfance le genou soudé à angle obtus, et ne touchait le sol que par l'extrémité des orteils; il marchait à l'aide d'un béquillon. Le pied du membre sain ayant glissé sur le pavé, il tomba la jambe malade engagée sous le corps, et ne put se relever; il s'était fracturé le fémur, précisément au-dessus des condyles, et, autant qu'il était permis d'en juger, la fracture était franchement transversale. Il n'y avait pas de déplacement, à peine de douleur et de gonflement. M. Velpeau chargea M. Guyon d'appliquer l'appareil dextriné en recommandant d'étendre autant que possible, ce qui fut observé. Sans redresser le membre autant qu'il est permis de le faire d'habitude, on put cependant l'allonger de manière qu'après la guérison, qui fut des plus simples, le pied répondit au sol par une partie de sa face plantaire, de telle sorte que le malade put bénéficier de son accident.

l'amputation. La dissection du genou montra les ligaments latéraux et les ligaments croisés allongés, le ligament rotulien lui-même aplati et allongé; la synoviale était déchirée, et, ce qu'il faut surtout remarquer, c'est que les surfaces articulaires rugueuses et couvertes çà et là de leurs cartilages, étaient déprimées de telle sorte que le tibia ne gardait plus qu'un centimètre de son ancienne surface articulaire, et en arrière, il était taillé en biseau, de telle sorte, que tendant toujours à se porter en haut et en avant, la contention était impossible (c'est, pour le dire en passant, le seul cas de luxation du tibia en avant que j'ai pu observer). Le condyle interne du fémur offrait une usure analogue. En 1852, j'ai tenté une réduction du même genre avec M. Amussat fils, sur un genou luxé en arrière et distendu par une hydarthrose; les os furent bien ramenés en rapport, mais l'extension cessée, la luxation reparaissait et tous les moyens de contention échouèrent, ce qui nous parut tenir à la même cause que dans l'observation de Thierry.

Certaines lésions articulaires s'opposeront donc, sinon à la coaptation des os, du moins à la réduction, puisque vous ne pouvez la maintenir; mais si nous envisageons d'une manière générale les déplacements qui surviennent à la suite des arthrites chroniques du genou, vous voyez qu'il en est où le déplacement est assez léger pour qu'il suffise de ramener la jambe dans l'extension pour que la marche s'effectue d'une manière solide; les mouvements sont alors sacrifiés dans la majorité des cas. Cependant, même avec un déplacement léger, j'ai pu sans réduire restituer les mouvements du genou quand la lésion n'était pas trop ancienne. Enfin, quand le déplacement est très considérable, l'extension du membre ne suffirait plus pour lui rendre assez de solidité; la réduction est indispensable et peut être suivie de succès, lorsque les surfaces osseuses ne sont pas détruites; il importe de soutenir pendant quelque temps ce genou en arrière par une gouttière solide; à la longue, on peut s'en dispenser.

Pour compléter le cadre de cette lésion, nous avons à examiner s'il n'y a pas de luxations congénitales qui puissent relever de l'orthopédie. Rappelons d'abord qu'elles sont fort rares et que la subluxation du genou en avant est celle que l'on rencontre presque toujours. Elle est caractérisée par une flexion en avant, accompagnée d'un glissement des cavités glénoïdes du tibia sur les condyles fémoraux. On sent dans le jarret la saillie qu'y font ces derniers.

Il est facile d'obvier à ce déplacement ordinairement peu prononcé : l'application d'attelles de diverse nature, précédée de l'extension, qui réduit aisément la difformité, a suffi dans tous les cas pour amener une guérison définitive.

TREIZIÈME LEÇON.

Messieurs, nous étudierons dans cette leçon les déviations de la hanche, et nous examinerons ensuite les
ankyloses vraies et fausses, les luxations pathologiques
et congénitales de cette articulation.

Les déviations de la hanche sont très communes et
succèdent à l'arthrite coxo-fémorale ou l'accompagnent ;
la déviation peut compliquer d'ailleurs l'état aigu, mais
se montre surtout avec l'arthrite chronique ordinairement qualifiée de coxalgie.

Considérant avec juste raison la déviation de la hanche
comme une complication très sérieuse de l'arthrite,
nous devons chercher à la prévenir ou à la combattre,
et pour cela nous demander tout d'abord quelles en
sont les causes.

Bonnet (de Lyon) a parfaitement étudié les effets de
la distension capsulaire, et fait voir qu'elle sollicite le

membre à se placer dans la flexion, de telle sorte que sous cette seule influence la cuisse peut être inclinée à 45 degrés sur le bassin. C'est, de plus, la position naturelle du repos pour l'articulation coxo-fémorale ; aussi les muscles fléchisseurs agissent-ils à l'insu du malade, pour ainsi dire, amènent la cuisse dans la position fléchie et l'y maintiennent. Le premier temps de la déviation que nous étudierons est donc caractérisé par une flexion plus ou moins prononcée. Le membre fléchi, sollicité par la pesanteur, par la pression des couvertures et par l'action musculaire, sans que je puisse bien vous dire en définitive à quelle influence il obéit principalement, est porté en dehors ou en dedans, dans l'abduction ou l'adduction par conséquent, mais presque toujours dans l'adduction.

Dès lors se produisent des phénomènes fort curieux sur lesquels les chirurgiens ont beaucoup écrit et beaucoup réfléchi, et qui se traduisent par un allongement ou un raccourcissement *apparent*. Si je simule en effet sur le cadavre les positions dont je viens de vous parler, vous constatez que le même membre paraît allongé lorsqu'il est dans l'abduction et raccourci dans l'adduction ; le pied peut être renversé en dehors ou en dedans, cela nous importe peu pour le moment, ce qu'il faut bien constater, c'est qu'il y a un allongement apparent produit par l'abduction et un raccourcissement apparent aussi produit par l'adduction. Que l'adduction s'exagère comme il arrive dans le plus grand nombre des cas, et le membre vous paraîtra raccourci jusqu'à lui attribuer une différence de 0,15 ; le malade ne pouvant en effet conserver le décubitus dorsal, se couche naturellement sur le côté sain ; le membre malade déjà fléchi croise le membre opposé sur lequel il repose : c'est la combinaison de la flexion et de l'adduction qui forment les principaux traits de la déviation et produisent ces énormes raccourcissements apparents (1).

Je n'ai jamais pu comprendre comment les chirurgiens, Boyer en tête, ont tous, avant moi, professé qu'il y avait d'abord allongement du membre malade, puis raccourcissement : c'est aller en effet contre l'observation, que d'établir ainsi une période d'allongement et d'abduction à laquelle succéderait une période de raccourcissement et d'adduction. Quand l'une ou l'autre de ces positions existe, elle persistera, soyez-en sûr, jusqu'à la guérison ou à la mort ; il n'y a malheureusement aucune tendance, dans ces cas, à des changements spontanés de position.

Quoi qu'il en soit, il est facile de comprendre combien cette position est fâcheuse et l'intérêt qu'il y a à y remédier ; mais il nous faut, avant de poser des préceptes à ce sujet, appeler votre attention sur un autre point de la question qui a souvent embarrassé les praticiens et qui peut singulièrement compliquer le problème. Il ne faut pas croire en effet que lorsqu'un malade a une ankylose de la hanche dans la flexion et qu'il se place dans le décubitus dorsal ou debout, que le membre fléchi soit porté en avant. Il tend au contraire à rejoindre le plan du lit ou le sol, et descend de telle sorte que le degré

____

(1) Malgaigne, *Anatomie chirurgicale*, p. 755 et suiv., 2ᵉ édit.

de flexion apparente est moindre que la flexion réelle. Mais l'articulation coxo-fémorale est immobile, et il faut chercher ailleurs un centre de mouvement ; il suffit pour le trouver de se rappeler que le bassin est mobile sur la colonne rachidienne ; c'est en effet dans la région lombaire que s'est établie la courbure de compensation nécessaire à ce semblant d'extension du membre, et si vous y regardez, vous trouverez en effet une *ensellure*. Il était important, comme vous le voyez, que je vous prévinsse de ce fait, très simple du reste, mais qui a souvent échappé à l'attention des chirurgiens, et conduit à des erreurs d'interprétation ou à l'emploi intempestif de méthodes irrationnelles de traitement.

Lorsque Humbert (de Morley) essaya pour la première fois de réduire des luxations pathologiques de la hanche, essais dont nous aurons bientôt à vous entretenir, il se figura que ses malades se servaient de leur articulation coxo-fémorale, parce qu'il constatait des mouvements de projection en avant du membre malade. Champion, auquel il voulut faire constater ce phénomène, l'avertit de son erreur, mais en y substituant une autre, car il considéra que ces mouvements avaient leur siége dans les symphyses relâchées. — J'ai été consulté pour une petite fille qui avait guéri d'une coxalgie par ankylose, mais qui, grâce à un traitement mal dirigé, avait conservé la flexion de la cuisse sur le bassin ; on avait voulu remédier après coup à cette difformité, et un de mes collègues n'avait rien imaginé de mieux que de faire porter à la petite malade une semelle de plomb. Le membre s'allongea en effet, mais bientôt là mère s'aperçut que la taille de sa fille se déviait, et c'est alors qu'elle me fut conduite. A sa grande surprise, je fis disparaître séance tenante la déviation, mais en reproduisant la flexion pathologique du membre tout entière, et il fallut dès lors songer à soutenir ainsi ce membre vicieusement porté en avant, vu l'impossibilité d'un redressement réel. Je vous indiquerai plus tard l'appareil mécanique que je fis construire, mais ces exemples suffisent pour vous prouver combien il est important de prévenir d'aussi fâcheuses infirmités.

Je n'ai pas ici à vous dire quelle heureuse influence l'inflammation elle-même ressentira de la bonne position donnée au membre, c'est au point de vue de la déviation que nous cherchons cette bonne position, mais quelle est-elle? Ce n'est pas l'extension, qui tend les ligaments, les tiraille ainsi que les muscles et ne peut que développer l'inflammation, comme toutes les positions extrêmes; eussiez-vous la volonté de la produire, vous ne le pourriez pas, du reste; mais vous pourriez fort bien croire l'avoir obtenue, si vous n'examiniez pas la région lombaire que son ensellure éloigne du plan du lit : ce que vous devez chercher, c'est une légère flexion. Je place toujours, dans ces cas, les malades sur le double plan incliné, et j'ai ainsi l'avantage de mettre au repos les deux principales brisures du membre inférieur. Plusieurs chirurgiens préfèrent, à l'exemple de Bonnet (de Lyon), placer leurs malades dans la grande gouttière imaginée par ce chirurgien; c'est un bon appareil pour l'immobilisation ; mais sachez bien qu'il ne s'oppose pas à l'ensellure. Il faut avant tout, d'ailleurs,

que vous ayiez pour le moins ramené le membre malade
dans le parallélisme avec le membre sain et mieux encore avec l'axe du corps. Je n'ai qu'un petit correctif à
ajouter à ce précepte fondamental, à savoir, que vous
pouvez avec avantage sortir un peu du parallélisme en
exagérant légèrement l'abduction du membre malade,
car l'adduction tend toujours à reparaître, et c'est la pire
des déviations.

Ce que nous venons de dire suppose la déviation non
produite ; occupons-nous maintenant des cas où elle est
établie. Bonnet (de Lyon) a donné à ce sujet un fort bon
précepte dont on peut, d'une manière générale, étendre
l'application à toutes les articulations, c'est qu'une position vicieuse étant donnée, il faut la faire disparaître,
même de vive force.

Il faut se rendre tout d'abord bien compte des conditions matérielles d'une semblable manœuvre ; vous avez
à votre disposition un très grand et très puissant levier,
c'est le fémur, mais avez-vous un point fixe ? Nous
nous retrouvons encore en présence de cette fâcheuse
mobilité du bassin, contre laquelle vous ne pouvez
qu'imparfaitement lutter, la force des aides est complétement insuffisante, et divers appareils ont dû être imaginés pour obtenir ce résultat. Je n'ai pu me procurer
l'appareil que dans les dernières années de sa vie
Bonnet avait fait construire dans ce but ; je puis toutefois vous en donner une idée sommaire en vous disant
avec Bonnet que « la partie postérieure et inférieure du
tronc repose sur une planche matelassée, et que le
bassin s'y trouve serré des deux côtés par des leviers

que l'on peut maintenir rapprochés avec force ; les ischions et les pubis sont retenus par des sous-cuisses en boudin. Cet appareil doit être fixé, à son tour, à un support solide. « C'est, par conséquent, un étau qui agit avec une grande puissance sur le bassin seulement. »

Je n'avais pas osé, pour ma part, appliquer une force aussi considérable sur une même région ; j'avais, dans le même but, relié à l'aide d'une très solide gouttière le bassin, la colonne lombaire et le thorax, des montants d'acier munis de vis de pression, permettaient d'employer une grande puissance ; mais, malgré toutes mes combinaisons, la roideur étant très considérable, au lieu d'obtenir la flexion de la cuisse, ce fut le bassin qui remua.

Je suis donc tout prêt à donner la préférence à l'appareil de Bonnet, mais j'aurais désiré pouvoir l'expérimenter ici, tant j'ai besoin des épreuves les plus décisives pour être sûr que l'on peut suffisamment immobiliser le bassin. Bonnet a exposé, dans la chaire de l'hôpital des Cliniques, l'ensemble des manœuvres à employer une fois l'immobilisation ainsi cherchée, elles ont été depuis publiées dans un livre qui n'a paru qu'après sa mort (1). Le malade est chloroformisé, le chirurgien saisit le membre, l'attire à lui et le pousse alternativement sans changer sa position ; cette manœuvre, bien connue de ceux qui ont un peu pratiqué, permet, lorsqu'il y a érosion, d'apprécier le frottement de la tête contre la cavité cotyloïde ; il cherche ensuite à porter la flexion à l'extrême jusqu'à

____

(1) A. Bonnet, *Nouvelles méthodes de traitement des maladies articulaires*, p. 64 et suiv.

appliquer la face antérieure de la cuisse contre la paroi abdominale, puis il passe à l'extension, corrige en même temps l'adduction et fait enfin la circumduction. Tous ces mouvements sont sagement ménagés, et l'ensemble de ces manœuvres, dit l'auteur, se prolonge souvent un quart-d'heure ou une demi-heure ; mais toutes ces manœuvres ne sont que préparatoires au redressement qui, pour être accompli, nécessite encore, une fois l'étau enlevé et l'assouplissement obtenu, que le chirurgien mette à profit la mobilité qu'il vient de donner au membre, en l'étendant de nouveau à l'aide d'efforts manuels.

Tout cela est fort bien conçu, mais il faut ajouter que, suivant Bonnet, la résistance des adducteurs et même, bien que plus exceptionnellement, celle des fléchisseurs, étant absolue, leur section profonde et complète deviendrait nécessaire. Je suis, pour ma part, disposé à croire que ces sections peuvent être utiles ; mais, en m'appuyant sur les faits déjà exposés dans ces Leçons, je dois vous engager à n'en user que très parcimonieusement, et par conséquent à savoir vous en abstenir dans la majorité des cas.

Vous avez du reste à lutter contre des résistances que j'estime aussi difficiles à vaincre que les rétractions musculaires et contre lesquelles le ténotome n'a pas, bien entendu, à intervenir. La tête, enclose dans sa cavité, y est enserrée par des ligaments nouveaux externes et internes, qui collent non-seulement la capsule à la tête, mais encore la capsule aux parties voisines. C'est même à cause de ces désordres, auxquels il faut ajouter la disparition des cartilages articulaires et l'érosion des os, forme pathologique spéciale qu'il ne faut pas confondre avec la carie dont j'ai cherché à la distinguer dans un mémoire publié il y a vingt-neuf ans (1), qu'il ne faudrait pas se bercer de l'illusion de rendre les mouvements après avoir redonné au membre une bonne position. Il est au moins prudent, dans ces cas, de s'en tenir à ce seul avantage, et si je vous ai engagé à ne rien négliger pour arriver à la bonne position, soit préventivement, soit de vive force, lorsque la déviation est établie, je dois au contraire vous dissuader complétement de chercher à arriver à un but impossible à obtenir et dangereux à poursuivre. Ce fut là une illusion de Bonnet; il a la conviction de la possibilité du retour des mouvements, et cependant c'est une illusion pure.

Ceci nous amène à vous donner notre opinion sur le traitement consécutif au redressement, imaginé par cet éminent chirurgien pour les cas dont il est question. Bien convaincu de l'importance de la bonne position et de l'immobilité en pareil cas, il enfermait le membre redressé dans un bandage amidonné soutenu à l'extérieur par des attelles en fil de fer ; mais, dans certains cas, il croyait devoir faire davantage encore et plaçait immédiatement autour de l'articulation malade des pastilles de potasse caustique soigneusement enveloppées de coton et de diachylon, après quoi il appliquait son appareil à l'ordinaire ; c'est ce qu'il appelait la cautéri-

____

(1) *Essai sur l'inflammation, l'ulcération et la gangrène des os* (*Arch. gén. de méd.*, t. XXX, p. 59 et 177).

sation sous le bandage amidonné. Je n'ai pour ma part jamais rien obtenu des cautères et des moxas dans le traitement des lésions chroniques des jointures, l'expérience n'a fait que me convaincre de leurs nombreux inconvénients, et je ne suis pas plus disposé en leur faveur par la nouvelle méthode d'application imaginée par Bonnet; je ne le suis même pas par la confiance qu'avait l'auteur dans leur action. La position et l'immobilité m'ont en effet constamment donné les résultats que l'on est en droit de chercher dans ces cas : la cessation ou la diminution des douleurs et la guérison quand la nature des lésions le permet.

Lorsque je succédai à Ph. Boyer dans le service de l'hôpital Saint-Louis, j'y trouvai un malheureux atteint d'une coxalgie avec raccourcissement réel, la cavité cotyloïde était détruite et la tête pénétrait dans le bassin. Le cautère classique avait été appliqué et consciencieusement proportionné à la gravité des lésions; il contenait vingt-quatre pois. Mon premier soin fut de les faire enlever et de placer le malade sur un plan incliné; la nuit suivante, il dormit : depuis six mois cela ne lui était pas arrivé. Je ne pouvais prétendre à la guérison, mais la position de ce malade, qui succomba quelque temps après, devint dès lors tolérable.

Le bénéfice à retirer de la bonne position et de l'immobilité dans le traitement des maladies articulaires est depuis longtemps chose jugée par moi; mais je tenais à vous rappeler, à propos des déviations qui accompagnent les arthrites aiguës ou chroniques de la hanche, ce qu'a fait Bonnet pour cette articulation en particulier.

Il faut avant tout prévenir l'attitude vicieuse, mais je loue sa hardiesse lorsqu'il établit le principe de la nécessité et de l'efficacité du redressement dans les coxalgies chroniques ; cependant je vous engage, lorsque vous aurez à tenter semblable opération, à vous en remettre surtout aux tractions et aux mouvements, à ne vous armer qu'avec la plus grande parcimonie du ténotome, et à vous en remettre ensuite avec d'autant plus de confiance à la bonne position donnée et à l'immobilité qui l'assure, que vous ne pouvez prétendre ici qu'à ankyloser le membre dans une direction favorable à la station et à la marche.

Dans certains cas que je ne fais que mentionner, vous pourrez cependant rétablir les mouvements ; vous aurez en effet, mais rarement, affaire à de simples roideurs articulaires de la hanche. Alors, après vous être assurés que l'arthrite qui y a donné lieu est éteinte, ce que vous apprendrez en explorant la capsule à l'aide des doigts recourbés et enfoncés derrière le trochanter, vous arriverez à communiquer des mouvements selon les principes établis ailleurs, soit avec les mains, soit avec les machines à graduation, selon les cas ; mais j'ajoute que si, à leur aide, vous n'obtenez rien, il faut vous hâter d'y renoncer.

L'ankylose que nous cherchons lorsque la bonne position est acquise, peut aussi se produire, vous le savez, avec la déviation ; ce sont là des guérisons spontanées, mais de déplorables guérisons. Je ne puis en effet, dans ces cas, vous conseiller de la rompre ; je ne vous dirai même pas que la section des os pourrait s'offrir à l'esprit comme dernière ressource, et dans l'état de la science à ce sujet, nous ne devons songer à recourir qu'aux appareils prothétiques. Je les regarde comme nécessaires, même lorsque le malade peut réussir à marcher; vous savez en effet que, lorsqu'il y a flexion, par exemple, ce n'est que par la courbure en avant de la colonne lombaire que le membre peut descendre vers le sol, ce ne sera en un mot que la substitution d'une difformité à une autre. Il y a cependant grand intérêt à s'opposer à des courbures vertébrales qui déplacent et compriment les viscères et peuvent définitivement déformer le tronc tout en entier. Pour cela, il faut se décider à laisser subsister la déviation du membre inférieur et le soutenir dans sa nouvelle position. Chez la jeune fille dont je vous ai parlé en commençant cette leçon, j'avais d'abord fait fabriquer un soulier à pilon auquel se reliaient deux tiges métalliques latérales qui répondaient supérieurement à une sellette sur laquelle reposait la fesse; je vis bientôt que je pouvais simplifier beaucoup cet appareil, et celui dont elle fit définitivement usage se composait de deux tiges jambières fixées en haut à un bracelet placé au-dessous du genou et en bas à un soulier à pilon auxquels elles étaient solidement unies. Grâce à ces simplifications, la malade conservait la liberté d'action du genou, elle pouvait donc raccourcir la jambe, la flexion du pied et les mouvements de la colonne lombaire aidant, la marche devint facile et l'ensellure disparut complétement.

Luxations pathologiques. — Elles succèdent aux tumeurs blanches et à l'hydarthrose, qui donne également naissance à la majorité des luxations congénitales. Celles-ci peuvent être rapprochées aussi des luxations pathologiques sous le rapport des moyens thérapeutiques mis en usage contre l'une ou l'autre de ces difformités ; cependant, même à ce point de vue, nous les étudierons séparément. Il y a, en effet, d'énormes différences dans les lésions pathologiques, et il importe de s'en bien rendre compte avant de se hasarder à faire un traitement curatif, ou pour apprécier la portée de ceux qui ont été mis ou sont encore mis en usage.

N'envisageant donc pour le moment que les luxations pathologiques, nous vous rappellerons que les parties constituantes de la jointure peuvent être plus ou moins atteintes, les cartilages sont érodés ou détruits, les os dénudés friables ont subi des pertes de substance, la synoviale est épaissie et fongueuse et les ligaments ramollis, éraillés ou perforés.

Ces désordres existant, on comprend la possibilité de la luxation, on l'appelle spontanée et tout est dit, mais il importe de se bien entendre. La tête peut, il est vrai, passer à travers la capsule distendue, puis ramollie par un épanchement qui souvent devient purulent, il y a alors luxation ; mais ces cas sont les plus rares. Le plus ordinairement le cotyle est ulcéré, partiellement détruit, et la tête, d'ailleurs déformée, peut quitter sous l'influence de la mauvaise position du membre inférieur sa position normale, et se déplacer dans sa cavité agrandie. Ce n'est plus là une luxation, mais bien une pseudo-luxation. Nous allons voir l'utilité pratique de cette distinction, mais rappelons-nous encore que la luxation

pathologique vraie, si elle peut être comparée à la luxation traumatique, en diffère, dans bon nombre de cas,
par l'état de ramollissement et de friabilité de la tête
fémorale.

Viennent maintenant les lésions périphériques à la
jointure dont il faut tenir compte à un autre point de
vue, la présence d'abcès devra toujours vous rendre
très réservés, et s'ils font communiquer les lésions articulaires avec l'extérieur, vous n'avez même rien d'heureux à tenter, tandis que votre intervention peut être
très utile dans les cas contraires.

A ces quelques renseignements il est encore indispensable d'ajouter les notions nécessaires pour vous
aider à savoir si vous avez affaire à une luxation ou
à une pseudo-luxation. Pour reconnaître la tête fémorale déplacée et préciser sa position, il faut non-seulement explorer la région, mais aussi faire décrire au
fémur des mouvements d'arcs de cercle qui se transmettent à la tête, manœuvres que le chirurgien peut
utiliser ici comme dans les autres genres de luxations
de la hanche. Mais il peut arriver que l'engorgement
des tissus empêche de reconnaître nettement la tête fémorale et que les mouvements ne puissent être exécutés,
par suite de la résistance des muscles. Ces causes d'obscurité, inhérentes au diagnostic de ces cas, obligent,
pour s'en rendre un compte suffisant, à examiner le
malade dans le sommeil anesthésique.

Des mouvements peuvent alors être communiqués,
et je vous ai déjà parlé de cette manœuvre, qui consiste
à imprimer à la cuisse des mouvements de va-et-vient

qui permettent de constater l'érosion des surfaces osseuses, et le jeu de la tête dans sa cavité agrandie ; mais
si vous parvenez alors à redresser le membre malade,
et surtout à le porter dans l'abduction, le problème se
simplifie encore. Ce redressement, s'il s'agit d'une
pseudo-luxation, fait disparaître la saillie du trochanter
due à l'adduction, et vous ne retrouvez plus la tête dont
vous aviez quoique imparfaitement apprécié la saillie. Or,
tout cela est bon à connaître, car si vous aviez eu affaire
à une véritable luxation, vous n'auriez pas ainsi fait
disparaître la saillie de la tête fémorale réellement luxée.
C'est ce que l'on a souvent cru cependant. La persistance ou la disparition de la saillie du grand trochanter
et de la tête fémorale, par le seul fait de la substitution
de la bonne position à la position vicieuse, vous fera
donc distinguer la pseudo-luxation de la luxation.

La pseudo-luxation étant ainsi reconnue, vous agissez
d'après les principes déjà posés à propos de l'étude de
la déviation; le redressement, la bonne position et l'immobilité sont plus rigoureusement nécessaires encore
que lorsqu'il n'y a pas de déplacement de la tête fémorale.

La réduction des luxations réelles ou supposées telles
nécessitait encore une plus grande hardiesse. Un orthopédiste dont le nom devra marquer, Humbert (de
Morley), l'aborda résolument avec une admirable ignorance des dangers qu'il affrontait. Dès 1828, il appliqua
pour la première fois l'extension prolongée aux luxations
pathologiques de la cuisse, et obtint des résultats qui
furent remarqués par des chirurgiens de la meilleure

notoriété. Moreau et Champion exerçaient alors à Bar-le-Duc, près Morley, celui-ci refusa d'abord d'ajouter foi aux récits de Humbert; mais, ayant vu des malades réellement améliorés et désirant s'édifier complétement, il les suivit dès le début du traitement et fut fort surpris de voir disparaître peu à peu, sans accidents, la saillie de la tête fémorale. Sous l'influence du changement de position, le membre reprenait de la vitalité, et plus tard les malades marchaient et semblaient même mouvoir l'articulation de la hanche. J'ai déjà eu occasion de vous dire que le mouvement en question ne se passe ni dans l'articulation fémorale ni dans les symphyses relâchées, ainsi que l'avait pensé Champion, mais bien, comme je l'ai démontré, dans la colonne lombaire.

Je n'ai pas l'intention d'examiner ici en détail les observations de Humbert, encore moins de vous parler de ses appareils dont la complication excessive est inutile, je vous renverrai pour cela au livre curieux qu'il publia plus tard en collaboration avec Jacquier et auquel Champion fournit les recherches d'érudition (1). Les faits que Humbert rapporte dans ce livre ont été d'ailleurs l'objet de nombreuses critiques; on a insisté et avec raison sur l'insuffisance de preuves à l'appui de la réalité de l'existence des luxations que Humbert dit avoir réduites. Ces observations sont en effet incomplètes, mais, quoique le diagnostic soit fort équivoque dans la plupart, il faut bien reconnaître qu'il est des cas où il

______

(1) Humbert, *Essai sur la manière de réduire les luxations spontanées de l'articulation coxo-fémorale.* Paris, 1835, in-8, et atlas.

eut affaire à de véritables luxations : je vous indiquerai comme exemples la première et la deuxième observation. Bonnet nous a d'ailleurs donné l'explication des succès de Humbert en faisant voir que, dans les cas même où il y a ulcération et agrandissement du cotyle, le fémur, grâce à la substitution de l'abduction et de la rotation en dehors à l'adduction et à la rotation en dedans, ne tend plus à remonter sur l'os des iles, mais trouve sur le fond de la cavité articulaire un point d'appui solide où il peut facilement se fixer (1).

C'est donc avant tout du bénéfice du redressement qu'il faut tenir compte, et d'après ce que nous avons dit tout à l'heure, vous savez que dans certains cas de pseudo-luxations on peut, grâce à l'emploi de ce moyen fondamental du traitement, arriver par des soins consécutifs à la guérison, c'est-à-dire à l'ankylose dans une position favorable. Il n'est plus surprenant de constater dès lors des succès, lorsque des tractions continues suivies de ce que Humbert appelait la réduction, et un traitement consécutif longtemps prolongé ont été mis en usage ; mais la question de la possibilité de la réduction des luxations véritables et de sa valeur, n'en reste pas moins tout entière à traiter.

Je ne saurais mieux faire pour entrer en matière, que de vous rapporter un fait encore récent où la luxation fut bien constatée et où le traitement fut appliqué et dirigé par Bonnet lui-même (2). Une jeune fille de la

(1) Bonnet, *Traité de thérapeutique des maladies articulaires*, p. 475.

(2) *Nouvelles méthodes*, etc., p. 140 et 160.

Lorraine, alors âgée de onze ans, fut conduite à Paris pour y être traitée d'une double coxalgie; il y avait luxation, et l'on sentait facilement la tête au-dessous du grand fessier; à droite il y avait flexion et abduction. La maladie avait succédé à une scarlatine et datait de dix mois environ. M. Bouvier avait trouvé l'enfant trop affaiblie pour entreprendre un traitement, et avait conseillé Plombières. J'avais été consulté aussi et avais conseillé des tractions continues avec des poids de plus en plus lourds. Enfin M. Nélaton avait engagé à remettre la malade entre les mains de Bonnet : celui-ci l'opéra, le 19 août 1858, pendant son dernier séjour parmi nous. Le bassin fixé par l'étau et l'anesthésie obtenue, le chirurgien essaya d'abord de redresser la cuisse luxée; ne pouvant triompher complétement de l'adduction, il passa, au bout de vingt minutes, au redressement de la cuisse droite, qui fut complétement obtenu par les manœuvres ordinaires; puis, revenant à la cuisse gauche, il coupa tous les adducteurs, redressa complétement, plaça le bandage inamovible des deux côtés et déposa la malade dans une de ses grandes gouttières. Le redressement était complet, on avait pu constater pendant les manœuvres la dénudation des surfaces articulaires de l'un et l'autre côté, mais la tête était restée hors de la cavité cotyloïde.

Il n'y eut pas d'accidents, la malade fut cependant transportée dans son pays, huit jours après l'opération, puis à Lyon deux mois après; le 19 octobre, le bandage amidonné fut enlevé par Bonnet, et le membre gauche, dès qu'il fut abandonné à lui-même, tendit à revenir à l'adduction et à la rotation en dedans. La persistance de la luxation de nouveau constatée explique ce résultat ; à droite, au contraire, la direction restait régulière. Des mouvements furent dès lors institués à droite et des tractions continues opérées à gauche, mais seulement pendant la nuit ; le jour on devait faire essayer la marche avec un tuteur spécialement construit, qui fut livré et appliqué le 29 octobre ; la malade quitta Lyon le soir même, et je ne sache pas qu'elle ait été revue.

Voilà donc, pour ce qui concerne le redressement des deux membres, des opérations habilement conduites ; mais, quoique, dès l'application de l'appareil mécanique devant servir de tuteur, *les deux membres aient paru de nouveau bien conformés*, quoique *la malade ait pu faire quelques pas sans douleur, soutenue à droite et à gauche par des aides*, est-on en droit, comme Bonnet, de ne pas douter *qu'elle n'arrivât un jour à marcher avec une très faible claudication ?*

Vous savez que, pour ma part, je suis arrivé à professer que la forme seule est rendue aux membres dans les cas analogues et que le mouvement est perdu ; si donc, comme je suis disposé à le croire, c'est une double ankylose qui aura été réservée à cette malade, alors que sera devenue la marche ?

Quoi qu'il en soit, il est un point qui doit surtout attirer notre attention dans ce fait, c'est la non-réduction de la luxation. Bonnet ne nous a pas dit pourquoi il ne l'essaya pas ; ce sont sans doute les plus grandes violences dont il aurait fallu user pour réduire immédiatement, violences dont la dangereuse action pouvai être justement appréciée par ce chirurgien, qui dictèrent sa conduite. Vous lirez en effet, dans son *Traité des maladies des articulations* (1), un fait de réduction *immédiate* d'une luxation pathologique de la hanche, suivi de récidive trois jours après, et terminé par la mort trois semaines plus tard. Je vous rappelle ce fait comme le seul bien authentique de réduction de luxation pathologique de la hanche. Pour ma part, je n'ai tenté qu'une fois la réduction de cette luxation, pour un cas de luxation du fémur en arrière, survenue chez un enfant de quatre ans, à la suite d'une coxalgie qui ne remontait pas à plus de sept mois ; le fémur était mobile dans sa position nouvelle, sans engorgement ni douleur. L'extension, pratiquée avec la moufle, fut portée d'abord à 75 kilogrammes ; à ce moment, la saillie de la tête avait disparu, et il me semblait la sentir entourée du rebord cotyloïdien, mais non entièrement rentrée dans sa cavité ; aussi, à peine l'extension avait cessé, que le déplacement avait reparu. Un léger gonflement suivit l'opération et disparut au bout de quelques jours. Je voulus alors essayer de l'extension prolongée, d'abord avec un poids de 3 kilogrammes, qui put être porté à 7 kilogrammes, en protégeant la jambe par un bandage dextriné. Au bout d'un mois, n'apercevant aucun changement dans la position de la tête fémorale, je réappliquai la moufle et portai la traction jusqu'à 115 kilogrammes, sans pouvoir même cette fois ramener la tête dans sa cavité ; il n'y eut aucun accident (2).

(1) Page 409, t. II.
(2) Malgaigne, *Traité des luxations*, p. 249.

Humbert, Champion et Bonnet ont rapporté aux luxations pathologiques cette luxation de la hanche dont Guyenot a fait l'histoire (1), et dont Cabanis aurait obtenu la réduction en une seule séance, au bout de vingt-six mois. Mais, d'un autre côté, Delpech a nié que ce fût une luxation ; et l'observation est tellement incomplète, qu'il n'est pas plus sûr d'opter pour une opinion que pour une autre.

Vous connaissez les faits de Humbert, bien que la luxation ne soit pas toujours niable, rien ne prouve qu'elle ait été réduite et que cet orthopédiste n'ait pas cru avoir rentré la tête dans sa cavité alors qu'il avait seulement redressé le membre ; Humbert employait d'ailleurs l'extension continue.

Salmade (2) paraît avoir essayé le premier une autre méthode, et a traité une luxation pathologique compliquée du fémur, par des extensions douces et répétées, il y employait la main seule ; il put ramener le membre à sa rectitude naturelle et obtint la guérison avec un raccourcissement très peu marqué. Ce fait, malheureusement, ne supporte pas l'examen, et rien n'est moins prouvé par la description de l'auteur que l'existence de la luxation annoncée. Il en est de même des faits de Harris qui, en 1835 (3), a usé de cette méthode en se servant d'un appareil, et de celui de

(1) *Mém. de l'Acad. de chirurgie*, t. XV, p. 346 et suiv., édition in-8.

(2) *Précis d'observations sur les maladies de la lymphe*, 1803, p. 73.

(3) *Gazette des hôpitaux*, 1839, p. 530.

M. Trinquier (1), qui a imité cet exemple et publié à ce sujet un grand mémoire où il ne manque que le diagnostic de la luxation et celui de la réduction.

Je répète donc que le cas de Bonnet est le seul où il y ait eu réduction ; la possibilité de la réduction est par cela même hors de doute ; mais la question porte beaucoup plus encore sur son utilité que sur les difficultés qu'elle peut offrir. Nous pouvons apprécier ce premier point en continuant à élaguer tout ce qui ne se rapporte pas à la luxation réelle, et en nous rendant un compte rigoureux de ce que peut donner la réduction dans ces cas. Nous avons vu qu'il n'en faudrait attendre qu'une meilleure direction et une plus grande solidité du membre, c'est-à-dire l'ankylose dans une bonne position ; mais ce résultat est encore assez beau pour ne pas être négligé.

Avant de chercher à l'obtenir, il faut cependant que l'état général et l'état local nous permettent de l'atteindre sans danger pour la vie du malade, et dans ces conditions, en supposant même, ce qui est le plus habituellement arrivé jusqu'à présent, que l'on n'obtienne que le redressement sans réduction, l'avantage qu'il y a à faire disparaître la plus grande partie de la déviation est de nature à justifier des efforts même infructueux de réduction.

Resterait maintenant, messieurs, à examiner les moyens à mettre en usage quand l'indication de la ré-

(1) *Quelques mots sur la luxation spontanée du fémur*, in-4°. Montpellier, 1845.

duction est bien posée; je me contenterai, dans cette leçon, de vous dire que la méthode de l'extension continue est celle qui me paraît offrir le plus d'avantages et le moins de dangers, car nous en étudierons les moyens dans la prochaine leçon, à propos du traitement des luxations congénitales de la hanche.

QUATORZIÈME LEÇON.

Sommaire. — Luxations par paralysie ; par relâchement des ligaments ; par hydarthrose aiguë ou chronique. — Elles peuvent être observées à tous les âges, mais surtout dans l'enfance. — Elles ont souvent été regardées, mais à tort, comme congénitales. — Elles peuvent être réduites, même lorsqu'elles sont anciennes. — La récidive est la règle. — Traitement palliatif. — Luxations congénitales. — Causes. — Examen de pièces pathologiques.

Messieurs, avant de vous parler des luxations congénitales, nous avons encore à vous signaler deux espèces rares de luxations pathologiques dont j'ai réuni quelques exemples dans mon *Traité des luxations* (1).

Dans ces cas il n'y a pas d'altération notable des tissus et ces luxations peuvent être la conséquence de la paralysie, du relâchement des ligaments, de l'hydarthrose aiguë ou chronique.

Les luxations par suite de paralysie sont rares. Stanley (2) a rapporté le cas d'un homme de quarante-huit ans frappé depuis huit ans d'une hémiplégie. Comme il faisait usage de béquilles, on s'aperçut, deux ans avant sa mort, que les membres inférieurs étaient allongés, et, dans la rotation imprimée à la cuisse, on sentait si facilement le col et la tête du fémur, qu'on présuma une

(1) *Op. cit.*, p. 883, 220, 222, 229.

(2) Stanley, *On dislocation by elongation of the capsule, etc.* (*Med. chir. trans.*, vol. XXIV, p. 123.)

luxation. L'autopsie montra, en effet, la capsule et le ligament rond, tellement allongés, que la tête était descendue au-dessous de la cavité cotyloïde. Copland (1) paraît avoir vu un cas du même genre.

Le relâchement des ligaments a, dans ces cas, préparé la luxation qui s'est effectuée sous l'influence du poids du membre. Pour l'articulation coxo-fémorale en particulier, c'est là un fait d'autant plus remarquable que, d'après la théorie si connue des frères Weber, sur l'action de la pression atmosphérique, les surfaces articulaires de cette jointure peuvent se maintenir rapprochées après la section complète de toutes les parties musculaires et fibreuses qui les entourent.

Quand le mouvement se rétablit, la capsule ne revenant pas sur elle-même, l'action des muscles peut porter la tête hors de sa cavité, lorsque leur contraction est convulsive, on a pu voir, comme dans le cas de Bottentuit, la luxation se reproduire à plusieurs reprises, ou les deux fémurs se luxer successivement comme dans un autre fait de Stanley.

Ce qu'il y a de plus curieux et de plus rare encore, c'est que dans certains cas *le relâchement des ligaments* survient sans causes appréciables.

J'ai cité ce fait de Longfield (2), dans lequel une luxation coxo-fémorale semble survenir sous la seule influence de la débilité générale, mais certains sujets, sans avoir souffert de l'articulation, ont la singulière faculté

(1) *Gazette des hôpitaux*, 1841, p. 104.
(2) *The Edinburgh med. and surg. Journal*, 184, vol. VI, p. 436.

de se luxer et de réduire le fémur à volonté. Portal, le premier, en a vu un exemple chez un abbé de Saint-Benoît. Humbert (1) cite un chirurgien des environs de Troyes, qui se luxait le fémur en haut et en dehors et le réduisait par le simple jeu des muscles, sans y mettre la main. Il rapporte même l'histoire assez curieuse d'un individu doué du même privilége, et qui, à la suite d'une rixe ayant reproduit sa luxation, l'attribuait aux violences de son adversaire, et réclamait des dommages et intérêts.

Brindley avait communiqué à A. Cooper un cas du même genre, observé chez un homme de cinquante ans (2). D'autres ont été cités par Coulson, Solly et Stanley, en sorte qu'on en possède déjà sept observations.

Dans cette affection, qui du reste demande à être mieux étudiée, il ne semble pas que la laxité des ligaments nuise aux fonctions du membre. Il n'en a pas été de même lorsque la capsule a été allongée et distendue à la suite de la paralysie. Je n'ai pas d'indications particulières à poser pour le traitement de ces cas, nous en retrouvons les bases dans celui des luxations congénitales ; ces faits nous conduisent, d'ailleurs, à examiner ceux où la distension capsulaire et son relâchement ont été dus à l'hydarthrose.

C'est une histoire que l'on a longtemps négligée, n'ayant en vue que les cas où l'inflammation aiguë ou

____

(1) *Op. cit.*, p. 35.

(2) A. Cooper, préface du *Traité des luxations*.

chronique de la hanche amenait la destruction des ligaments de son articulation, on laissait de côté ceux où elle les modifiait sans les rompre. Cet allongement des ligaments s'observe cependant dans bien des circonstances, nous avons eu occasion de vous le signaler au genou, à la hanche; il est beaucoup plus fréquent qu'on ne se l'imagine, et peut être rencontré chez le fœtus, l'enfant, l'adulte et le vieillard; il est des cas aigus où la luxation se fait en quelques jours, mais le plus ordinairement l'hydarthrose suit une marche chronique et n'amène la luxation qu'après un temps plus ou moins long; c'est chez les enfants surtout que s'observe cette affection.

J.-L. Petit (1) a le premier bien mis en lumière l'action de l'épanchement, comme cause de luxation, et sa production sous l'influence de l'inflammation articulaire. Celle-ci aurait reconnu pour cause, dans les cas qu'il a observés, une chute sur le grand trochanter, et le fémur ne se serait luxé que longtemps après la chute. Il a, néanmoins, vu des phénomènes aigus et les a traités comme tels. Quoi qu'il en soit, plusieurs faits de luxations produites pendant une hydarthrose aiguë ont été observés depuis.

Boyer (2) a observé deux malades chez lesquels la douleur était excessive et qui ont eu le fémur luxé dans le cours d'une fièvre essentielle; il est difficile, dans ces deux faits, d'attribuer la luxation à autre chose qu'à un épanchement aigu. On méconnaît d'ailleurs assez

____

(1) J.-L. Petit, *Maladies des os; de la luxation de la cuisse qui succède à la chute du grand trochanter.*

(2) *Traité des maladies chirurgicales,* t. IV, p. 347.

souvent ces luxations, surtout à la hanche, au moment de leur production ; c'est ainsi que Stanley constata une luxation du fémur en arrière, dix semaines après l'explosion d'un rhumatisme articulaire qui, du coude droit et de l'épaule gauche, s'était définitivement porté dans la hanche droite. C'est lorsqu'on leva le malade pour la première fois que l'on trouva la cuisse raccourcie et tournée en dedans, et que l'on constata la luxation, on ne s'était pas jusqu'alors douté du déplacement.

Si les luxations produites dans les conditions d'acuité échappent au chirurgien, elles passent plus facilement inaperçues encore, lorsqu'elles ne se produisent qu'à la longue et sans douleur, et si vous supposez, comme le plus souvent il arrive, qu'il s'agisse d'un enfant, il pourra devenir fort difficile d'établir si la luxation que l'on vient vous montrer est congénitale ou pathologique.

Avant que l'on eût apporté une attention suffisante à l'étude des luxations congénitales, on était assez disposé à mettre sur le compte de la nourrice, les luxations du jeune âge ; depuis on a voulu qu'elles fussent toutes congénitales : il y a exagération de part et d'autre. Il y a des cas où des enfants examinés comme il faut, et reconnus bien conformés à la naissance, sont rapportés boiteux par la nourrice, et chez lesquels on constate une luxation ; on est disposé à rechercher alors une cause traumatique, qui souvent nous échappe, mais le traumatisme est tout à fait inutile pour se rendre compte de l'accident. Il y a eu refroidissement, l'enfant a été atteint d'une hydarthrose qui a amené une luxation.

Quand on a l'expérience de ces sortes de choses, il

ne peut y avoir de doutes dans de semblables conditions; il ne peut y en avoir, même, dans certains cas où l'enfant n'a pas été vu par le médecin à la naissance, et cependant certains de ces cas ont été rangés dans les luxations congénitales. C'est ce qu'a fait Pravaz : cet auteur rapporte, dans son livre, dix-neuf cas de luxations qu'il croit congénitales, il y a même, dans son appendice, une démonstration spécialement destinée à établir que toutes les luxations des enfants sont congénitales, cependant un de ceux dont il donne l'observation n'a boité qu'à sept ans.

Il n'est pas besoin, pour un fait semblable, d'autre présomption pour établir la non-congénitalité de l'affection, mais lorsque l'on étudie avec soin les autres cas, leurs détails permettent d'apprécier que dans quatre autres encore, la luxation ne s'est certainement produite qu'après la naissance ; cela nous fait donc cinq luxations sur dix-neuf, qui ne sont pas congénitales.

Les conditions dans lesquelles se produisent ces luxations étaient importantes à chercher, car elles nous permettront de poser, pour le traitement, des préceptes importants et d'apprécier la valeur de l'intervention chirurgicale dans ces cas.

J.-L. Petit avait bien remarqué que ces luxations n'ont aucune mauvaise suite que la claudication, tandis qu'il en est d'autres qui sont accompagnées d'abcès et de carie. La capsule est en effet dilatée, mais elle reste intacte, la tête a quitté la cavité cotyloïde, mais n'a pas traversé son enveloppe fibreuse, il ne s'est fait, d'ailleurs, ni à sa périphérie dans l'épaisseur des parties molles, ni dans sa cavité, d'épanchement plastique qui la maintienne dans de nouvelles connexions, toutes conditions que l'on trouve, au contraire, dans les luxations traumatiques anciennes ; les surfaces osseuses ne sont pas modifiées, la cavité cotyloïde est normale. Le chemin à parcourir pour revenir à la position normale est donc libre, et peut rester libre pendant un temps fort long ; la réduction est, par conséquent, facile et longtemps opérable, mais si rien n'empêche la tête de rentrer dans son cotyle, rien ne peut s'opposer non plus à ce qu'elle le quitte de nouveau, les récidives sont donc aussi la règle.

Les orthopédistes se sont fait, à ce propos, des théories bien extraordinaires, rien n'est plus simple cependant que de bien se rendre compte de ce fait. Vous avez une luxation sous-coracoïdienne traumatique, vous la réduisez, vous faites faire des mouvements prématurés, la déchirure capsulaire ne se ferme pas, ses bords s'organisent, elle est transformée en une ouverture permanente ; vienne un mouvement d'élévation du bras, il reproduira la luxation ; vous la réduisez encore, elle se reproduira de nouveau, c'est un cas incurable. C'est l'image de ce que vous avez dans les luxations coxo-fémorales suite d'hydarthroses chroniques, c'est ce que nous retrouvons aussi dans les luxations congénitales ; que la capsule soit allongée et élargie ou qu'elle offre une ouverture accidentelle pour le passage de la tête, cela revient exactement au même, seulement, dans le second cas la sortie en sera plus facile encore ; aussi la luxation s'est-elle produite souvent sous l'influence de mouvements faits dans le lit.

Th. Bartholin constata (1), chez son neveu, une luxation en avant, ce qui est tout à fait exceptionnel dans ces cas. Elle était survenue à la suite d'un rhumatisme articulaire aigu, des efforts de traction bien dirigés ramenèrent la tête fémorale dans sa cavité, mais elle ne put y être maintenue.

M. Broca a vu une femme de cinquante ans, affectée, depuis deux ans, d'une luxation iliaque pathologique, chez laquelle une simple traction ramenait la tête dans sa cavité dont elle s'échappait dès que la malade se levait (2).

La jeune fille dont parle Bottentuit eut sa luxation réduite trois fois. Il paraît, cependant, que la dernière réduction fut plus stable. Je vous ai parlé, dans la dernière leçon, des essais que je fis pour une luxation simple suite de coxalgie, de la facilité avec laquelle elle se reproduisit et de l'inutilité de l'extension continue, employée après ce premier insuccès; dans les fractures du col, l'extension continue m'a, du reste, toujours donné des résultats négatifs. Voilà des insuccès bien constatés, nous aurons à nous expliquer sur les succès annoncés par Humbert et Pravaz pour des luxations prétendues congénitales, nous le ferons en appréciant la valeur du traitement orthopédique pour celles-ci; mais nous devons dès à présent vous dire que la position de quelques-uns de leurs malades fut améliorée, au moins temporairement.

(1) Manget, *Bibliotheca chirurg.*, t. III, p. 139.
(2) *Bulletin de la Société anatomique*, 1850, p. 70.

Il reste donc établi que pour les luxations suite d'hydarthrose la réduction peut être obtenue même après un temps fort long, privilége dont nous avons donné la raison anatomique, mais il n'est pas moins constaté que la récidive ne peut être prévenue. Si l'on envisage la question à un autre point de vue que celui de la réduction, on constate dans certains cas d'heureux effets d'un traitement semblable à celui que l'on met en usage dans les luxations congénitales ; il y a donc lieu d'en essayer l'application. En tous cas un traitement palliatif peut être mis en usage, c'est aux moyens mécaniques qu'il faut alors recourir. Chez la fille d'un orthopédiste, le déplacement de la tête fémorale se manifestait seulement par un écartement marqué du trochanter ; la luxation était double, le père de la malade voulait lui appliquer des moxas, je l'en détournai et l'engageai à lui faire porter une ceinture en cuir solidement bouclée et embrassant le bassin, mais laissant les trochanters aussi libres que possible ; cette malade a complétement guéri, c'est aujourd'hui une mère de famille, elle n'a jamais boité depuis sa guérison. Dupuytren a d'ailleurs conseillé une ceinture serrée autour du bassin, entre la crête iliaque et le grand trochanter, ayant trois à quatre travers de doigts de large, munie de goussets pour embrasser les trochanters et enfin retenue par des sous-cuisses ; il en conseillait l'emploi comme moyen palliatif dans les luxations congénitales.

La plupart de ces luxations succèdent aussi à des hydarthroses dont le fœtus a été affecté pendant la vie intra-utérine, mais ce n'est pas la seule lésion articulaire

que l'on ait constatée pendant cette période ; des coxalgies avec toutes les lésions qu'elles peuvent entraîner
ont été également trouvées, chez des fœtus mort-nés.
Il ne faut pas oublier qu'à cette époque la tête fémorale
est encore cartilagineuse, que la cavité cotyloïde est en
voie d'ossification ; il peut donc se faire que ces parties
cartilagineuses disparaissent complétement, comme le
font dans un autre âge les cartiges d'encroûtement, et
que la tête et la cavité soient à jamais détruites. L'extrémité supérieure du fémur n'a plus alors ses rapports
normaux, il peut y avoir tous les symptômes de la luxation, mais il n'y a pas luxation véritable.

On a cependant raisonné sur ces faits d'une manière
toute différente ; c'était se créer volontairement des
illusions ou se préparer des mécomptes, que de vouloir
considérer comme des luxations et de prétendre traiter
comme telles des difformités qui en diffèrent d'une
façon si essentielle. Aussi me semble-t-il nécessaire de
vous rappeler tout d'abord sommairement quelques
points de l'anatomie pathologique des luxations congénitales, dont ces pièces, empruntées au musée Dupuytren, vous montrent les principaux détails.

Sur la pièce n° 743, due à Desault, la difformité est
double ; elle est inscrite sous le titre de luxation probablement congénitale de deux fémurs en haut. Mais
les fémurs n'ont ni tête ni col, il n'y a que des vestiges
de la cavité cotyloïde représentée à droite par une dépression à peine profonde comme la cavité glénoïde de
l'omoplate. Le fémur était, il est vrai, rattaché à ces
vestiges de la cavité par des ligaments ; on voit à droite

les restes de la capsule qui est très allongée et très élargie, mais l'on ne peut, vu cette absence totale des surfaces articulaires, considérer un tel fait comme une luxation.

Il en est de même pour la pièce n° 744, le côté droit est entièrement sain, ce qui permet de juger de l'atrophie du fémur du côté malade dont le corps a diminué de moitié ; mais la tête et le col ont complétement disparu. La cavité cotyloïde est représentée par une dépression irrégulière à laquelle ne répond pas le fémur dont l'extrémité supérieure est placée directement au-dessus de l'ancienne cavité au niveau d'une légère dépression creusée à ce niveau sur l'os coxal.

Sur le n° 742, les cavités manquent entièrement ; à la place qu'elles devraient occuper vous voyez une petite saillie osseuse ; les fémurs n'ont pas été conservés, mais j'oserais affirmer qu'ils n'avaient ni tête ni col. Encore une fois, messieurs, c'est à tort que l'on dit dans des cas semblables qu'il y a luxation ; ce sont des pseudo-luxations. On peut même, quoique l'analogie soit un peu éloignée, les rapprocher de celles qui se produisent chez l'adulte sous l'influence des lésions de la coxalgie, avec cette différence qu'ici les têtes encore cartilagineuses se ramollissent, — M. Parise a cité un cas où elles étaient malléables comme de la mie de pain, — et disparaissent sans s'être développées ; il en est de même de la cavité cotyloïde, ainsi que j'ai déjà eu occasion de vous le dire.

Il y a des cas où la tête et la cavité existent, mais la déformation de l'une et de l'autre est telle que toute coaptation des surfaces articulaires est rendue impossible. Sur le n° 541ᵃ qui appartient à un fœtus, vous voyez une luxation complète en arrière et en haut, la tête et le col sont assez régulièrement développés, mais il n'y a que des vestiges de la cavité cotyloïde. L'état de conservation incomplète de l'os coxal rend, du reste, cette pièce moins frappante que celles que j'ai encore à faire passer sous vos yeux. Voici une belle pièce due à M. Broca (748) : la tête et la cavité sont déformées, à peu près triangulaires, cependant elles ne pouvaient se coapter ; aussi la tête venait-elle appuyer pendant la marche dans une cavité de nouvelle formation, c'est-à-dire dans cette dépression irrégulière que vous voyez en arrière et en haut sur le bord de la cavité cotyloïde. La capsule était intacte, mais allongée et élargie de près de moitié, le ligament rond avait pris part à cette élongation, et c'est par conséquent médiatement que la tête recouverte de sa capsule venait prendre point d'appui et se creuser une nouvelle cavité sur l'os iliaque.

Sur les pièces qui ont jusqu'à présent passé sous vos yeux, ces cavités de nouvelle formation sont peu prononcées ; je tiens cependant à bien attirer votre attention sur ces nouvelles articulations dont vous verrez de très beaux types sur les autres pièces, qui vous montrent aussi d'ailleurs cette absence de proportions entre la tête et le col et dont nous parlions tout à l'heure.

Sur le n° 748ᵃ donné par M. Bouvier, la nouvelle cavité est bien accusée, mais peu profonde ; elle est creusée aux dépens de l'os iliaque qui semble aminci en ce point, l'ancienne est comblée par des productions ostéocartilagineuses. Cet effet de la pression sur l'os iliaque est bien plus manifeste encore sur la pièce n° 749, due à Breschet. Nous possédons seulement la moitié droite du bassin ; la cavité, de nouvelle formation, est beaucoup plus large que la tête, d'ailleurs atrophiée ; elle est très peu profonde, et cependant vous voyez l'os iliaque aminci et transparent, bossué du côté du bassin. C'est une pièce des plus belles. L'ancienne cavité est entièrement effacée, et la tête est fixée dans sa nouvelle position par des liens fibreux, que l'on a conservés en partie.

A côté de cet amincissement de l'os par la pression, je puis vous montrer, au contraire, la formation de nouvelles productions osseuses formant plateau et venant offrir à la tête de nouveaux points d'appui. Le n° 746 est un exemple de double luxation probablement congénitale ; à droite, la tête est aplatie, élargie, éburnée ; la cavité est rétrécie, triangulaire, et ne pouvait certainement plus recevoir la tête, qui repose sur un plateau osseux de nouvelle formation, où elle était sans doute fixée par des adhérences fibreuses dont on voit les vestiges ; à gauche, la tête est plus large et plus volumineuse encore, et repose sur un large plateau osseux légèrement excavé, au pourtour duquel s'insère une capsule fibreuse de nouvelle formation. La cavité cotyloïde est également atrophiée de ce côté.

Vous voyez sous le n° 747 (Ménière) des plateaux osseux très larges faisant, pour ainsi dire, muraille autour de la tête fémorale, de telle sorte que les cavités de nouvelle formation ont une notable profondeur. Ces productions osseuses nouvelles existent encore sur les pièces 746ᵃ et 749ᵃ que j'ai données au musée. Sur l'une et l'autre la luxation est double et s'est faite dans la fosse iliaque externe ; vous y voyez aussi la tête fixée dans ses nouveaux rapports par des ligaments volumineux, tandis que les anciennes cavités sont à peu près effacées.

Je n'ai pu, sur ces pièces, vous faire apprécier les modifications que peuvent subir les parties fibreuses de la jointure affectée de luxation congénitale ; c'est cependant un point important à établir et sur lequel M. Bouvier a beaucoup insisté (1). Nous n'avons guère pu nous rendre compte jusqu'à présent que de l'élargissement et de l'allongement des parties fibreuses ; mais la nouvelle position du fémur, si elle tend à allonger une portion de la capsule, permet à la portion opposée de se rétracter et se raccourcir. Il est une autre disposition bien plus importante qui naît sous l'influence de la même cause, à savoir, de la tendance à la rétraction des tissus fibreux lorsqu'ils ne sont plus maintenus dans leur tension normale. La tête habite un point seulement du manchon capsulaire distendu, de telle sorte qu'entre la portion qui s'insère au col et celle qui tient à la cavité cotyloïde, il y a un vide ; sous l'influence de la rétraction du tissu fibreux, cet espace tend à se rétrécir si bien que la capsule va se trouver divisée en deux portions cotyloïdienne et fémorale, et qu'elle prendra la forme en sablier ou en besace auxquels elle a été alors

____

(1) *Leçons cliniques*, p. 107.

comparée. Il reste, il est vrai, une communication entre ces deux espaces, mais, bien que l'oblitération ne soit pas complète, il n'en est pas moins évident que la tête emprisonnée dans une partie de la capsule ne peut plus être introduite dans la cavité cotyloïde, vu l'impossibilité où l'on se trouve de lui faire franchir le rétrécissement capsulaire, même quand elle est atrophiée. C'est là le fait le plus important que nous avions à vous signaler parmi les modifications que peut éprouver la capsule ; il nous restera, bien entendu, à savoir quelle est l'influence de l'ancienneté de la maladie sur la production de ces lésions, ou mieux, de ce travail pathologique secondaire, qu'il porte sur les parties fibreuses ou les parties osseuses ; c'est ce que nous apprécierons en jugeant de l'opportunité du traitement selon l'âge du sujet. Nous devons, pour le moment, nous en tenir à ces quelques détails, ils ne nous donnent pas, il est vrai, l'anatomie pathologique complète des luxations congénitales, mais ils serviront à nous guider dans l'étude des méthodes thérapeutiques, que nous allons entreprendre ; aussi, résumerons-nous ce que ces pièces nous ont démontré en disant :

Qu'il y a des cas où, ni l'extrémité supérieure du fémur, ni la cavité cotyloïde n'existant, on ne peut établir qu'il y ait luxation ; ce sont des pseudo-luxations ;

Qu'il en est d'autres où la tête et la cavité existent, mais elles sont déformées, augmentées de volume ou atrophiées. Sans insister sur la fragilité de la tête fémorale dans ces cas, il est aisé de voir que la disproportion des parties empêche leur coaptation, et en supposant même que l'atrophie plus considérable de la tête permît de la replacer dans la cavité cotyloïde, on ne pourrait espérer l'y maintenir.

Enfin, il y a une autre série de faits dans lesquels la tête s'est créé une nouvelle cavité, soit par usure de l'os coxal, soit par développement de productions osseuses nouvelles; il y a dès lors des surfaces articulaires nouvelles et maintenues par des ligaments de création pathologique que le chirurgien doit savoir respecter.

Nous avons dit en dernier lieu que la capsule peut, dans certains cas, se rétrécir, empêcher le retour de la tête dans la cavité, et, pour les cas enfin où elle peut y être ramenée, il ne faut pas oublier de vous rappeler que les muscles ont également subi une rétraction qui les a accommodés à une position vicieuse et qu'ils tendent incessamment à reproduire.

QUINZIÈME LEÇON.

Messieurs, nous avons, à la fin de la dernière leçon cru nécessaire de vous faire constater sur des pièces pathologiques, les principales lésions qui accompagnent les déplacements congénitaux du fémur ou qui leur succèdent. Indépendamment des cas où la tête et la cavité ne se sont pas développées, vous en avez vu où la disproportion des parties articulaires, où la formation de nouvelles cavités, où le rétrécissement de la capsule rendaient la recherche de la réduction illusoire, inutile ou inopportune.

Ce qu'il importerait plus encore de savoir, c'est le rôle qu'il faut attribuer à l'âge de la déformation, par conséquent à l'âge du sujet; pour la production des lésions consécutives au déplacement. Dans cette étude, vous le comprenez, le chirurgien trouverait les conditions les plus sûres de l'opportunité et de l'efficacité possible de son intervention.

Il est malheureusement difficile aujourd'hui de répondre d'une manière quelque peu satisfaisante à cette question : à quel âge peut-on tenter la réduction d'une luxation congénitale?

J'ai réuni un certain nombre d'autopsies, huit ont été pratiquées depuis la naissance jusqu'à l'âge de deux mois et demi, la moins ancienne qui vienne ensuite a été étudiée par Vrolik sur une petite fille de huit ans; elle était unilatérale et incomplète; puis il en a une incomplète encore à dix ans; dans cinq autres autopsies, ces sujets avaient onze ans, seize ans, de vingt à vingt-cinq ans, vingt-deux et vingt-neuf ans; dans tous ces cas, les luxations étaient complètes.

Ce simple énoncé vous fait voir combien ces faits restent insuffisants et combien ils sont incomplets, puisque, par exemple, les âges intermédiaires de deux mois et demi à huit ans, qu'il serait si intéressant d'observer, manquent complétement. Voici cependant ce que peuvent apprendre ces faits : dans la luxation incomplète de Vrolik, la cavité cotyloïde était presque toute remplie par le paquet adipeux hypertrophié, et le ligament rond avait disparu. A la place du rebord cotyloïdien postérieur, se voyait une croûte cartilagineuse fort tendre sur laquelle reposait la tête un peu aplatie, la tête parcourait très facilement l'espace libre qui lui était laissé par la capsule allongée (1).

Dans le deuxième fait dû à Paletta, l'agrandissement de la cavité cotyloïde est noté, mais sans autre détail (2).

(1) Vrolik, *Essai sur les effets produits par les luxations du fémur.* Amsterdam, 1839.

(2) Paletta, *Exercitates pathologicæ.* 1820, p. 84.

Chez la jeune fille de onze ans qui fut observée par M. Simonin, le ligament rond était allongé, la tête, sauf un léger aplatissement vis-à-vis de la fosse iliaque, avait sa configuration naturelle, *mais n'était déjà plus en rapport avec la moitié rétrécie* (1). A seize ans, Vrolik a trouvé les deux cavités rétrécies ; M. Bouvier (2) a également constaté le rétrécissement en tous sens, à vingt-deux et vingt-neuf ans. Il résulterait donc de l'examen de ces faits que la configuration des parties osseuses empêche de tenter la réduction dès deux ans dans les luxations incomplètes, dès onze ans pour les luxations complètes ; mais ce sont là bien plutôt des renseignements que des résultats assurés.

Dans le fait observé de vingt à vingt-cinq ans et qui appartient à M. Sédillot (3), outre la déformation de la cavité, la capsule était tellement rétrécie entre la cavité et la tête luxée, que celle-ci, bien qu'atrophiée, n'aurait jamais pu franchir cette espèce de détroit. Mais je dois faire remarquer que c'est le seul fait de ceux que je viens d'examiner où se trouve noté ce rétrecissement capsulaire ; il n'existait pas, par exemple, sur la jeune fille de onze ans disséquée par M. Simonin.

J'ai laissé de côté les huit faits observés dans les premiers temps de la naissance, les lésions encore primitives pour ainsi dire dont ils offrent de beaux exemples nous intéressent moins au point de vue de l'étude que nous poursuivons des obstacles à la réduction, mais

(1) Simonin, dans Humbert, *ouvr. cit.*, p. 231.
(2) *Bulletin de l'Académie*, t. III, p. 670.
(3) Sédillot, *Journal des connaiss. médico-chirurg.*, février 1836.

cependant je vous ferai remarquer que déjà on y voit noté dans quelques-uns un certain degré de déformation de la tête fémorale et de rétrécissement de la cavité cotyloïde ; néanmoins deux fois la réduction fut essayée sur le cadavre et obtenue avec la plus grande facilité. Ces deux faits appartiennent à MM. Parise et Verneuil ; j'en rapprocherai ceux de M. Richard (de Nancy), qui dit de même avoir trouvé la réduction facile chez deux enfants de dix-huit et vingt mois (1).

Des doutes sérieux s'élèvent cependant sur la possibilité de la réduction dans les luxations congénitales. Ce ne sont pas ces réductions opérées à la naissance que je voudrais opposer à une telle manière de voir ; mais, tout bien examiné, je crois cependant que la réduction a pu être quelquefois obtenue.

C'est M. Bouvier qui a apporté à l'impossibilité de la réduction les arguments les plus sérieux ; il a surtout insisté sur le rétrécissement capsulaire. Ce que nous venons de dire démontre, en effet, que la réduction peut souvent être rendue impossible, plus encore d'ailleurs, par la déformation de la cavité cotyloïde notée chez les plus jeunes sujets de nos observations, que par le rétrécissement de la capsule noté seulement une fois de vingt à vingt-cinq ans. Mais ne se peut-il donc pas faire que les conditions anatomiques qui ont laissé la réduction si facile dans le premier mois de la vie ne puissent se retrouver plus tard? C'est ce que je crois pour ma part ; c'est ce que nous avons d'ailleurs établi pour les

____

(1) *Traité des maladies des enfants*, 1839, p. 123.

luxations suite d'hydarthroses non congénitales, qui ont avec celles-ci des rapports si intimes.

Il faut cependant reconnaître que l'examen scientifique de la pratique de ceux qui se sont occupés du sujet est bien fait pour inspirer l'incrédulité. Les difficultés les plus grandes s'y présentent à chaque pas, les problèmes les plus épineux sont posés, ils ne s'en préoccupent même pas; il est à chaque instant question de réduction, et nulle part des signes à l'aide desquels le chirurgien a pu s'assurer que la tête n'avait pas été seulement déplacée, ramenée plus ou moins près de sa cavité, mais replacée dans le cotyle. Dans les luxations traumatiques ce n'est qu'après avoir senti le choc caractéristique produit par la rentrée de la tête, et lorsque vous retrouvez les mouvements et la forme normale, que vous déclarez avoir réduit; ici la forme et les mouvements ne donnent que des présomptions insuffisantes, le choc caractéristique peut donc seul donner la certitude absolue de la réduction; ce n'est qu'ainsi que vous pourriez affirmer : est-ce ainsi que l'on a procédé? Nous allons d'ailleurs suivre dans ces différentes phases le traitement orthopédique appliqué aux luxations congénitales, et c'est chemin faisant que nous vous dirons où en sont encore aujourd'hui ces questions ardues, et quelles étranges théories, quelle étrange pratique on met en œuvre en l'absence de la réalité, à laquelle il faut avant tout savoir s'arrêter.

Les essais de réduction remontent à Hippocrate, qui d'ailleurs ne faisait pas de différence entre les luxations traumatiques et congénitales. Il n'en est plus de même aujourd'hui, le traitement de ces luxations est tout spécial. Au xviiᵉ siècle, Kerkring (1) raconte que sa propre nièce, enfant de six ans, ayant une jambe plus courte que l'autre, un chirurgien réussit par des tractions légères à rendre au membre sa longueur naturelle, mais sans pouvoir la maintenir. A notre époque, c'est avec l'extension continue que l'on a renouvelé ces essais : Jalade-Lafond et M. V. Duval s'en sont servis les premiers ; et en 1835 Humbert de Morley fit connaître cinq cas de succès, dans quatre desquels l'extension continue avait joué un rôle important.

L'extension continue, il est vrai, n'est qu'une préparation à la réduction, c'est un temps du traitement ; mais les orthopédistes y attachent une grande importance, et ces tractions sont devenues de règle, lorsqu'il s'agit d'une luxation congénitale. Elles ont pour but, dit-on, d'allonger les ligaments, qui ne le sont que trop en général, la laxité de la capsule permettant à la tête fémorale de se mouvoir sur l'iléum et de remonter plus qu'elle ne le fait jamais dans les luxations traumatiques ; mais il y a, il est vrai, des adhérences. C'est là un genre d'obstacle auquel les chirurgiens ont souvent affaire lorsqu'ils réduisent les luxations anciennes : nous avons pour notre part essayé plusieurs fois l'extension continue dans ces cas, nous n'avons jamais rien obtenu ; lorsque nous avons au contraire mis en œuvre à l'aide de la moufle des tractions que nous avons immédiatement portées à 200, 300 kilogrammes, nous avons triomphé

____

(1) Kerkringii *Spicilegium anatomicum*, 1670, obs. 64, p. 124.

des adhérences. Ceci n'est plus une vaine théorie ; car telle luxation qui se reproduit après avoir exigé une traction de 600 livres pour être une première fois réduite, pourra facilement l'être une seconde fois avec une traction d'à peine 60 livres. Ces faits sont du domaine de la pratique, mais je voudrais cependant les voir médités par les orthopédistes ; car ils démontrent que l'on peut vaincre les adhérences par les méthodes usuelles, tandis qu'il reste à démontrer que les tractions continues et prolongées arrivent au même but.

Pour les exercer, on a cependant imaginé des appareils que je n'ai pas à vous montrer et que je ne chercherai même pas à vous décrire, car leur complication n'a d'utilité qu'en ce qu'elle frappe vivement le malade et ceux qui l'entourent, elle peut même en imposer au médecin ; je considère comme entièrement inutile cet énorme arsenal que vous retrouverez dans toutes les maisons d'orthopédie. Il s'agit en effet d'établir l'extension et la contre-extension : vous ne pouvez pratiquer la contre-extension qu'en fixant solidement le bassin à l'aide d'un lacs dont le plein appuie sur le périnée et dont les extrémités se fixent au mur ou au lit ; quant à l'extension, je ne vois pas qu'il soit utile de l'exercer autrement qu'à l'aide d'un brodequin ou d'un bandage solidement faits, auxquels se relie une corde qui se réfléchit sur une poulie, et à laquelle on attache un poids déterminé.

Le poids à employer, la durée de l'extension, dépendront évidemment du degré d'allongement obtenu ; une mensuration bien faite peut seule en donner une idée exacte. Nous voyons cependant les orthopédistes employer ici les procédés de mensuration les plus défectueux.

Dans une des dernières observations de M. Gillebert, il est dit que, pour juger de l'allongement, il fait une raie à l'encre au niveau du grand trochanter, et que la distance qui séparait celui-ci de ce point de repère indiquait l'allongement obtenu; mais la distension de la peau devait nécessairement l'induire en erreur. Cependant on cesse l'extension à des termes variables, après cinq mois, six mois, huit mois, un an; mais à quel guide se fier pour apprécier l'opportunité de sa durée? A l'imagination sans doute! J'ai pu démontrer à M. F. Martin que dans un cas de fracture du col du fémur où il avait appliqué une ingénieuse machine à extension par lui inventée, et où il s'illusionnait sur son efficacité, il n'avait pas obtenu un millimètre d'allongement. Ainsi rien ne démontre que les orthopédistes qui cessent l'extension après six mois ont obtenu l'allongement du membre soumis à leurs tractions; ils auraient pu tout aussi bien, par conséquent, s'arrêter après un mois, ou mieux ne pas appliquer du tout l'extension continue.

Ce que nous venons de dire nous fait voir que nous ne pouvons même pas chercher à apprendre par l'étude des observations, à quel poids il faut recourir pour obtenir tel ou tel degré d'allongement; mais trouverons-nous au moins des indications précises sur le degré de traction qui peut être supporté par le malade pendant le laps de temps nécessaire à sa cure? La traction est le plus ordinairement portée tout d'abord à cinq, à six, à huit livres ; on augmente graduellement, et Pravaz a écrit qu'il a employé pendant cinq et six mois 20 et 24 kilogrammes de traction. Cela est déjà en opposition formelle avec des expériences que j'ai instituées pour des cas de fracture de jambe et du col du fémur, et cependant M. Gillebert, son successeur, dit employer des poids de 2 à 40 kilogrammes.

J'éprouve, je l'avoue, une difficulté réelle à m'expliquer comment une semblable traction a pu être supportée, lorsque nombre de fois je n'ai pu la maintenir à 5 kilogrammes. J'ai pu, il est vrai, la porter plus haut, je l'ai même fait monter à 40 kilogrammes, mais les malades se plaignaient immédiatement, et il fallait les délivrer, sous peine de produire des excoriations sur les points où portaient les pressions. Vous verrez, du reste, encore essayer l'extension continue dans les hôpitaux ; observez, et vous pourrez voir combien elle est difficilement supportée, même à un faible degré. Essayez-la sur vous-même, et au bout d'un quart d'heure vous serez obligés de vous débarrasser d'un poids de 5 kilogrammes seulement.

On dit, il est vrai, que l'on s'habitue à la traction ; je n'oserais, pour ma part, me fier à cette accoutumance. J'ai vu un cocher de M. Roux sur lequel Boyer lui-même avait appliqué son appareil à extension continue pour une fracture du col fémoral, il se produisit d'énormes eschares. Le malade ayant succombé plusieurs années après, je pus constater à l'autopsie que la fracture, dont les fragments étaient engrenés, n'avait en rien obéi à l'extension.

L'extension continue n'étant que préparatoire à la réduction, celle-ci doit être enfin opérée. Chose remarquable, malgré les tractions antérieures, il faut alors employer les mêmes manœuvres et dépenser la même force que lorsqu'il s'agit d'une réduction immédiate. Cette observation est, elle aussi, peu favorable aux tractions préalables. J'ai déjà eu, d'ailleurs, l'occasion de vous citer un fait bien significatif, relatif à cette luxation du fémur en arrière, survenue à la suite d'une coxalgie, pour laquelle j'exerçai d'abord des tractions à 75 kilogrammes sans rien obtenir, puis pendant un mois l'extension prolongée avec un poids de 3 kilogrammes, qui put être porté à 7 kilogrammes en protégeant le membre avec un bandage dextriné; puis enfin la traction avec la moufle, que je portai cette fois à 115 kilogrammes sans pouvoir ramener la tête dans sa cavité, tandis-que, dans ma première tentative, j'avais pu faire disparaître la saillie anormale qu'elle faisait sur l'ilium et la sentir entourée du rebord cotyloïdien, mais non entièrement rentrée dans sa cavité : aussi la luxation s'était-elle immédiatement reproduite.

Peut-on au moins obtenir la réduction en employant la force nécessaire ? Vous savez que c'est encore un fait fort controversé, et vous venez cependant de voir tout ce qu'il faut faire lorsqu'on la désire ; mais, admettant qu'elle soit obtenue dans quelques cas, peut-on la maintenir ? Il faut toujours craindre la récidive immédiate, chacun est d'accord à ce sujet; aussi une troisième série de moyens est-elle nécessaire pour prévenir un aussi fâcheux accident.

On a, pour cela, imaginé des appareils mécaniques dont je ne puis vous montrer que ce spécimen retrouvé par M. Charrière dans son arsenal. Indépendamment des différentes pièces destinées à s'appliquer sur le membre malade et autour du bassin, il y a une plaque qui doit appuyer sur le grand trochanter, et peut même en être rapprochée à l'aide d'une vis de pression. Cette complication instrumentale est inutile, les orthopédistes les plus expérimentés se contentent aujourd'hui d'appliquer autour du bassin une forte ceinture de cuir qui embrasse le trochanter, et qui, solidement bouclée, permet d'exercer une pression puissante. J'approuve entièrement cette manière de faire; mais l'appareil, quel qu'il soit, n'est pas tout, il faut encore laisser le malade au lit pendant cinq et six mois pour donner aux ligaments le temps de revenir sur eux-mêmes; et ce résultat auquel si souvent on arrive malgré soi en moins de temps encore, en immobilisant simplement les jointures normales, et en particulier les ginglymes, est souvent aléatoire ici.

Cependant il a fallu une année entière pour en venir là, et pendant ces douze mois partagés entre les extensions préparatoires et l'immobilité qui doit succéder à la réduction, les jeunes sujets ont été tenus au lit; cela n'est pas indifférent à constater, car la santé des enfants en est souvent très fâcheusement atteinte, et M. Bouvier a justement insisté sur ce point.

Cela fait, il est encore nécessaire d'apprendre à ces malades à se servir de leur membre; c'est une quatrième période du traitement pendant laquelle on met en usage les différents appareils appelés tuteurs du bassin, les béquilles, les massages, etc.

A cela doit se réduire l'exposé des moyens mis en usage pour le traitement des luxations congénitales, mais il a inspiré d'autres idées thérapeutiques que je ne puis passer sous silence. L'une d'elles a été mise en avant par Pravaz, et par plusieurs orthopédistes à sa suite, avec une conviction qui, seule, autorise à en relever l'étrangeté. On a réduit, on a consolidé les liens fibreux qui doivent maintenir la tête, prétention déjà bien élevée et peu justifiée d'ordinaire ; il ne manque plus pour compléter la cure qu'une cavité articulaire assez creuse pour bien maintenir la tête et lui permettre de jouer librement ; des manœuvres y pourvoiront. On placera le malade dans un appareil ; on fera faire au membre des mouvements, on arivera à ceux de circumduction, et l'on creusera ainsi une nouvelle cavité cotyloïde ! Ce sont en vérité des idées d'un autre âge : cela, cependant, a été raconté sérieusement, et renouvelé sous une autre forme. M. J. Guérin a, lui aussi, confiance dans l'efficacité des mouvements pour compléter la cavité cotyloïde ; mais il y ajoute une opération nouvelle destinée à créer un sourcil cotyloïdien. Il faut, pour cela, s'armer d'un ténotome et inciser le périoste et les parties molles au pourtour du cotyle ; l'auteur affirme avoir pu reconnaître, à travers les muscles fessiers, le sourcil cotyloïdien de nouvelle formation ; malheureusement il ne nous a donné à ce sujet que des assertions qui ne peuvent suffire à établir un pareil fait.

Le même orthopédiste a proposé la section sous-

cutanée des muscles moyen fessier, de la partie antérieure du grand fessier et celle du tenseur aponévrotique,
dans les cas où les tractions ne peuvent permettre la
réduction ; et il a cité à l'appui de ces opérations quelques faits qu'il importe donc d'examiner.

Les premiers sont seulement indiqués dans son
Relevé du service orthopédique, publié en 1843. Sur
3 cas de luxations congénitales soumis au traitement, il
annonçait un insuccès et deux guérisons complètes. J'ai
cherché à avoir des renseignements plus précis. Une
malade, sortie de l'hôpital après cinq mois de séjour,
n'avait en effet rien gagné : c'est l'insuccès. Des deux
autres, l'une, après un séjour de deux ans et demi à
à l'hôpital, était partie pour la province, et je n'ai pu
en avoir de nouvelles. Quant à la dernière, elle avait
d'abord été traitée dix-huit mois chez sa mère par
M. Guérin ; entrée ensuite dans le service orthopédique,
elle y était restée plus de trois ans et demi ; en sorte
que le traitement avait duré plus de cinq ans. Or, elle a
été revue ; elle ne pouvait pas faire cent pas sans soutien, encore la marche était-elle des plus irrégulières.

Depuis, quatre autres malades ont été traités devant
la commission officieuse dont j'ai déjà parlé. Chez l'un
le traitement n'a pas été complet, il n'y a rien à en dire.
Mais, chose remarquable, pour les trois autres, l'auteur
confesse lui-même qu'il n'a obtenu aucune guérison.
En prenant les faits tels que vous les trouverez dans le
rapport (1), vous verrez, par exemple, dans le premier

____

(1) Page 79.

cas, employer l'extension continue à 2 et 3 kilogrammes pendant trois mois, ne pas réussir à opérer la réduction ; recommencer l'extension pendant sept mois, échouer encore pour la réduction ; faire alors la section des muscles, une nouvelle extension de dix jours, après laquelle, bien que la réduction soit censée obtenue, on refait néanmoins une extension de quinze jours, qui n'empêche pas la récidive. Enfin, après une nouvelle réduction, après des mouvements pour creuser la cavité cotyloïde, après des scarifications péri-articulaires pour la compléter, l'emploi du chariot suspenseur, après un traitement de deux ans, en un mot, la commission constate : que tout le membre malade est resté plus maigre que le gauche ; que les chairs sont moins fermes, que les articulations sont plus lâches ; que la progression est encore incertaine et chancelante, mais sans claudication ni douleur. On dit ne plus retrouver la tête en arrière, mais on la sent en avant, quand on applique le pouce au niveau de la cavité cotyloïde, et elle est plus mobile, plus superficielle, plus antérieure et plus élevée que celle du côté opposé. Un déplacement secondaire en haut et en avant est encore indiqué pour un autre cas qui fait le sujet de la deuxième observation, où le traitement a duré deux ans.

Ainsi le temps nécessaire à l'application des moyens orthopédiques n'est même pas abrégé par l'emploi des sections musculaires ; et vous venez de voir, en outre, quels sont les résultats obtenus.

Il nous reste maintenant, messieurs, à apprécier les résultats du traitement déjà si complexe que nous vous avons exposé tout à l'heure. C'est à la réduction et à son maintien que tendent les efforts de l'orthopédie ; c'est sur la réalité de cette réduction et sur sa persistance que s'est portée surtout l'attention des chirurgiens. Pravaz, après un premier succès suivi de récidive, présenta en 1838, à l'Académie de médecine, une jeune fille dont une commission attesta la guérison. M. Bouvier, quoique seul de son avis, resta cependant en dissidence absolue d'opinion avec la commission, et appuya son dire d'arguments considérables (1) ; mais cette malade ne fut pas revue depuis. La nièce d'un des membres de l'Académie de médecine fut confiée à Pravaz ; deux ans après, la commission, sauf M. Bouvier, reconnut qu'il y avait réduction, la malade marchait. Cette fois je pus avoir des renseignements ultérieurs par l'oncle de la jeune fille lui-même ; la claudication s'était reproduite après quelques mois.

Ces faits de prétendues guérisons se sont multipliés : Pravaz en a réuni dix-neuf dans son livre. Je ne puis ni ne veux vous les faire tous connaître ; mais ce que je puis vous affirmer ici, c'est qu'il n'existe actuellement dans la science aucun cas de luxation congénitale du fémur où la réduction ayant été obtenue, on ait, même après six mois de marche libre, constaté la persistance de cette réduction ; c'est de ce côté qu'il serait nécessaire de porter les investigations. Vous avez maintenu la tête pendant deux ans, vous avez pendant ce laps de temps

(1) Bouvier, *Mémoire sur la réduction des luxations congénitales du fémur (l'Expérience*, t. I, p. 523).

exigé de très grandes précautions que vous avez multipliées au moment où la marche a dû être permise ; le malade a été alors montré aux académies ; il reste à savoir si la rétraction ligamenteuse obtenue à grand'-peine, la roideur articulaire qui contribue même à un certain degré à maintenir les surfaces osseuses dans leur nouvelle position, ne disparaîtront pas avec les grands mouvements pour amener la récidive. En général, lorsqu'on examine les malades immédiatement après le traitement, ils ne peuvent pas être considérés comme guéris ; il en est, à ce point de vue des luxations congénitales de la hanche, comme des pieds bots redressés et moulés. M. Gillebert (1) a montré il y a quelque temps, à la Société de médecine de Lyon, une réduction de luxation congénitale du fémur. Bonnet et la Société lyonnaise ont constaté la réduction, M. Bouvier l'a niée. Je crains que M. Bouvier n'ait eu tort de maintenir sa négation ; mais je crains aussi que la Société de Lyon n'ait pas assez tenu compte de la manière dont marchait la malade, qui n'était pas soutenue, il est vrai, mais ne marchait pas librement, et oscillait. Il eût été prudent devant cet état de choses de réserver ses conclusions, et de ne pas faire la réduction synonyme de la guérison, car la suite de cette histoire pourrait peut-être nous apprendre qu'il y a eu récidive.

Pour ceux mêmes qui, comme moi, ne doutent pas que la réduction ne puisse être quelquefois obtenue et ne

(1) *Deuxième mémoire sur la curabilité des luxations coxo-fémorales congénitales (Soc. de méd. de Lyon, et Soc. de chir. de Paris, 1855).*

soit même facile dans certains cas, voici donc quels sont les résultats que peut donner le traitement orthopédique des luxations congénitales de la hanche. Les difficultés, la longueur et le danger de ce traitement, l'incertitude de ses résultats, sont, comme vous le voyez, bien faits pour vous engager à réfléchir avant de conseiller aux familles de le tenter; je ne l'oserais pour ma part, et si je croyais cependant devoir employer un traitement curatif, c'est-à-dire poursuivre la réduction, je proposerais de chercher à l'obtenir par les méthodes usuelles dont la chirurgie dispose. De la sorte au moins le traitement serait de beaucoup simplifié et raccourci, et si, après toutes les tentatives convenables, la réussite n'avait pas répondu à vos efforts, rien ne vous empêcherait de mettre en œuvre le traitement palliatif.

Celui-ci doit être tenté avec d'autant plus de confiance que les améliorations obtenues dans bien des cas par les orthopédistes, alors qu'ils cherchaient cependant la réduction, ne sont pas niables. Dans les faits de Humbert, par exemple, où la tête restait éloignée de sa cavité, elle était évidente. On a cherché à l'expliquer de différentes manières : Breschet croyait que Humbert avait réussi à fixer la tête; Pravaz, qu'elle avait été ramenée dans l'échancrure sciatique; M. Bouvier, que l'abaissement du bassin, en rétablissant l'égalité de longueur des deux membres, avait produit l'amélioration. Cette explication tombe d'elle-même quand on veut s'en servir pour les cas où l'amélioration est obtenue dans les luxations doubles; les autres, du reste, s'appuient sur des suppositions, mais le fait de l'amélioration n'en reste pas moins acquis. Faut-il en conclure qu'on peut appliquer le traitement orthopédique dont je vous ai parlé, même en n'espérant que ce résultat? Je ne le crois pas, et je suis convaincu, au contraire, que c'est à des moyens plus simples, et surtout non susceptibles de compromettre la santé des petits malades, qu'il faut avoir recours.

Nous avons déjà parlé de la ceinture proposée par Dupuytren, et je vous ai dit les bons résultats que j'ai pu en retirer dans un cas de luxation du fémur suite d'hydarthrose non congénitale; elle pourra être avantageusement utilisée dans la plupart des cas. Mais il y a évidemment, selon les cas, des indications différentes à remplir, et si vous vous rappelez ce que nous pensons de l'utilité de la bonne direction à donner au membre dans les maladies articulaires, et ce que nous en avons dit pour celles de la hanche en particulier, vous comprendrez que des tractions, des manipulations, des mouvements imprimés au membre dans une direction déterminée devront être avantageusement mis en usage, lorsque la mauvaise attitude du membre l'exigera. Vous devrez cependant vous rappeler avant tout qu'il faut veiller à ne pas obtenir une bonne attitude du membre aux dépens d'attitudes vicieuses du bassin et de la colonne lombaire; vous aurez même, dans certains cas, surtout en vue de faire cesser celles-ci ou de les prévenir, à employer des moyens prothétiques analogues à ceux dont je vous ai parlé en traitant des déviations coxalgiques.

Avant tout, messieurs, vous aurez fait connaître aux

familles les ennuis et les inconvénients du traitement, l'incertitude des résultats. Si vous essayez alors le traitement curatif, ce qui est possible dans quelques cas, ce sera en procédant immédiatement à la réduction ; si vous échouez ou si vous n'avez pas cru devoir la tenter, vous aurez recours au traitement palliatif, ce sera le plus habituellement votre seule ressource, mais vous pourrez quelquefois en attendre une véritable amélioration.

SEIZIÈME LEÇON.

Messieurs, après vous avoir exposé les difformités des membres dont s'occupe l'orthopédie, il nous reste à vous indiquer celles qui, au cou et au tronc, réclament les moyens de traitement dont elle fait usage ; nous nous occuperons, dans cette leçon, des déviations du cou et de la tête.

A deux ordres principaux de causes, aux affections des articulations des deux premières vertèbres entre elles et avec l'occipital, à des lésions particulières des muscles, — du sterno-mastoïdien en particulier, — doivent

18

être rapportées les difformités dont nous avons à nous occuper dans cette partie du corps.

Les articulations occipito-atloïdiennes et atlo-axoïdiennes jouissent, vous le savez, de mouvements importants que nous allons tout d'abord préciser. Je vous donne à ce sujet le résultat de mes propres recherches (1), car ce que l'on a écrit sur ce point de physiologie est inexact.

Les mouvements d'extension et de flexion, dont la colonne cervicale jouit à un si haut degré, existent aussi entre l'atlas et l'occipital, et entre l'atlas et l'axis ; et, loin d'être « excessivement bornés » mesurent : ceux-ci 20 degrés et ceux-là 21 degrés. Lorsque l'on fléchit la tête en arrière, l'arc postérieur de l'atlas peut en effet arriver jusqu'au contact de l'occipital, tandis que dans la flexion en avant il s'en écarte de 18 millimètres ; entre l'atlas et l'axis, ce sont les surfaces articulaires qui arrivent au contact en arrière, en s'écartant en avant, et réciproquement, selon que la tête est étendue ou fléchie ; et nous avons dans la flexion entre l'arc postérieur de l'atlas et l'épine de l'axis, un intervalle à peu près égal à celui que nous avons noté entre l'occipital et l'atlas.

Les mouvements d'inclinaison latérale sont fort bornés ; ils ne dépassent guère un angle de 5 degrés entre l'atlas et l'occipital.

Les mouvements de rotation de la tête n'embrassent pas moins de 70 degrés ; ce sont les grands mouvements

____

(1) *Anatomie chirurgicale*, t. II, p. 100.

de cette région, et ils se passent entre l'axis et l'occipital. L'atlas roule alors autour d'un axe médian, l'apophyse odontoïde; c'est donc dans les articulations de ses masses latérales avec l'axis que se passe le mouvement, qui cependant peut être très nettement produit, mais à un très faible degré, dans les articulations occipito-atloïdiennes. Il résulte d'ailleurs de cette rotation de l'atlas autour de l'axis, un glissement alternatif en avant et en arrière des masses latérales de la première vertèbre, de telle sorte que, dans l'extrême rotation de la tête à gauche, par exemple, la masse droite de l'atlas déborde fortement l'axis du côté du pharynx, la masse gauche reculant en arrière, et réciproquement. Ce fait a d'autant plus besoin d'être connu, que j'ai depuis longtemps insisté sur l'utilité de l'exploration de la colonne vertébrale à travers la paroi pharyngienne, pour éclairer le diagnostic si souvent obscur des lésions de sa partie supérieure.

Ces articulations et les atlo-axoïdiennes en particulier sont fort souvent atteintes d'arthrite; cela survient ordinairement sous l'influence d'un refroidissement, et s'observe surtout chez les enfants. Sous l'influence de l'inflammation se montrent déjà certaines positions vicieuses accompagnées de contractions musculaires, nécessaires pour immobiliser la tête dans la position que la douleur lui a fait adopter.

Mais ces arthrites ont une déplorable tendance à passer à l'état chronique, et successivement se produisent à leur occasion les différentes lésions qui constituent la tumeur blanche. Nous sommes dès lors menacés

de voir des déplacements succéder aux positions vicieuses ; c'est ce qui arrive dans nombre de cas.

Ces déplacements, les mauvaises attitudes elles-
mêmes, sont soumis à différents ordres de causes que
nous chercherons à apprécier au point de vue du traitement ; mais déjà ce que nous savons des mouvements
physiologiques nous fournira des données générales
fort utiles.

C'est, en effet, à des inclinaisons de la tête en arrière, en avant ou sur les côtés, que nous aurons affaire,
et le plus souvent, dans ce dernier cas, ce ne sera pas à
une inclinaison simple, mais bien à une inclinaison avec
rotation ; de plus, ces diverses attitudes pourront se
combiner entre elles. Nous voyons donc se reproduire
avec exagération ou avec des modifications en rapport
avec la combinaison de ces mouvements, ceux que nous
avons reconnus comme physiologiques. Certains d'entre
eux, l'inclinaison en avant et la flexion latérale avec
rotation, sont surtout observés ; on a même voulu déterminer si l'inclinaison se faisait plus souvent à droite
qu'à gauche, et c'est dans ce dernier sens que Rust
l'aurait le plus souvent rencontrée.

Ce qu'il importe d'établir, c'est que ces attitudes,
même exagérées, peuvent se produire avec la simple
arthrite, de telle sorte que l'on peut s'attendre à ne
trouver cliniquement que des nuances assez délicates à
saisir dans certains cas, lorsqu'il faudra juger si l'attitude vicieuse n'est pas accompagnée de déplacement
des surfaces articulaires, et même de destruction plus
ou moins avancée de ces surfaces.

Des lésions complexes ont, en effet, tendance à se reproduire et se reproduisent souvent dans ces cas. Si bien que le plus souvent la déformation consécutive à tous ces désordres rentre essentiellement dans la catégorie des pseudo-luxations.

Néanmoins il est possible, en catégorisant le petit nombre de faits qui nous permettent d'étudier ces déplacements, de les ramener à certains types.

L'occipital se luxe rarement sur l'atlas, et, d'après les observations, j'ai pu conclure qu'il n'y a pas de luxations en avant, qu'il n'y a pas de luxations latérales; *la luxation en arrière semblerait être la plus commune*, et après elle viendraient les luxations obliques, soit en avant, soit en arrière, c'est-à-dire des déplacements dans lesquels l'occipital, en se portant en avant ou en arrière, avait en même temps dévié à droite ou à gauche, le plus souvent à droite.

Les luxations de l'atlas sur l'axis sont plus communes, et tandis que l'occipital se luxe de préférence en arrière de l'atlas, *l'atlas se luxe presque exclusivement en avant de l'axis*. Je ne connais même qu'un seul cas de luxation en arrière.

Les luxations en avant offrent d'ailleurs trois variétés fort distinctes :

1° *La subluxation par inclinaison*, dans laquelle les ligaments transverse et odontoïdiens ramollis, venant à se rompre dans un mouvement brusque de la tête en avant, l'atlas s'incline sur l'axis, dont l'apophyse odontoïde tend à aller arc-bouter contre sa lame postérieure ; la compression de la moelle est alors instantanément portée à un très haut degré, et la mort immédiate.

2° *La luxation bilatérale* ou *par glissement*. Elle s'opère lentement par degré; comme par une sorte d'instinct, les malades, retenant l'occiput en arrière, empêchent la bascule de l'atlas, et l'apophyse odontoïde se rapproche de la face postérieure de cet os, mais sans se placer en travers du canal rachidien, comme dans le cas précédent.

3° *Les luxations unilatérales*, qui paraissent plus communes que les autres. Elles tendent à imprimer à l'os un mouvement de rotation, et par conséquent à aboutir à un déplacement latéral, dont ne sont pas exemptes les luxations bilatérales qui, bien que toujours essentiellement en avant, peuvent cependant dévier un peu d'un côté ou de l'autre. L'apophyse odontoïde ne menace plus alors aussi directement la moelle; elle tend cependant à rencontrer l'arc postérieur de l'atlas, mais sur les parties latérales du canal rachidien.

J'ai, du reste, fait remarquer que le mouvement de rotation de l'atlas sur l'axis, qui est ici mis en jeu, ne s'effectue pas comme dans l'état normal. Ce n'est plus l'axis, mais bien l'articulation restée saine qui est le centre du mouvement, d'où il résulte deux choses : premièrement, que cette rotation ne peut pas s'exécuter sans que tout un côté de l'atlas soit porté en même temps en avant; deuxièmement, que le mouvement est essentiellement borné, et, en effet, la rotation de la tête n'arrive même pas alors au degré permis par la rotation naturelle.

Je ne mentionnerai ici que pour mémoire, *les luxa-*

tions doubles de l'occipital et de l'atlas à la fois, dans lesquelles, sous l'influence du ramollissement des ligaments de destructions partielles de ses masses latérales, l'atlas, à la fois pressé par l'occipital et par l'axis, s'échappe de l'un et de l'autre, comme le fait un noyau serré entre les doigts, et déborde l'une et l'autre vertèbres d'une étendue plus ou moins considérable sur un même côté.

Dans les déplacements comme dans les positions vicieuses, nous retrouvons donc cette tendance principale de la tête à se porter en avant et à se dévier latéralement; si elle se porte en arrière, c'est par l'effet de déplacements rares, ou sous l'influence de positions instinctives que le glissement en avant, chaque jour plus imminent, tend à faire prendre aux malades.

Le déplacement, en effet, *n'est souvent pas loin de la position vicieuse;* il ne faut pour cela qu'une rétraction plus forte des muscles, un mouvement de la tête abandonnée à elle-même ou perdant subitement son équilibre, comme dans la bascule subite de l'atlas en avant de l'axis; plus souvent peut-être l'influence lente et prolongée du poids de la tête dans une position vicieuse ou de la pression des corps extérieurs.

On a, en effet, signalé et démontré dans certaines observations l'influence de la pression des oreillers, comme dans le cas de ce soldat de vingt-quatre ans qui souffrait depuis plusieurs mois d'une douleur à la nuque avec gêne des mouvements de la tête, du reste sans aucune espèce de paralysie. L'ordre vint de le transporter au Val-de-Grâce, quatre infirmiers le placèrent sur un brancard, la tête soulevée par des oreillers. Au moment où ils descendaient ainsi l'escalier, le malade mourut subitement. C'était un cas de déplacement par inclinaison, et, à l'autopsie, on constata qu'en relevant la tête en arrière, on ramenait l'atlas et l'apophyse odontoïde dans leurs rapports normaux, et que le canal redevenait libre, la simple flexion de la tête en avant reproduisait le déplacement.

Peut-être dans le cas de luxation avec rotation soit de l'occipital, soit de l'atlas, la position de la tête reposant obliquement sur l'oreiller, soit à droite, soit à gauche, en serait-elle la cause déterminante? Quoi qu'il en soit, il reste acquis que la mauvaise position prise par les malades; que l'action de la pesanteur sur la tête qui, on le sait, tend à la porter en avant; que les pressions extérieures sont les causes efficientes de ces déplacements funestes, et le traitement devra, avant tout, avoir en vue de s'opposer à leur action ou de les supprimer.

Il est d'autant plus important de se pénétrer de la nécessité d'agir selon les indications que nous venons de formuler, que dans la majorité des cas, ni l'attitude de la tête, ni la marche des accidents, ni les terminaisons même ne peuvent éclairer d'une manière précise le chirurgien sur la nature du déplacement, ni l'avertir que ce déplacement est produit; nous avons vu que c'était un des moindres déplacements, l'inclinaison de l'atlas, qui produisait les accidents les plus graves. Si nous voulons apprécier la valeur de la déviation, c'est-à-dire la question plus spécialement orthopédique, nous sommes obligés d'admettre que cet élément est à peu près indifférent, au point de vue du diagnostic du déplacement et de ses variétés ; de telle sorte que, là encore, sans l'analyse chirurgicale des causes qui ont pu l'amener, le traitement de la déviation ne saurait être basé sur une indication précise. Que la tête soit inclinée en avant, en arrière, ou de côté, cela peut résulter tout simplement d'une position vicieuse, sans déplacement articulaire : et les déplacements, à moins d'être poussés très loin, influent vraiment très peu sur ces sortes d'attitudes. J'ai rapporté dans le *Traité des luxations*, une observation de Meyrieu où l'occipital était déplacé en avant et à droite et la tête inclinée à gauche. J'ai cependant signalé, pour la luxation bilatérale, la propulsion de la tête en avant associée au renversement en arrière ; dans les luxations unilatérales, la tête s'incline du côté de la luxation en même temps qu'elle subit un mouvement de rotation qui porte la face du côté opposé ; mais le même effet se produit dans l'arthrite.

Un diagnostic précis est donc bien difficile à porter en semblables circonstances. Cependant une simple arthrite peut être supposée lorsque l'attitude vicieuse a été précédée de douleurs sous-occipitales, survenues plus ou moins brusquement, que vous ne constatez aucune autre déformation que celles résultant de l'attitude elle-même, et que le sujet est d'une bonne constitution. S'il s'agit, au contraire, d'un enfant débile ou scrofuleux, s'il y a déformation de la partie supérieure du cou, c'est-à-dire une tuméfaction avec empâtement profond et persistant de la région, si vous constatez surtout que cette déformation est due à la présence de fongosités ou de collections purulentes, la lésion osseuse peut être considérée comme probable ou certaine.

C'est encore en étudiant la déformation de la partie supérieure du cou, que vous pouvez vous éclairer sur l'existence d'un déplacement. Le développement de la paralysie ne prouve rien ; en effet, une altération de la moelle la produit sans aucun déplacement, et des déplacements considérables, mais lentement opérés, n'amènent point de paralysie. Les seuls signes auxquels on puisse accorder quelque confiance sont la saillie et la déviation des apophyses épineuses en arrière, et la saillie des corps des vertèbres en avant.

Mais encore ces données ne peuvent-elles être utilisées que pour les luxations bilatérales et unilatérales en avant, et faut-il, chez les enfants, à peu près renoncer à l'exploration pharyngienne, qui seule cependant vous permettrait de constater le signe bien décisif, fourni soit par la saillie directe de l'atlas en avant, ou seulement de l'une de ses masses latérales.

C'est donc la position des apophyses épineuses qui pourra surtout vous guider, et celle de l'axis, grâce à son volume, peut être aisément reconnue. Votre premier soin doit être de rechercher les rapports de cette apophyse avec la protubérance occipitale ; elles se trouveront sur la même ligne verticale, ou à peu près, dans la luxation bilatérale, peut-être aussi un peu rapprochées, et l'apophyse de l'axis sera rendue plus saillante par la propulsion de l'atlas en avant. Dans la luxation unilatérale, la saillie de cette apophyse s'écartera fortement à droite ou à gauche de la protubérance occipitale, et toujours du côté que regardera le menton. Vous devrez donc à la fois tenir compte de la saillie de cette apophyse et de ses rapports avec la protubérance occipitale.

C'est encore par l'étude des antécédents, par l'exploration très attentive de la partie supérieure du cou que vous arriveriez au diagnostic différentiel avec le torticolis dont nous aurons à parler tout à l'heure ; mais supposez, ce qui pourra vous arriver, que vous n'ayez pu porter un diagnostic précis, que vous sachiez seulement avoir affaire à une affection des articulations des premières vertèbres, quelle conduite avez-vous à tenir?

La tête penche en avant, ou s'incline latéralement avec ou sans rotation, vous devrez sans hésitation, chercher à la redresser, et donner à votre malade les bénéfices si grands d'une bonne position, bénéfices dont l'avantage est assez généralement reconnu pour les autres affections articulaires, mais qui a été, je ne sais pourquoi, négligé pour celles-ci. L'indication générale est donc toujours la même, il nous reste à examiner de quelle manière et jusqu'à quel point vous pourrez la remplir dans les différents cas.

J'ai l'habitude, dans les cas d'arthrite, de me servir d'une cravate de carton, qui appuie à la fois sur la mâchoire et les épaules, et que je maintiens avec une bande ; à l'aide de cet appareil très simple, la tête est soutenue et immobilisée ; j'ai soin d'exiger un lit garni de matelas de crin ; je défends les oreillers pour que le malade, couché sur le dos, repose sur un plan horizontal, et au besoin je fais placer une planche sous le matelas.

M. Alliot, à qui j'ai vu pour la première fois mettre

en usage la position, plaça son malade dans le décubitus dorsal sur un lit semblable à celui dont je viens de vous parler, la tête était de plus assujettie et maintenue par des montants latéraux, et, grâce à la position, le jeune enfant confié à ses soins guérit complétement. Il eut, il est vrai, une ankylose, mais il avait déjà lorsque la cure fut entreprise, un abcès par congestion et une demi-paralysie ; la bonne position et l'immobilité empêchèrent non-seulement les déplacements, mais arrêtèrent les progrès de la lésion organique.

On peut donc espérer qu'avec une simple arthrite et chez un sujet non scrofuleux, la guérison pourra être obtenue seulement au prix d'une roideur articulaire. C'est aussi là ce qui arrive d'abord dans les cas les plus heureux, mais on a alors la ressource de communiquer des mouvements nécessaires pour rétablir le jeu de ces articulations complexes. Je ne sache pas que l'on ait fait d'appareils pour cela et je n'en ai jamais eu besoin.

Il n'en est pas de même lorsque les lésions articulaires sont plus graves, qu'il y a lieu de craindre le déplacement ou qu'il existe ; l'emploi des appareils est indispensable, et leur usage remonte assez haut.

J'en ai retrouvé la première indication bien précise dans les *Commentaires* de Van Swieten sur Boerhaave, à propos de l'angine (1). Van Swieten dit que les vertèbres sont ordinairement ramenées en place à l'aide

____

(1) Van Swieten, *Comment. in Boerhaav.*, aphor. 1749, t. II, p. 705, § 818.

d'un lacs qui embrasse le menton et l'occiput, et auquel on suspend tous les jours les enfants atteints de pareilles lésions. *Sic enim*, ajoute-t-il, *pondere corporis in rectum deducitur spina et feliciter sæpe curantur*. Ollivier (d'Angers) a donné l'observation (1) d'un jeune malade chez lequel il y avait déviation latérale très prononcée, et quelques symptômes de paralysie, pour lequel Boyer, Dubois et Dupuytren, consultés en même temps que lui, prescrivirent un appareil *pour favoriser progressivement le redressement de la tête.*

Mais l'indication resta à l'état spéculatif; car non-seulement Ollivier ne nous a pas donné la description de l'appareil, mais encore le malade se refusa à le porter; il guérit néanmoins avec sa déviation latérale.

A. Bérard (2), sans connaître ces antécédents, posa à son tour les indications du traitement; il établit le premier la nécessité d'immobiliser la tête à l'aide de machines pour prévenir toute déviation, mais proscrivit toute tentative de redressement, se fondant, avec Schupke, sur le danger et l'imprudence des manœuvres qui, en achevant de rompre des ligaments déjà en partie détruits, pourraient amener la compression brusque de la moelle épinière.

La question n'en est pas heureusement restée là, et nous pouvons aujourd'hui, à côté de l'indication principale de l'immobilisation et du soutien de la tête, poser, dans certains cas, celle du redressement.

(1) *Archives générales de médecine*, 1830, t. XXIV, p. 530.
(2) Thèse inaugurale, 1829.

Nous avons déjà vu que la position pouvait être avantageusement utilisée pour remplir la première indication ; on peut y associer des appareils ou s'en remettre seulement à leur action. J'ai trouvé, dans les hôpitaux, un collier dont je me suis servi avec avantage et qui n'est, du reste, que le collier de carton perfectionné.

Il consiste en deux plaques circulaires suffisamment rembourrées ; l'une appuyant sur les épaules, l'autre soutenant le menton et la nuque, et réunies par quatre tiges métalliques que l'on peut allonger et raccourcir à l'aide de vis. On pourrait, en y réfléchissant, faire beaucoup mieux ; vous avez, du reste, à votre disposition des appareils spéciaux désignés sous le nom de *minerves*, que nous décrirons à propos du torticolis.

Nous aurions maintenant à examiner quelles sont les conditions que doivent remplir les appareils mécaniques, quand il y a des déplacements bien reconnus ; mais nous devons tout d'abord démontrer qu'il est permis de tenter la réduction.

M. Teissier, qui, dans sa thèse (1), a soutenu l'opportunité de ces tentatives, a rapporté un fait à l'appui. Je l'ai consigné dans mon *Traité des luxations*.

Un enfant de treize ans et demi, soumis à des courants d'air froid répétés, fut atteint d'un torticolis qui, au bout de six semaines, se compliqua de douleurs dans les membres inférieurs, puis dans le dos, et enfin dans le cou. Les douleurs se calmèrent, puis revinrent ; la nuque commença à se gonfler.

(1) Thèse inaugurale. Paris, 1844.

Après divers traitements, tout d'un coup, vers le huitième mois, les accidents devinrent plus intenses ; la tête se fléchit en se portant plus fortement sur l'épaule droite, le menton dirigé à gauche ; quelques jours après, des phénomènes de paralysie se manifestèrent dans les membres gauches, et un peu plus tard envahirent la vessie et le rectum. Viricel reconnut une luxation atloïdo-axoïdienne, caractérisée *par un enfoncement sensible au-dessus de l'apophyse épineuse de l'axis, et par une saillie très prononcée de celle-ci en arrière.* Gensoul fut consulté, et l'avis unanime fut qu'il fallait recourir à des moyens mécaniques propres à ramener les parties dans leur situation normale. « Les moyens employés furent les suivants : un collier matelassé avec soin, dont l'action avait lieu sur l'extrémité du menton, à l'aide d'un coussin épais tendant à faire basculer la tête en arrière ; un appareil à glissant, dont l'extrémité en forme de croissant s'appuyait sur la partie supérieure du cou ; deux courroies embrassant le front de manière à le porter en arrière et à le fixer dans cette position. »

Ces divers appareils prenaient leur point d'appui sur un fauteuil où le malade était placé, et soutenu au moyen de supports pour les bras et de coussins pour le corps. Le collier recevait son action extensive *d'un ressort à double lame cintrée et articulée par leur extrémité;* ces lames étaient traversées en outre par une tige métallique graduée, assujettie du côté supérieur par un écrou, et terminée en bas par un treuil avec sa poulie, sur laquelle s'enroulait la corde destinée à produire l'extension. Cet appareil était arrêté sur une traverse placée à 65 centimètres au-dessus de la tête.

» L'appareil à glissant, destiné à la pression, se composait d'une tige en bois terminée par un croissant de même substance, matelassé ; cette tige traversait la mortaise d'un support fixé sur le montant du fauteuil, et était arrêtée par une clavette ; les courroies venaient prendre leur insertion sur ce support. Plus tard on ajouta deux petits points d'appui pour la partie supérieure de la tête, afin d'en empêcher le balancement. »

Cet appareil, imaginé par M. Millet, avait pour but de redresser graduellement la tête et de la reporter en arrière, en même temps qu'il repoussait en avant la saillie de l'axis.

On commença par l'appliquer le premier jour durant quelques minutes seulement, à divers intervalles, et peu à peu l'on arriva, au bout de huit jours, à le laisser en place une demi-heure.

Après deux mois, l'enfant le gardait deux ou trois heures ; au bout de six mois, il y était complétement accoutumé. Dès la deuxième semaine, le mouvement revint dans les doigts ; après six semaines, à l'avant-bras ; après trois mois, à tout le membre, et il en fut ainsi des autres parties paralysées.

La saillie de l'axis en arrière, déjà beaucoup diminuée au bout d'un mois de traitement, avait presque entièrement disparu au neuvième mois. Enfin la santé se rétablit complétement, et il ne resta d'une si grave affection qu'une roideur du cou à peu près inévitable.

Les bons effets du traitement ne sont pas niables, mais

la question n'est pas là seulement ; la luxation était-elle réelle et la réduction fut-elle obtenue ? M. Bouvier (1) qui déclare être peu disposé à tenter de semblables réductions, m'a reproché d'avoir accepté ce fait sans critique. J'ai exprimé le regret que l'exploration pharyngiennes n'ait pas été faite, elle eût été sans doute possible, vu l'âge du malade ; mais je ne puis me refuser à admettre qu'il y avait luxation et qu'il y a eu réduction, lorsque des chirurgiens comme Viricel et Gensoul donnent les détails précis que je viens de rappeler : la saillie de l'axis et sa disparition après le traitement ne peuvent laisser de doute sur le fait principal. La réduction a-t-elle été complète ? C'est une autre question ; je ne saurais la résoudre, mais elle est secondaire, vu le résultat obtenu.

La marche à suivre en pareil cas est bien indiquée ; il faut, avant tout, établir l'indispensable nécessité de manœuvres patientes, d'une action lente et progressive, c'est aux moyens orthopédiques qu'il faudra avoir recours. Je vous ai donné la description de la machine imaginée par M. Millet, elle est d'une grande complication, je n'en connais cependant pas d'autre ; mais, en face d'indications si précises, il serait facile d'arriver au même résultat par des moyens plus simples ; il s'agit ici de redresser la tête, de l'attirer et de la repousser en arrière, et d'exercer sur l'axis une pression directe pour la repousser en avant. Cela suffirait pour une luxation bilatérale, la luxation unilatérale demanderait en outre

(1) *Op. cit.*, p. 93.

qu'à cette double impulsion on joignît un mouvement de rotation. Ce que nous vous avons dit des divers déplacements suffit pour établir que ce n'est guère que dans ceux dont nous venons de parler que l'on peut être appelé à intervenir, et qu'il en est d'ailleurs qu'on ne peut réduire.

L'usage de l'extension par la position ou les appareils dans un cas de pseudo-luxation avec destruction considérable de l'atlas ou de l'axis, ne semble pas exempt de danger à beaucoup de chirurgiens. Je professe pour ma part que l'on peut dans ces cas tenter l'extension, pourvu qu'on y apporte la prudence nécessaire. Du reste, la nature suffit quelquefois seule à la guérison. Des jetées osseuses, de formation nouvelle, peuvent, en effet, suppléer comme on l'a vu plusieurs fois, à la destruction d'un corps de vertèbre. J'ai rapporté dans mon *Traité des luxations*, un cas de M. R. Wade, dans lequel la guérison fut obtenue malgré l'expulsion au dehors de la plus grande partie de l'arc antérieur de l'atlas (1); loin de tendre à s'infléchir en avant, la tête n'avait même pas conservé le mouvement de flexion ordinaire.

Tous ces faits démontrent au moins la possibilité de guérisons remarquables dans des cas fort graves, si l'on peut les considérer comme exceptionnels, ils sont de nature cependant à provoquer l'intervention chirurgicale et à en justifier l'opportunité, mais il sera, dans tous les cas, de votre devoir de chercher à prévenir ou

(1) *Medico-chirurg. transactions*, t. XXII, p. 65.

à arrêter les progrès du mal, et de conserver à la tête
une attitude convenable, à l'aide des moyens dont nous
avons cherché à vous faire bien apprécier l'incontestable
utilité.

Pendant combien de temps vos malades devront-ils
rester soumis à l'emploi des appareils? Il n'est pas possible d'établir une limite à la durée du traitement, qui
devra être prolongé jusqu'à ce que l'ankylose soit solide, mais il est certains phénomènes qui vous aver-
tissent que les articulations malades sont définitivement
soudées, ou que leurs liens fibreux ont repris une consistance suffisante et qu'elles peuvent être abandonnées
à elles-mêmes. Les malades perdent peu à peu ce sen-
timent d'inquiétude qui les porte à soutenir dans tous
ces mouvements qu'ils exécutent, leur tête qu'ils ne sen-
tent pas bien assurée. J'en ai guéri un il y a quelque temps
chez lequel cette sensation avait graduellement disparu;
lorsque je lui enlevais momentanément l'appareil, il sentait sa tête solide, je ne lui permis cependant d'en cesser
l'usage qu'assez longtemps après. Il faut, en effet, non-
seulement s'assurer que vous avez obtenu cette solidité
sur laquelle le malade vous renseigne, mais persister
prudemment encore pendant quelque temps dans l'emploi
des supports mécaniques.

Torticolis. — Des lésions musculaires peuvent, avons-
nous dit, provoquer et entretenir des déviations du cou,
en dehors de toute autre affection des parties molles ou
dures de la région, c'est ce que l'on appelle le torticolis.

Dans la majorité des cas, il y a rétraction musculaire

le plus souvent limitée au sterno-cléido-mastoïdien, dont les deux faisceaux peuvent être simultanément ou isolément affectés.

L'équilibre peut être également rompu sous l'influence de la paralysie des muscles de l'un des côtés du cou, et la déviation se produit sous l'influence de la contraction du muscle resté sain ; cette déviation diffère donc essentiellement de la première ; nous ne nous en occuperons qu'accessoirement, et nous passerons sous silence les inflammations musculaires, sous l'influence desquelles se produit une déviation passagère, et les différentes attitudes que le cou et la tête peuvent prendre sous l'empire de l'habitude ou de toute cause autre que la rétraction musculaire.

Le sterno-cléido-mastoïdien a, vous le savez, deux faisceaux dont l'un appartient à la région trachélienne, c'est le faisceau sternal, l'autre à la région sus-claviculaire, c'est le faisceau claviculaire. Des auteurs considérables ont fait de ces deux faisceaux, deux muscles distincts ; ils se distinguent assez nettement, en effet, par leurs fonctions et par leur action pathologique. Le faisceau sterno-mastoïdien, quand la tête est fixe, élève directement le sternum ; quand le sternum est fixe, il incline la tête et la tourne du côté opposé. Le cléido-mastoïdien ne peut guère qu'incliner la tête, et quand celle-ci est fixée, il n'agit que sur la clavicule, en conséquence, il tend essentiellement à élever l'épaule, et ce n'est qu'indirectement qu'il concourt à élever la poitrine.

Au point de vue pathologique, la distinction est

également possible, mais les faits sont plus complexes.

J'ai publié en 1832, une observation où l'élévation
de l'épaule était l'unique résultat de la contraction du
muscle sterno-mastoïdien; probablement le faisceau
cléido-mastoïdien était seul affecté (1). Le plus ordinairement, dans le torticolis, le faisceau sternal est surtout
rétracté et saillant, le faisceau claviculaire peut l'être
également, mais par exception, et il y a généralement
une différence très marquée dans la tension de ces deux
faisceaux, le faisceau claviculaire peut même être dans
un relâchement en apparence complet. On a, il est
vrai, noté sa rétraction isolée et M. Bouvier a vu (2),
dans un cas de torticolis, ce faisceau seul rétracté. Que
la seule rétraction de ce faisceau produise une inclinaison
de la tête ou de l'épaule, je le conçois, mais qu'il s'y
ajoute une rotation réelle, je voudrais avant de l'admettre, que M. Bouvier ait observé plusieurs cas du
même genre.

Quoi qu'il en soit, la rétraction du chef sternal avait,
dès le xviiie siècle, conduit Richter à proposer de ne
couper que ce seul chef pour remédier au torticolis, et
M. J. Guérin a repris et fortement soutenu l'idée de
Richter. Nous voyons cependant l'auteur du précepte
lui-même couper les deux chefs du muscle, alors que,
cependant, il avait bien constaté que le chef sternal seu
était rétracté, il revient même à deux reprises à cette

(1) *Gazette médicale*, 1832, p. 827.
(2) Depaul, *Du torticolis*, 1844, p. 13.

section complète, et ce n'est pas là un fait exceptionnel dans sa pratique (1). L'analyse des soixante-deux observations qui se trouvent dans l'ouvrage de Dieffenbach montrent que trente et une fois il a fallu couper les deux faisceaux du muscle sterno-mastoïdien droit, et dix fois les deux faisceaux du côté gauche. Dans douze cas, la portion sternale droite a été coupée seule, et dans cinq cas, la portion sternale gauche (2). Bonnet (de Lyon) conclut à la nécessité de la division des deux faisceaux du muscle dans tous les cas; « ce n'est que depuis l'époque où j'ai bien compris ce précepte, dit-il, qu'il m'a été possible de réussir constamment, sans avoir à revenir à l'opération, comme il était si souvent nécessaire de le faire, quand je me contentais de la section du faisceau le plus saillant. »

La théorie et la pratique sont loin d'être d'accord, il y a cependant un premier fait que l'opération permet de constater, c'est le redressement presque complet que donne immédiatement la seule section du faisceau sternal; il n'y a pas à douter dans bien des cas, que le faisceau claviculaire ne soit raccourci, mais ce raccourcissement a bien pu maintes fois survenir sous l'influence d'une ancienne rétraction du chef sternal, et n'être que secondaire. Il y aurait donc à se demander si l'on ne s'est pas trop empressé de le couper. Je ne veux pas condamner la section du chef claviculaire qui peut abréger et simplifier le traitement consécutif à l'opération,

(1) Rapport cité, p. 24, observ. I.
(2) Depaul, thèse citée, p. 13.

mais de ce qu'on l'a souvent coupé en même temps que
le chef sternal, je ne voudrais pas conclure à l'abandon
de la distinction pathologique à établir entre le degré
et la fréquence de la rétraction des deux faisceaux du
muscle sterno-mastoïdien.

Quant à la rétraction du bord antérieur du muscle
trapèze, que l'on observe quelquefois, je la regarde
comme secondaire, on l'a cependant coupé aussi, mais
probablement à tort. Il en est de même du muscle peaucier qui est quelquefois le siége d'une rétraction pathologique pour laquelle on recommande d'une manière
banale la section sous-cutanée. Gooch (1) en a rapporté
un premier exemple, qui depuis a été cité par tout le
monde; or, dans ce cas, les téguments étaient aussi rétractés que le muscle; peut-être même celui-ci n'avait-il
été affecté que secondairement, car une altération pareille occupait une partie de la peau du front et du cuir
chevelu; du reste, la section sous-cutané eût été là parfaitement inutile. Jourdan dit avoir vu un jeune soldat chez
lequel le peaucier rétracté formait sous la peau douze ou
quinze cordes saillantes (2), M. Duval (3) a observé également ces brides sous-cutanées qu'il attribue au peaucier
et qui, du reste, cédèrent à l'extension. Je ne sais toutefois si les brides de cette espèce ne seraient pas plutôt
fibreuses que musculaires. En effet, Dieffenbach (4) a

(1) Gooch, *Cases and practical remarks in surgery*, t. II, p. 83.

(2) Jourdan, art. Torticolis, *Dictionnaire des sciences médicales*.

(3) *Traité pratique du pied bot*, etc., p. 505.

(4) Voyez, pour les détails de l'observation de Dieffenbach,
Depaul, thèse citée, p. 25.

vu les deux peauciers rétractés à la fois, et les phénomènes étaient tout différents; la peau froncée présentait des rides comparables à celles de certaines vieilles
femmes, ou encore au froncis de la peau qui recouvre
les bretelles élastiques. Le menton était incliné sur la
poitrine, mais le malade pouvait le relever sans grands
efforts, et l'on voyait alors les brides de la peau s'effacer.
La section sous-cutanée fut pratiquée sur les deux muscles, je me demande si elle était bien nécessaire, et si
l'extension n'eût pas suffi, comme chez la malade de
M. Duval.

Au total, dans la grande majorité des cas, c'est à la
rétraction du sterno-cléido-mastoïdien, et de son chef
sternal en particulier qu'il faut attribuer le torticolis; il
est facile, avec cette donnée, d'aborder le traitement.
Mais il faut prendre garde d'attribuer trop facilement
une inclinaison avec rotation de la tête à la simple contraction de ce muscle; les causes qui peuvent produire
ces inclinaisons sont, nous l'avons vu, fort complexes;
et il y a là une question importante de diagnostic différentiel.

Un homme d'une grande compétence, M. Bouvier,
nous a lui-même rapporté un cas d'erreur de diagnostic
par lui commise et qui nous servira à faire ressortir les
difficultés qu'il peut y avoir à apprécier la cause de la
déviation. La pièce n° 614 a du musée Dupuytren que
je vous engage à bien étudier, appartenait à une petite
fille qui, vers l'âge de cinq mois, avait eu un spasme musculaire général, on s'était aperçu peu après qu'elle pen-
chait la tête à droite et criait quand on voulait la redres-

ser ou la coucher sur le côté gauche. A deux ans, la santé générale devint meilleure, mais la tête demeura inclinée à droite, avec la face tournée à gauche; et vers l'âge de huit ans et demi, M. Bouvier, croyant à un torticolis simple, allait en entreprendre le traitement lorsque l'enfant succomba à une fièvre typhoïde.

Le condyle droit de l'atlas a, comme vous le voyez, glissé en avant de l'axis de manière à imprimer à la tête un mouvement de rotation de 25 degrés, et à réduire en ce point le diamètre du canal rachidien à 1 centimètre et demi à 2 centimètres de diamètre. De fortes ankyloses réunissent l'occipital et les trois premières vertèbres; et, sous la pression de la tête à droite, les os se sont tellement affaiblis que l'apophyse transverse droite de l'atlas descend au niveau de celle de la troisième vertèbre (1).

Vous voyez à quelles conséquences la méprise eût pu conduire sans la mort inopinée de la malade. Pour éviter une semblable erreur il faut non-seulement, ainsi que nous l'avons dit, s'enquérir avec soin du commémoratif, mais examiner avec scrupule la partie supérieure du cou et en particulier les rapports de la saillie de l'apophyse épineuse de l'axis et de la protubérance occipitale. L'attitude de la tête peut aussi offrir des différences, sa rotation peut être observée du même côté que l'inclinaison dans l'affection osseuse; cette coïncidence ne se voit jamais dans la déviation de cause musculaire. De plus,

____

(1) *Bulletin de l'Académie de médecine*, 1836, Depaul, thèse citée, p. 38.

dans ces cas, il y a rétraction ; dans les autres, contraction simple ; mais, quelle que soit la valeur de ces signes indiqués par M. Bouvier, il vous faut avant tout rechercher les traces de l'affection osseuse.

La section du sterno-mastoïdien constitue le moyen principal de traitement du torticolis ; la rétraction de ce muscle, comme celle du tendon d'Achille, résiste le plus habituellement aux machines ; mais, de même qu'il suffit de la section de ce tendon pour assurer le redressement du pied bot par les appareils, de même après la section du sterno-mastoïdien, le redressement de la tête et du cou peuvent être obtenus, même à beaucoup moins de frais.

On a cependant traité et guéri des torticolis par la seule action des machines, mais la section du sterno-mastoïdien s'introduisit de très bonne heure dans la pratique chirurgicale, et leur fut presque toujours préférée. Cette opération fut faite pour la première fois par Roonhuysen en 1670, et c'est également dans la seconde moitié du xviie siècle que Solingen et Nuck, ses compatriotes, proposaient pour guérir le torticolis, l'appareil anciennement connu sous le nom de collier de Nuck (1). Cet appareil que l'on a aussi mis en usage contre les déviations de la taille, permettait de suspendre les malades par la tête, de telle sorte que tout le poids du corps servait à l'extension. Tulpius et Roonhuysen déclarent que le moyen est ordinairement insuffisant et

(1) Voyez Heister, *Institutions de chirurgie*, t. III, p. 176, pl. xxi.

conseillent, si le mal est invétéré, de se hâter d'en venir à l'opération ; quelque imparfaite qu'elle fût alors, il était difficile de ne pas la préférer à un semblable moyen et dès cette époque, l'on en trouve plusieurs observations.

Cependant elle resta ignorée des chirurgiens français ; Delpech ne songea pas à appliquer au sterno - mastoïdien l'opération qu'il avait imaginée pour le pied bot ; il ne nous donne d'ailleurs, qu'une observation (1) : la guérison fut obtenue à l'aide de l'extension permanente pratiquée sur un lit mécanique et de tractions latérales destinées à faire tourner la tête du côté opposé à la déviation. Nous aurons bientôt occasion d'étudier l'extension horizontale à propos du traitement des déviations de la taille ; en admettant même qu'elle pût toujours être efficace contre le torticolis, ce dont il est permis de douter, vous comprendrez alors que l'on doive complétement rayer une semblable méthode, du traitement de cette difformité et préférer encore une fois l'opération.

Le procédé opératoire a été, du reste, à ce point simplifié de nos jours, que, malgré l'invention d'appareils bien supérieurs à ceux dont nous venons de parler, la section du sterno-mastoïdien devait définitivement conquérir les préférences des chirurgiens ; aussi les machines rarement employées primitivement, appartiennent - elles au traitement consécutif à l'opération, à propos duquel nous les décrirons.

(1) Delpech, *Orthomorphie*, t. II, p. 318 ; Atlas, p. 102 et pl. LXX, fig. 3.

Boyer (1) décrit encore le procédé ancien, c'est-à-dire la section de tous les tissus, couche par couche, y compris le muscle, il pense d'ailleurs que l'opération ne doit être qu'exceptionnellement employée; les chirurgiens hollandais, qui la conseillaient beaucoup plus volontiers, se servaient du caustique pour diviser la peau, et plus tard du bistouri pour couper le muscle au-dessus de la clavicule; aussi est-il surprenant que l'opération, faite par Dupuytren en 1822, n'ait pas eu plus de retentissement. La relation de ce fait n'a pas été, il est vrai, donnée par Dupuytren lui-même, mais, à en juger par ce qui en a été dit alors, l'opération aurait possédé dès sa naissance tous les perfectionnements dont on a voulu la doter plus tard.

D'après Ammon, le chirurgien de l'Hôtel-Dieu fit, tout près du bord interne et de l'attache inférieure du sterno-mastoïdien, une ponction à travers laquelle il introduisit sur la face postérieure du muscle, et à plat, un bistouri boutonné dont il conduisit l'extrémité jusqu'au delà du bord externe du faisceau cléido-mastoïdien; puis, tournant le tranchant de l'instrument vers le muscle, il le coupa d'arrière en avant sans diviser la peau (2).

L'opération ancienne avait eu peine à prendre rang dans les habitudes de la chirurgie française, il en fut de même de l'opération nouvelle malgré son origine. Stro-

----

(1) Tome VII, p. 58, 1821.

(2) Ammon, *Parallèle de la chirurgie française et étrangère*, 1823. — Voyez Philips, *Ténotomie sous-cutanée*, p. 101. — Velpeau, *Médecine opératoire*, t. I, p. 576 et suiv.

meyer et Dieffenbach de 1824 à 1836 la pratiquèrent à plusieurs reprises ; Roux, Magendie, Amussat en 1836, s'en tenaient encore à l'opération ancienne. La section sous-cutanée des muscles du cou allait cependant bientôt être ajoutée à celles que l'on pratiquait déjà à cette époque à Paris pour d'autres muscles ; ce furent MM. Bouvier en 1836 et J. Guérin en 1837, qui la répétèrent pour la première fois.

On s'en est assez généralement tenu à la section du sterno-mastoïdien, cependant le ténotome a été porté sur d'autres muscles du cou, j'ai déjà eu occasion de vous dire que ces sections étaient inutiles, et, comme la section isolée du faisceau claviculaire peut quelquefois suffire, nous allons examiner séparément les procédés de section du faisceau interne et du faisceau externe.

C'est généralement de 15 à 20 millimètres au-dessus de son attache au sternum que l'on divise le faisceau interne ; là, l'artère carotide primitive et la veine jugulaire interne ne sont pas cachées seulement sous le feuillet profond de l'aponévrose, mais encore sous les muscles sterno-hyoïdien et sterno-thyroïdien. De plus, le tissu cellulaire qui sépare les deux feuillets aponévrotiques permet de détacher en quelque sorte le muscle à diviser, et de le reporter en avant ; il suffit pour cela d'exagérer la rotation de la tête en même temps qu'on cherche à l'incliner sur l'épaule saine ; dans ce double mouvement, le tendon est soulevé et tellement porté en avant qu'on peut l'embrasser avec l'index et le pouce glissé au-dessous, de telle sorte qu'il ne reste interposées entre eux que la peau et l'aponévrose. Le ténotome introduit au côté sternal, et à quelque distance pour éviter le parallélisme entre la plaie cutanée et la plaie profonde, on le fait glisser sur le muscle jusqu'à ce qu'il dépasse son bord extérieur, et, tournant le tranchant vers la peau, on divise d'arrière en avant. Stromeyer passe le ténotome sous la peau et fait la section d'avant en arrière, mais avec un peu moins de sécurité, le tranchant s'enfonçant ainsi du côté des vaisseaux. M. J. Guérin plonge également le ténotome entre la peau et le muscle, mais de dehors en dedans, modification insignifiante, puisque ni en dehors ni en dedans on n'a aucun vaisseau à redouter. Quant à la hauteur précise où l'on opère, elle est réglée par les deux indications suivantes : premièrement, couper le muscle là où il offre le moins d'épaisseur ; deuxièmement, éviter la veine jugulaire antérieure qui, ainsi que vous le voyez sur cette préparation, longe pour aller gagner la jugulaire externe, le sternum et la clavicule en arrière de l'aponévrose superficielle et de la gaîne propre du muscle ; c'est pourquoi l'on se place à 15 ou 20 millimètres au-dessus du sternum.

Dans la section du faisceau claviculaire, nous avons à tenir compte de rapports à peu près semblables, sauf la veine jugulaire externe qui côtoie le bord externe du muscle ; mais comme elle est sous-cutanée, on l'aperçoit facilement, surtout en la faisant gonfler par un effort soutenu ; dès lors il sera facile de l'éviter. Les mêmes règles seront d'ailleurs suivies, et la même ponction servira à introduire le ténotome.

J'ai conseillé, dans les cas où l'on voudrait sectionner

les deux faisceaux à la fois, de pratiquer l'opération le plus haut possible; le muscle est moins large et les vaisseaux sont plus éloignés de l'instrument. Là aussi, à plus forte raison, on pourrait au besoin introduire indifféremment le ténotome par-dessus ou par-dessous le muscle, et le faire marcher d'avant en arrière ou d'arrière en avant.

Nous vous avons déjà indiqué, notamment à propos de la section du tendon d'Achille (1), les phénomènes qui suivent la section et la conduite que vous avez à suivre. Dieffenbach a rapporté un cas de suppuration après la section du sterno-mastoïdien ; c'est le seul cas de ce genre que je connaisse ; la possibilité de cet accident ou de l'inflammation simple commande cependant une grande réserve dans toute manœuvre tendant à irriter la plaie; votre malade devra garder l'immobilité ; vous l'assurerez au moyen d'appareils très simples, qui pourront aussi vous servir à incliner légèrement la tête du côté sain, tels que le bandage temporo-axillaire de Mayor ; un bonnet bien attaché sur lequel vous fixez une bande ou un mouchoir que vous amenez sous l'aisselle du côté opposé peut suffire.

Vous devrez donc au début plutôt chercher à vous opposer aux mouvements qu'à forcer le redressement; la bonne position de la tête sur un coussin, le soin avec lequel vous surveillerez la plaie, vous permettront d'arriver sans inflammation au moment où le redressement devra être tenté. C'est le troisième ou le quatrième jour

(1) Voyez p. 157.

que commence cette seconde phase du traitement; les bandages ont pu suffire dans quelques cas; cependant, pour peu que vous éprouviez des difficultés à opérer graduellement le redressement, il faut recourir aux appareils.

Les appareils dont on se sert aujourd'hui prennent un point d'appui sur les épaules; on les désigne sous le nom de *colliers;* ou bien ils sont reliés à la fois au bassin par une ceinture, et au thorax par des montants latéraux dont la partie supérieure, surmontée de croissants bien garnis, prend point d'appui dans l'aisselle; à ces montants latéraux est fixée la partie cervicale et céphalique de l'appareil; ces machines sont connues sous le nom de *minerves.* Ces minerves, dont les différentes pièces sont en fer, assurent, comme vous le voyez, l'immobilité du cou et de la tête, et sont bien préférables aux colliers qui, prenant simplement point d'appui sur les épaules, transmettent inévitablement au cou et à la tête les mouvements du thorax. Ils ont d'ailleurs un avantage commun, celui de permettre au malade de se lever.

Nous avons condamné l'extension horizontale, alors même qu'elle a pour but d'éviter l'opération; nous devons à plus forte raison encore, lorsque la section a été faite, rejeter l'usage des lits mécaniques. M. J. Guérin en avait cependant fait construire un, spécialement destiné à assurer le redressement de la tête; M. Duval a également le sien.

Vous ferez donc usage des colliers ou des minerves. M. J. Guérin a aussi imaginé un collier qui est analogue à celui dont je vous parlais à propos de la tumeur blanche cervicale; celui que vous avez sous les yeux permet non-seulement de soutenir la tête, d'étendre et d'incliner le cou, mais encore d'imprimer un mouvement de rotation, grâce à la mobilité des pièces qui supportent la mâchoire et que l'on peut porter en avant ou en arrière, et fixer dans une position déterminée à l'aide de vis de pression. C'est pour agir à la fois sur l'inclinaison et la rotation, que Bonnet a fait construire cet autre collier; il est fort compliqué et ce n'est qu'un médiocre appareil (1).

La machine que Levacher imagina en 1762, pour combattre les déviations de la taille, et dont nous vous parlerons dans une prochaine leçon, est une véritable minerve; le réducteur latéral de la tête, que Delacroix construisit sur la demande d'Antoine Dubois, n'est qu'une modification de l'arbre suspenseur de Levacher (2); l'appareil de M. Mellet (3), dont la puissance est représentée par le levier en fer doux de Venel, a aussi pour objet de relier solidement la tête, le cou, le thorax et le bassin, d'attirer la tête en arrière et de l'incliner dans le sens opposé à la déviation. Ce sont, en effet, les conditions qu'il faut demander à ces appareils; elles sont bien remplies par celui-ci, qui appartient à M. Bouvier (4); il est également composé d'une ceinture pelvienne, d'une portion thoracique représentée par une tige dont la partie supérieure, plus large, se

---

(1) *Thérapeutique des maladies articulaires*, p. 623, fig. 86.

(2) Voyez Depaul, *thèse citée*, p. 64. — Gerdy.

(3) *Op. cit.*, p. 100, pl. ı.

(4) *Bulletin de l'Académie royale de médecine.* Paris, 1840, t. IV, p. 518. — Philips, *Ténotomie sous-cutanée*, p. 124, pl. vıı, fig. 1.

relie aux épaules ; enfin d'une portion cervicale mobile sur la tige dorsale, et d'une couronne qui se fixe solidement à la tête.

La minerve, dont on fait le plus habituellement usage, est celle que je vous montrais tout à l'heure. Vous en connaissez les pièces pelviennes et thoraciques ; pour l'appliquer, il faut, après avoir solidement bouclé la ceinture pelvienne et assujetti les béquilles ou montants latéraux à l'aide des épaulières, engager et fixer la tête dans la partie supérieure de l'appareil. Elle est formée de deux tiges de fer recourbées et réciproquement perpendiculaires ; l'une fait suite à la tige cervicale, répond à la ligne médiane et embrasse l'occiput ; l'autre répond au diamètre transverse de la tête et embrasse le vertex ; une lanière en cuir, fixée à ses extrémités, sert de mentonnière, et une autre lanière de courroie frontale.

Ainsi suspendue et fixée, la tête peut être inclinée en avant, en arrière, à droite ou à gauche, grâce à un mécanisme à graduation, mis en mouvement à l'aide d'une clef. Il est placé au point de réunion de la pièce supérieure ou céphalo-cervicale, avec la pièce inférieure ou pelvi-thoracique.

Le redressement devra être fait avec beaucoup de mesure ; il ne faut pas vouloir arriver trop vite au but ; ce n'est qu'insensiblement que l'on obtient la rectitude. L'appareil n'a pas seulement pour but de redresser, il faut que l'on en continue assez longtemps l'emploi pour prévenir les récidives, qui, d'après M. Bouvier, pourraient être dues, dans certains cas, à la rétractilité de la cicatrice musculaire.

C'est, du reste, un chapitre fort négligé que celui des récidives. Je n'ai pas de faits qui puissent me permettre de vous dire jusqu'à quel point se maintiennent les résultats obtenus ; on admet généralement que le torticolis chronique peut être guéri en quelques mois, mais il y a dans la guérison des degrés dont il faut tenir compte.

Lorsque le traitement est appliqué chez des sujets peu âgés, à des déviations peu anciennes, on est en droit d'espérer une guérison complète ; mais chez des sujets dont l'affection ayant paru à la naissance, date déjà de plusieurs années, il peut exister, surtout si la déviation est ancienne, des conditions qui empêcheront la guérison d'être complète. Les vertèbres peuvent en effet être déformées ; la rétraction des ligaments périphériques, l'affaissement des disques intervertébraux suffisent dans d'autres cas pour rendre la déviation permanente ; enfin la colonne cervicale, et même la dorsale et la lombaire, offrent quelquefois des déviations secondaires. Il nous suffit d'indiquer ces faits, car nous étudierons, à propos des déviations de la taille, les conditions générales qui les régissent. Ce qu'il faut dès à présent établir, c'est que, dans de semblables conditions, il ne faut pas vous attendre à des guérisons complètes.

Dans son relevé statistique de 1843, M. J. Guérin avait donné 46 cas de torticolis, dont 23 guéris, 8 améliorés, 2 non améliorés, 1 mort et 12 non traités ou en voie de traitement. Sur 34 sujets traités, il y en avait par conséquent 10 chez lesquels la guérison complète n'avait pu être obtenue ; cela fait déjà près d'un tiers, et cependant les résultats fournis par l'auteur étaient quelque peu flattés : c'est du moins ce que nous a permis de supposer l'examen minutieux auquel nous nous livrâmes (1) à cette époque.

Six malades seulement avaient été traités à l'hôpital, et nous ne pûmes, malgré tous nos efforts, en voir que deux ; l'une pouvait être regardée comme guérie ; l'autre, âgée de sept ans, et dont le torticolis n'avait paru qu'à six ans et demi, à la suite d'une scarlatine, était fort améliorée ; mais, trois ans après l'opération, la tête était encore inclinée à gauche et tournée à droite, comme à sa sortie de l'hôpital ; il en était encore de même un an après.

M. Guérin a cependant maintenu que la guérison était complète ; *ce qu'il reste de l'inclinaison de la tête*, dit-il, *n'est que passager*, et il demandait qu'on lui montrât, dans la pratique des autres chirurgiens, un cas de torticolis *ancien*, mieux et plus complétement guéri (2).

Ce que nous avons dit tout à l'heure montre cette inclinaison *passagère*, persistant après quatre années, bien que le torticolis ne fût pas *ancien*.

Nous avons trouvé d'ailleurs, parmi les malades de M. Guérin lui-même, un torticolis mieux et plus com-

____

(1) Malgaigne, *De quelques illusions orthopédiques* (*Journal de chirurgie*, 1843, p. 257). — *Mémoire sur la valeur réelle de l'orthopédie*, 1845, préface, p. xii.

(2) Guérin, *Mémoire à consulter*. Paris, janvier 1844, gr. in-8, p. 92.

plétement guéri, et, en réalité, dans la pratique, on peut s'attendre à des succès dans les cas récents et exempts de complication; mais, vous le voyez, messieurs, il ne suffit pas d'énoncer que le torticolis peut être guéri en quelques mois, il faut savoir que bon nombre de malades, — et il est impossible encore aujourd'hui d'en dire la proportion, — ne sont qu'incomplétement guéris; que quelques-uns ne peuvent même être améliorés, et tout cela sans préjudice des récidives sur lesquelles nous avons besoin d'être éclairés.

Dans les cas où il y a à guérir à la fois la déviation du cou et des déviations secondaires, non-seulement la guérison du torticolis peut ne pas être complète, ainsi que nous venons de le dire, mais l'amélioration que donnent l'opération et le traitement ne s'étend guère aux autres régions consécutivement déformées. Dans les faits soumis à la commission, par M. Guérin, les déviations secondaires de l'épine sont notées dans trois cas : chez un enfant de sept ans et demi, chez une jeune fille de dix-neuf ans, et chez un jeune homme de vingt-six ans.

Chez l'enfant de sept ans et demi, la déviation de la tête avait été reconnue dans le cours de la première année; la tête et le cou furent complétement redressés; mais le dos ne revint « qu'à très peu de chose près, à l'état normal ».

Chez la jeune fille de dix-neuf ans, « la déviation de l'épine n'éprouva qu'une légère amélioration. » Le torticolis était congénital, et, sauf « des traces imperceptibles de l'inclinaison du cou à droite », le redressement du cou et de la tête est déclaré complet. Quoi qu'il en soit, la déformation consécutive était moins améliorée encore que dans le premier cas. Chez le jeune homme de vingt-six ans, dont la déviation du cou datait déjà de vingt ans, le résultat est également très incomplet.

Il fut revu par la commission deux mois après le traitement. « Les inflexions de balancement de la colonne avaient un peu diminué; » la guérison du torticolis fut d'ailleurs incomplète, mais l'amélioration cependant très notable.

Ces quelques données cliniques justifient ce que je vous disais à propos des résultats à espérer dans les cas anciens. Il convient donc d'entreprendre de bonne heure le traitement de cette difformité; et si les cas légers et peu anciens autorisent l'emploi des machines seules, il ne faut pas oublier que la rétraction du sterno-mastoïdien y a ordinairement résisté. Vous devrez en faire la section d'après les règles indiquées; mais si la section des deux faisceaux est le plus souvent nécessaire, la section des autres muscles du cou, consécutivement raccourcie, est inutile. Les bandages ou appareils simples, et, dans bien des cas, les machines compléteront le redressement; en continuant l'emploi, en prescrivant des mouvements et des exercices variés, vous vous attacherez à prévenir les récidives. Enfin, bien que dans les cas anciens et même dans des torticolis de date assez récente, la guérison ait été souvent incomplète, le traitement, tel qu'il est institué aujourd'hui, présente assez peu d'inconvénients, et les résultats que l'on a obtenus sont assez satisfaisants pour justifier l'opération.

Ce que nous dirons en étudiant dans les prochaines

leçons les déviations de la taille, vous permettra de juger s'il est utile de poursuivre par des moyens spéciaux les déformations secondaires qui persistent malgré l'amélioration ou la guérison des déviations de la tête et du cou.

Ce que nous avons déjà dit des déviations par brides ou cicatrices vicieuses pour d'autres parties du corps, nous permet de ne pas entrer ici dans des détails particuliers à ce sujet; les opérations complexes que certains de ces cas peuvent exiger, appartiennent d'ailleurs à une autre partie du cours.

DIX-SEPTIÈME LEÇON.

Messieurs, nous arrivons maintenant à ce que l'on
appelle les déviations de la taille, autrement dites déviations du rachis ; c'est un sujet capital en orthopédie ;
c'est même, comme vous le savez, à cette partie de son
domaine que la science orthopédique a emprunté son
nom. L'importance du sujet nécessitera une plus longue
incursion que d'habitude dans la pathologie proprement
dite.

Les déviations du rachis sont divisées en plusieurs
espèces selon le sens dans lequel elles ont lieu. La colonne rachidienne peut, en effet, s'incurver en avant ou
en arrière, c'est-à-dire sur son plan antérieur ou postérieur, mais elle s'incline surtout latéralement. Ce sont
les courbures latérales que nous aurons presque exclu-

sivement en vue ; c'est à elles, en effet, que se rattache à peu près tout ce que l'on a dit des déviations de la taille et tout ce qu'on a imaginé pour les combattre.

On a désigné les différentes courbures du rachis par des mots tirés du grec. Je ne vous les rappelle cependant que pour mémoire, car ils sont à peine employés dans le langage chirurgical usuel, et vous m'entendrez beaucoup plutôt parler de déviations latérales que de *scoliose*, qui est le mot qui sert à désigner cette espèce, tandis que *cyphose* s'entend des courbures en avant et *lordose* des courbures en arrière.

Les déviations du rachis ne sont presque jamais congénitales. Je ne connais qu'un seul cas où l'on ait noté à la naissance une déviation de l'épine, et encore le fœtus était-il rachitique. C'est, d'ailleurs, le seul cas que Chaussier ait rencontré sur les 23 293 enfants qu'il fit examiner à la Maternité de Paris, et dans le relevé de Dopp qui comprend 155 enfants atteints de difformités congénitales, il ne s'en est pas rencontré un seul. On a, il est vrai, rapporté des exemples de flexions plus ou moins compliquées du rachis observés chez des monstres, mais ces cas n'appartiennent en rien à notre sujet. C'est ainsi que M. Guérin a vu chez un fœtus anencéphale une série de flexions anguleuses du rachis dans le sens antéro-postérieur (1); que M. Depaul a fait voir à M. Robert (2) une scoliose étendue depuis le col jusqu'au bassin, également observée chez un anencé-

(1) J. Guérin, *Recherches sur les luxations congénitales.* 1861.
(2) Robert, *thèse citée*, p. 45.

phale. Il en est d'autres où la déviation du rachis devient, pour ainsi dire, étrange. Fleishmann (1) rapporte le cas d'une scoliose double, compliquée de torsion des vertèbres cervicales, en vertu de laquelle la face antérieure de leur corps regardait à gauche. Sœmmering aurait observé un cas de ce genre, et M. Giraldès, également cité par M. Robert, un cas de lordose dans lequel la tête renversée en arrière s'appliquait contre le sacrum. Je puis enfin vous citer en terminant un cas de Méry (2) qui, sur un monstre, a vu le sacrum placé en avant ; mais je ne veux pas m'arrêter davantage à ces faits qui sont du domaine exclusif de la tératologie.

La non-congénitalité des déviations de la taille étant établie, nous devons tout d'abord rechercher à quel âge elles se produisent habituellement. Elles n'ont pas non plus été observées dans les premiers mois de la vie ; sur vingt sujets que j'ai interrogés à cet égard, le début était compris chez douze, entre quinze mois et six ans, et pour les huit autres, entre six et quatorze ans ; c'est, en effet, dans les premières années et vers l'époque de la puberté que se produisent ordinairement les déviations de la taille.

Mais en dehors de cette prédisposition créée par l'âge, si nous cherchons la cause déterminante de cette affection, nous nous trouvons en présence de faits de nature fort différente.

Dans les vingt cas dont j'ai parlé, quatre fois seulement le rachitis avait précédé la déviation ; cette maladie

(1) *De vitiis congenitis circa thoracem et abdomen.* 1810.
(2) Méry, *Hist. de l'Acad. des sc.,* 1700, p. 42.

est ainsi, bien qu'exceptionnellement, en cause dans la production des déviations vertébrales, mais comment agit-elle ?

Vous voyez sur cette pièce du musée Dupuytren n° 521) un type remarquable de rachitisme ; les os des membres sont déformés et la colonne vertébrale a sa bonne part dans les incurvations du squelette ; cependant les vertèbres ne sont pas déformées. Il y a long-temps déjà que j'ai rapporté toutes les déviations au relâchement des ligaments ; devant le fait que je viens de vous montrer et qui est la règle dans le rachitisme, le relâchement des ligaments est aisément admissible, et M. Bouvier qui ne partage pas mon avis sur la généralisation de ce fait, l'admet dans le rachitisme.

J'espère cependant vous démontrer que c'est à cette lésion primordiale que sont dues les déviations verté-brales et vous faire voir qu'il est aisé de se rendre compte de l'influence des causes sous l'empire des-quelles se prépare et naît cette fâcheuse disposition.

On n'a pas cherché seulement dans le squelette les causes de ses malformations, on a accusé les muscles de les produire, mais la théorie et ses applications n'ont pas tenu devant le contrôle des faits. Il en a été de même pour les attitudes dont tout le monde a parlé, dont tout le monde parle encore, bien que Delpech ait depuis longtemps rejeté cette cause, et que les médecins qui ont sérieusement envisagé la question aient adopté son opinion ; elles ne peuvent jouer le rôle de cause déter-minante dans la production des déviations ; sans cela, il est telle profession qui ne compterait que des bossus ;

de plus, il serait inexplicable que les déviations fussent si exceptionnelles chez les garçons, tandis que le sexe féminin semble en avoir le triste apanage. Le rachitisme peut, il est vrai, donner des bossus de l'un et l'autre sexe, mais son action ne porte guère que sur les cinq ou six premières années de la vie ; dans la classe aisée, par exemple, où le rachitisme est d'ailleurs rare, je ne crois pas que l'on rencontre un exemple de garçon devenant bossu après l'âge de dix ans.

Cette immunité est d'autant plus remarquable chez les garçons de cet âge que nous savons tous cependant quelles méchantes attitudes ils prennent journellement sur leur table d'étude, et que c'est précisément un des moments de la vie où les déviations de la taille se montrent surtout dans l'autre sexe; et cependant les attitudes que peuvent avoir les petites filles en cousant à l'aiguille ou en jouant du piano, toutes choses si souvent accusées, pourraient passer pour parfaites, auprès de celles que suggère à un garçon paresseux l'ennui du devoir.

Il faut donc sortir de ce cercle étroit de causes banales et voir dans quelles conditions l'éducation place les jeunes sujets. Jusqu'à l'âge de cinq ou six ans, garçons et filles, soumis aux mêmes habitudes, partagent les mêmes jeux, et pour celles-ci, c'est, à vrai dire, le seul âge où pleine et entière liberté soit donnée à l'instinct qui pousse les jeunes êtres à chercher dans le mouvement et dans les jeux au grand air leur principale distraction.

L'éducation vient bientôt changer tout cela, et si le

garçon, même au collége, trouve moyen dans ses ré-
créations de réparer la privation de mouvement que lui
imposent ses nouvelles habitudes, la petite fille, abritée
dès lors sous l'aile maternelle, commence un genre de
vie ordinairement insuffisant à assurer l'entier développement de son organisme. La chlorose, bien avant la
puberté, traduit le résultat de l'ensemble de ces mauvaises dispositions hygiéniques, et bien qu'elle ne soit
pas l'apanage exclusif du sexe féminin, surtout à cet âge,
elle sévit principalement, et pour les raisons que nous
venons d'exposer sur les petites filles. Cependant elles
grandissent et parcourent plus hâtivement les périodes
qui les séparent de la puberté; mais leur accroissement
s'est fait dans de mauvaises conditions; elles digèrent
mal, ont des flueurs blanches; les muscles sont peu développés, peu résistants, peu actifs; aussi se fatiguent-
elles aisément et adoptent-elles la position assise comme
attitude la plus habituelle.

Cependant, même dans cette position, il faut que le
poids du corps appuie sur la colonne lombaire, que le
poids de la tête soit supporté par un cou relativement
grêle, et que ces parties soient maintenues dans leur
direction normale, malgré l'influence de la pesanteur.
Il y a même dans le volume exagéré de la tête dans les
premières années, et dans son poids relativement considérable par conséquent, comme un défaut de prévoyance
de la nature, dont nous allons voir l'action s'exercer
dès les premiers temps de la vie, pour modifier la forme
native, si je puis ainsi dire de la colonne rachidienne.

Il est d'ailleurs nécessaire, messieurs, que nous étudiions les conditions anatomiques et physiologiques de cette colonne, et que nous nous rendions compte des conditions où elle est à la naissance, dans l'enfance et chez l'adulte, afin de pouvoir définitivement résoudre le problème étiologique que nous poursuivons.

On considère généralement la colonne vertébrale comme normalement pourvue de trois courbures antéro-postérieures, et d'une courbure latérale à convexité droite ; cependant aucune de ces courbures n'est originelle. Le fœtus présente bien, il est vrai, pendant la vie intra-utérine une courbure vertébrale, mais elle est unique à convexité postérieure et seulement due à l'attitude qu'il est obligé de prendre dans l'utérus ; placez-le sur un plan horizontal, toute courbure disparaîtra, et la rectitude de la colonne vertébrale sera à peu de chose près parfaite. C'est quand l'enfant commence à se tenir droit, soit assis dans les bras de la nourrice, soit dans la station et la marche, que le poids de la tête et de la partie supérieure du tronc force la colonne à fléchir ; et quand les ligaments sont sains, elle affecte naturellement alors la courbe à laquelle elle était habituée dans l'utérus, et que le jeu de ses articulations rend d'ailleurs la plus facile, elle s'infléchit en avant. Mais la nécessité de ne pas s'éloigner de la perpendiculaire, afin de sauvegarder l'équilibre, oblige les muscles à entrer en jeu ; et dès lors tendent à se surajouter à la courbure primitive, des courbures de compensation ou de balancement qui occupent les extrémités de la tige et constituent les courbures cervicale et lombaire dont la convexité est, comme vous le savez, antérieure, tandis que celle de la courbe dorsale demeure postérieure.

Cependant ces inflexions multiples sont tout d'abord temporaires comme l'inflexion unique de la vie intra-utérine, elles ne deviennent permanentes qu'au bout de quelques années. Dès que l'enfant est replacé dans la position horizontale, c'est-à-dire soustrait à l'action de la pesanteur qui produisait les courbures du rachis, celui-ci revient à la rectitude; il en est ainsi jusqu'à six ou sept ans. C'est donc sous la seule influence du poids de la tête et du corps que se produisent les trois courbures antéro-postérieures de la colonne vertébrale; les ligaments ne sont pas assez serrés pour la maintenir dans la rectitude, et la mobilité dont jouissent surtout certaines régions le prédispose à ressentir l'influence de la pesanteur dans la station. Les muscles peuvent, il est vrai, y remédier, mais ne font que pourvoir au maintien de l'équilibre et d'ailleurs ils se fatiguent.

Lorsque les courbures sont devenues permanentes, il y a dans la tige rachidienne des modifications que nous étudierons tout à l'heure, mais alors même ces courbures ne sont pas invariables; de curieuses expériences prouvent qu'elles augmentent, si bien que comme la tension des ligaments est nécessaire au développement de leur action, je serais disposé à croire que l'augmentation des courbures de la colonne vertébrale concourt à assurer sa solidité en augmentant la tension de ses ligaments.

Quoi qu'il en soit, nous avons tous entendu dire que l'on est plus grand le matin que le soir; lorsque l'on relève de maladie, il semble également que la taille s'est accrue : le premier de ces faits a été expérimentalement constaté et est admis par tous. On a, il est vrai, parlé à ce sujet de l'affaissement des disques intervertébraux, mais rien n'est moins fondé que cette assertion ; ce sont les courbures vertébrales qui s'agrandissent.

Pendant près d'une année l'abbé de Fontenu (1) prit soin de se mesurer plusieurs fois par jour, debout d'abord et en se tenant aussi droit que possible. Or, en général, il se trouvait le soir diminué de 6 lignes, la 123ᵉ partie de sa taille. Cette diminution provenait exclusivement du tronc, car elle était la même lorsqu'il se tenait assis ou à genoux ; l'expérimentateur voulait qu'elle fût le résultat de l'affaissement des disques intervertébraux. Il avait cependant constaté un phénomène qui était bien de nature à le détromper et qu'il nous est donné à tous d'observer chaque jour ; c'est que cette diminution ne s'opère pas d'une façon continue. Quand, après une matinée fatigante, on répare ses forces en déjeunant, on se trouve après ce repas plus allègre et plus fort et l'on redresse le tronc, alors que tout à l'heure, pour me servir d'une expression vulgaire mais qui rend bien la chose, on tendait le dos. Évidemment les repas ont pour effet de restaurer la force musculaire, ce qui permet à l'individu de se redresser davantage, et l'abbé de Fontenu avait maintes fois observé qu'après chaque repas sa taille reprenait un certain accroissement qu'elle perdait plus tard.

(1) *Mémoires de l'Académie des sciences*, 1725 (histoire), p. 16.

Autre fait intéressant : le soir, quand il avait perdu ses six lignes, il n'avait qu'à s'étendre sur un canapé pour les regagner ; et chose plus curieuse encore, le matin quand, étant debout, il possédait toute sa taille, le décubitus horizontal l'allongeait encore de six à sept lignes. J'insiste sur ces faits que j'ai également rapportés dans mon *Anatomie chirurgicale* (1), car ils ont une grande importance pratique, nous verrons en effet le décubitus horizontal effacer instantanément les courbures latérales dans les déviations récentes du rachis. C'est du reste un mécanisme identique dans l'un et l'autre cas, on ne peut admettre en effet l'affaissement et le redressement subit des fibro-cartilages ; M. Chassaignac a d'ailleurs expérimentalement constaté que les pressions dans le sens vertical ne diminuent la longueur du rachis, qu'en augmentant ses courbures, et non en affaissant les fibro-cartilages.

Un autre résultat non moins inattendu et d'un haut intérêt pour la pratique fut également obtenu par l'abbé de Fontenu. Après s'être ainsi mesuré plusieurs fois par jour pendant un mois, il s'aperçut que sa taille s'était accrue d'une ligne, et, continuant ainsi pendant une année, il arriva à un bénéfice persistant de six lignes. Or il avait passé l'âge de la croissance et je n'imagine pas qu'on suppose qu'il avait accru la hauteur de ses fibro-cartilages. Qu'était-il donc arrivé ? Par un exercice fréquemment répété, il avait renforcé les muscles de la colonne et diminué ses courbures ; ce n'est pas

(1) Pages 83 et suiv., t. II, 2ᵉ édit.

autrement que le soldat se maintient la taille plus droite que d'autres, et l'on voit par là tout le parti que l'on peut tirer de l'exercice du redressement contre les. courbures rachidiennes.

L'exagération des courbures de la tige vertébrale se montre à un degré bien plus prononcé encore chez les enfants débiles, chez les sujets qui relèvent de maladie; aussi ne puis-je comprendre comment devant tous ces faits indiquant si bien la fâcheuse action de la pesanteur, chez les individus auxquels il manque les forces nécessaires pour y résister, des orthopédistes aient conseillé dans les cas où la courbure physiologique de la colonne vertébrale en avant tend à prendre des proportions pathologiques et à passer à l'état de voussure, de placer un poids léger sur la tête des malades pour leur faire exécuter un plus grand effort musculaire. Je dois reconnaître cependant que le conseil donné à ce sujet par Andry, a été mal interprété, car cet auteur qui, par parenthèse, est le créateur du mot *orthopédie* (1), veut que l'on place sur la tête de l'enfant « quelque chose de facile à glisser et qu'on lui recommandera de ne pas laisser tomber, comme serait une boîte à poudre, une pelotte bien ronde, ou autre chose de semblable » (2), et non un poids dont il aurait simplement à surmonter la résistance.

Telles sont les données que nous fournit l'étude anatomo-physiologique du rachis, sur la formation de ses

(1) Andry, *Orthopédie*. Paris, 1741, t. I, préface, p. 1.
(2) Page 87, t. I, *op. cit.*

courbures antéro-postérieures ; nous aurons encore à les utiliser pour expliquer celle de la courbure latérale physiologique, bien que l'on ait fait intervenir d'autres éléments dans la question.

Cette courbure n'est pas congénitale, et n'existe pas non plus dans le jeune âge ; selon M Bouvier qui a fait sur cette courbure latérale des recherches spéciales, elle n'existerait pas avant l'âge de sept ans. Alors elle commence à se montrer sous la forme d'une simple dépression, ou plutôt d'une sorte d'aplatissement du côté des vertèbres ; et au delà de la vingtième année, à peine si l'on trouve un cas sur cent où les deux moitiés du rachis soient parfaitement symétriques. Plus tard arrive une véritable courbure qui peut être regardée comme constante chez les vieillards ; et enfin quand la courbure existe, au-dessus et au-dessous, il s'en forme de plus petites en sens inverse, véritables courbures de compensation (1).

Je ne sais si tout indice de courbure latérale est absolument absent dans le jeune âge, et si là-dessus M. Bouvier ne s'en est pas trop exclusivement rapporté à l'inspection du cadavre, sur lequel la courbure pourrait disparaître par le seul fait de la position horizontale, mais du moins est-il certain que les vertèbres n'en ont pas encore reçu d'empreinte bien manifeste. Il semble même que la déviation du rachis à droite ne devient fixe que beaucoup plus tard, et que jusqu'à la puberté il s'infléchit indifféremment à droite et à gauche ; M. Bouvier

______

(1) Bouvier, *Leçons cliniques*, p. 372 à 384.

a examiné une série de seize enfants, de l'âge de huit à seize ans ; la moitié offrait des indices d'une courbure latérale droite et d'autres d'une courbure latérale gauche.

Cette indifférence de la colonne vertébrale dans le premier âge, pour le côté où elle s'infléchit, a de l'importance, elle a servi à M. Bouvier à expliquer un phénomène pathologique qu'il a mis le premier en lumière et qui est contradictoire avec ce que nous savons des déviations latérales de l'épine chez l'adulte, à savoir que : *au-dessous de sept ans, les scolioses dorsales gauches sont aussi fréquentes que les droites ;* mais, à part cette exception si étrange, ne peut-elle pas servir à nous faire voir aussi que, soit qu'elle s'infléchisse dans un sens ou un autre, la colonne vertébrale obéit aux mêmes lois ?

Il faut cependant expliquer comment, dans la très grande majorité des cas, la courbure latérale est à convexité droite. Sabatier qui le premier en a parlé (1) l'attribue à la présence de l'aorte, soit que cette artère exerce une véritable pression sur les vertèbres, soit qu'elle les empêche de croître du côté qui lui répond. Béclard (2) a adopté une théorie contraire, en s'appuyant d'abord sur deux faits, l'un de transposition des viscères avec courbure à convexité droite, l'autre de courbure à convexité gauche avec l'aorte normalement située, mais chez un individu gaucher, faisant re-

---

(1) Sabatier, *Mémoire sur l'anatomie des gros vaisseaux*, à la suite de son *Traité d'anatomie*, 1791, t. III, p. 406.

(2) *Bulletins de la Faculté de médecine*, 1843, t. III, p. 434.

marquer d'autre part que chez plusieurs gauchers il avait vu l'épaule gauche plus grosse et plus élevée que la droite, et rencontrant chez les droitiers une disposition inverse, il en concluait que c'était à l'action prédominante du bras droit, qu'il fallait attribuer la courbure à convexité droite de la colonne rachidienne.

Des faits analogues ont été observés. M. Panas (1) a fait voir à la Société anatomique un fait fort curieux de transposition de l'aorte sans transposition viscérale, la courbure dorsale était à convexité droite comme d'habitude ; M. Bouvier, qui se rallie cependant à l'opinion de Sabatier, et pour qui les exceptions ne sont que des cas de courbures pathologiques venant renverser une courbure normale, a lui-même observé des cas analogues à ceux de Béclard.

Nous avons depuis longtemps professé pour notre part que la prédominance originelle du développement de toute la partie droite du corps, que les attitudes que nécessite plus tard l'action plus habituelle et plus énergique de ce même côté droit, expliquent la position habituelle de la courbure normale latérale du rachis, et de même celle de ses courbures latérales pathologiques. La deuxième de ces causes me semble la principale, mais je crois qu'il faut faire une part à la prédisposition originelle.

Il y a, en effet, une inégalité persistante de développement entre les deux moitiés du corps qui se traduit par plusieurs faits bien sensibles ; le bras droit est plus

____

(1) *Bulletins de la Société anatomique.* 1857, p. 381.

gros que le gauche, la main droite plus longue et plus forte ; aussi naît-on droitier ou gaucher, et chercherez-vous en vain à faire revenir un enfant à l'usage de la main droite, s'il trouve instinctivement dans la gauche les conditions nécessaires à l'exercice dévolu au côté prédominant ; de même, réussit-on bien imparfaitement à acquérir quelque habileté de la main gauche, et en tous cas, ne devient-on jamais ambidextre, quoi qu'on en dise. Cette irrégularité de développement se voit aussi à la tête et au visage. Bichat, Dupuytren, Béclard avaient un développement plus prononcé du côté droit du crâne, et je ne suis pas éloigné de penser, d'après l'examen d'un assez grand nombre de têtes, que ce soit là la règle. L'œil gauche est souvent plus petit, plus près de la ligne médiane ; le nez est le plus souvent dévié à droite ou à gauche, et si l'on admet la moindre différence de développement dans une des moitiés d'une tige composée de vingt-quatre os, on comprendra qu'il puisse se traduire par une concavité légère du côté le moins développé qui pourra s'exagérer sous l'influence d'une cause donnée.

Cette cause, nous l'avons trouvée pour l'état normal dans la prédominance d'action du côté droit, et P. Pelletan (1) a établi à cet égard une théorie que j'ai exposée ailleurs (2), et que je crois devoir vous rappeler comme appartenant à notre sujet. Toutes les fois qu'une partie du corps doit exécuter des mouvements sur son ensemble, la première condition est la fixité des points

(1) Pelletan, *Réflexions sur les causes qui déterminent la courbure de la colonne vertébrale (Journal de Maisonabe, t. I, p. 372).*

(2) *Anatomie chirurgicale*, t. II, 2ᵉ édit., p. 87.

auxquels s'insèrent les muscles qui vont la mouvoir. Le bras ne saurait agir par ceux de ces muscles qui s'insèrent à l'omoplate, que l'omoplate ne soit solidement fixée, et elle ne peut l'être qu'autant que ses muscles propres, le trapèze, le rhomboïde, l'angulaire et le grand dentelé, trouvent eux-mêmes un point fixe ailleurs; ce point fixe pour les trois premiers est la colonne vertébrale.

Chez un sujet à muscles forts, à ligaments serrés, les muscles propres à la colonne suffisent pour la maintenir droite et stable; un sujet faible n'y arrive pas toujours, mais il obtient cette stabilité d'une autre manière. Ainsi, le rachis, dans sa rectitude, est un corps élastique et flexible que le moindre effort peut entraîner dans une direction quelconque; mais si cette tige vient à être courbée, elle offre tout à coup une rigidité proportionnelle à l'étendue de sa courbure, et qui résulte d'un antagonisme entre sa force élastique qui tend à la redresser et la puissance qui la courbe. Voyez le tireur d'armes dans l'escrime, il a le rachis fortement courbé à gauche ; l'enfant qui s'essaye à ouvrir de la main droite une porte qui résiste, est contourné en arc presque demi-circulaire, etc. Ils courbent la colonne pour lui donner plus de fixité.

Or, cette fixité nécessaire aux mouvements énergiques, ne l'est pas moins pour les mouvements légers, mais qui demandent beaucoup de précision. La jeune fille qui brode au plumetis, qui dessine ou écrit, doit se prémunir contre la vacillation du rachis qui entraînerait celle de l'épaule et de la main ; elle le tient donc légèrement courbé dans sa partie supérieure ; cette flexuosité qu'on regarde généralement comme une habitude vicieuse, n'est autre chose que la condition indispensable pour un sujet faible, de l'exécution de certains actes du bras droit. Aussi, est-il très souvent impossible, malgré les remontrances les plus fréquentes, d'obtenir de la jeune fille la plus docile cette rectitude tant désirée des mères de famille, et l'on comprend ce que peut amener à la longue, chez un sujet prédisposé, cette inflexion fréquemment répétée et devenue en quelque sorte habituelle.

Cette théorie n'explique pas seulement la formation des courbures latérales, elle indique aussi le traitement, ou au moins les moyens préventifs que l'on peut mettre en usage contre elles ; mais nous ne l'appliquons actuellement qu'à la formation de la courbure normale, dont il nous suffit pour le moment d'indiquer l'analogie avec les courbures pathologiques. Cette analogie deviendra plus frappante encore si nous tenons dès maintenant compte des résultats qu'a donnés à M. Woillez la mensuration de la poitrine.

Ce médecin a constaté que sur 116 individus du sexe masculin, 59 offraient une saillie sensible du côté droit de la poitrine en arrière sans que l'on pût accuser une cause pathologique. Il est, en effet, d'observation vulgaire que souvent chez des individus bien conformés d'ailleurs, le côté droit de la poitrine bombe plus en arrière, est un peu plus fort. M. Woillez a eu le mérite d'en donner la démonstration rigoureuse et d'en établir la proportion.

Il faut probablement rattacher cette saillie des côtes, chez les sujets sains, à une courbure latérale physiologique de la région dorsale un peu plus prononcée que d'ordinaire ; avec les côtes, se sont un peu déviées en arrière les apophyses vertébrales auxquelles elles s'insèrent, et le corps des vertèbres a pu subir lui-même un très léger degré de torsion. C'est un point sur lequel nous aurons à nous expliquer pour les déviations pathologiques ; toujours est-il que les individus bien conformés dont nous venons de parler, nous offrent en petit tous les caractères des sujets difformes dont nous allons vous entretenir.

Nous pourrons en effet, messieurs, passer insensiblement de la description, et de l'étude de l'état normal, à celles de l'état pathologique, auquel nous n'arriverons cependant, qu'après vous avoir exposé les modifications qu'a subies la tige rachidienne lorsqu'elle a acquis ses différentes courbures ; nous remettrons cette étude à la prochaine leçon.

DIX-HUITIÈME LEÇON.

Sommaire. — Quelles sont les causes de la permanence des courbures physiologiques du rachis? — Opinions de G. et H. Weber, de L. Hirshfeld. — La rétraction des ligaments périphériques du rachis rend ses courbures permanentes. — Opinions contradictoires pour expliquer la permanence des courbures. — Rétraction musculaire. — Elle est absolument étrangère aux déviations rachidiennes ordinaires. — Affection propre et primitive des disques intervertébraux. — Déformation des corps vertébraux. — Ces opinions reposent sur des observations incomplètes. — La déviation pathologique préparée par la faiblesse des ligaments devient permanente par le fait de la rétraction de ceux dont les extrémités se trouvent rapprochées. — Déformations que peuvent consécutivement subir les disques intervertébraux et les vertèbres.

Messieurs, nous vous avons fait voir dans la dernière leçon, que la colonne vertébrale est originairement dépourvue des courbures qu'elle nous offre chez l'adulte, et que ces courbures ne sont pas permanentes chez l'enfant, puisqu'elles peuvent disparaître sous la seule influence du repos dans la position horizontale, il nous reste maintenant à étudier comment elles deviennent permanentes.

Nous nous trouvons en présence de deux opinions fort contraires, dont l'une attribue les courbures vertébrales à la forme des disques intervertébraux et a la forme en coin des vertèbres; et l'autre à la seule rétraction des ligaments jaunes; la première de ces opinions appartient aux frères Guillaume et Édouard

Weber, la seconde à M. Ludovic Hirshfeld. Les faits sur lesquels elles s'appuient, sont heureusement beaucoup moins contradictoires que les opinions elles-mêmes.

Les frères Weber ont mesuré avec soin la hauteur des vertèbres des disques intervertébraux, ils ont pour cela immobilisé dans leur position les différentes pièces du rachis, en enfermant dans un bloc de plâtre le tronc d'un cadavre auquel ils avaient enlevé les viscères et les muscles en respectant les ligaments; le résultat de leurs mensurations faites sur la coupe du rachis ainsi emprisonné les a conduits à la conclusion que nous avons énoncée tout à l'heure; seulement, au cou et aux lombes la courbure dépendrait principalement de la forme des cartilages, tandis qu'au dos, elle dépend très peu des cartilages, et beaucoup de la forme en coin des vertèbres (1).

M. Hirshfeld, venu plus récemment, n'a pas trouvé de différence notable entre la hauteur de la face antérieure et de la face postérieure des vertèbres : quelques vieillards seulement lui en ont offert, et elle était si peu sensible que l'on ne saurait raisonnablement lui attribuer ces courbures. D'un autre côté, ayant dépouillé le rachis de tous ses muscles, en conservant les ligaments, et séparé du corps des vertèbres les masses apophysaires, par une coupe faite sur les pédicules, il a vu qu'à l'instant, les courbures s'effacent aux régions

____

(1) G. et H. Weber, *Mécanique de la locomotion* (*Encyclopédie anatomique*, t. I, p. 289 et suiv.).

cervicales et lombaires, et que les fibro-cartilages reprennent en arrière une augmentation de hauteur, coïncidant avec une diminution proportionnelle de leur face antérieure; tandis qu'au contraire les ligaments jaunes se rétractent encore, et la masse apophysaire séparée se raccourcit d'environ un septième.

Les fibro-cartilages semblent donc n'être retenus, comprimés et affaissés que par une puissance tout à fait en dehors d'eux. Malgré leur affaissement permanent, ils n'ont subi ni rétraction lente ni atrophie sous l'influence de la pression à laquelle ils ont été soumis; je suis cependant disposé à croire qu'il en serait ainsi à la longue, car la vieillesse seule suffit pour leur enlever leur souplesse et leur élasticité.

Si maintenant on élimine, comme je l'ai fait, du tableau dressé par les frères Weber, d'une part le corps de l'axis, de l'autre celui de la dernière lombaire avec le cartilage sous-jacent dont la coupe oblique est étrangère aux courbures que nous étudions, et si l'on compare alors la hauteur proportionnelle des disques intervertébraux et des corps des vertèbres dans chaque région, l'on trouvera :

A la région cervicale, les corps des vertèbres tantôt un peu plus élevés en avant qu'en arrière, tantôt moins et la différence totale pour les cinq vertèbres ne dépassant pas 1/10° de millimètre. La face antérieure des disques intervertébraux est au contraire plus haute que l'autre de $7^{mm},80$ ce qui, relativement à $20^{mm},70$, hauteur totale des disques, fait plus d'un tiers.

A la région lombaire les résultats sont analogues,

même variation pour le corps des vertèbres, de telle sorte que la différence se résout par $1^{mm},50$ au profit de la face antérieure; tandis que pour les fibro-cartilages elle est pour cette même face de $11^{mm},09$, plus du tiers comme pour la région cervicale, car la hauteur totale donne $31^{mm},95$.

Au dos la différence pour les os est plus notable ; la concavité est en avant et la face antérieure présente $13^{mm},30$ de diminution sur la postérieure, ce qui, relativement à $242^{mm},95$ hauteur totale, ne fait que $1/18^{e}$ environ. Nous trouvons au contraire près d'un quart pour les disques intervertébraux qui mesurent ensemble une hauteur de $34^{mm},90$ et dont la face antérieure est moins haute que l'autre de $9^{mm},20$.

Ce sont donc les disques intervertébraux, qui subissent dans toutes les régions l'empreinte la plus accusée des courbures ; les os eux-mêmes n'y sont pas entièrement soustraits surtout dans la région dorsale, et il faut tenir compte de cet élément ; mais si nous nous rappelons que c'est à la rétraction des ligaments jaunes qu'est dû l'affaissement des cartilages, nous devrons évidemment rapporter à cette rétraction la plus grande part dans l'établissement de la permanence des courbures du rachis, tout en tenant compte de la compression des disques intervertébraux et de la diminution des corps vertébraux dans le sens de la concavité ; fait que nous noterons en effet, dans les déviations pathologiques et sur lequel nous nous expliquerons alors.

Il est un point sur lequel M. Hirshfeld, trop préoccupé des ligaments jaunes, n'a pas suffisamment porté son attention et qui m'a cependant semblé important à relever, car il vient rendre plus évidente encore la rétraction des ligaments du rachis et leur rôle dans le maintien de ses courbures. Dans la région dorsale, la courbure, loin de se redresser après la section des pédicules des lames vertébrales, se courbe davantage; les ligaments jaunes étant cependant hors de cause, on trouve la raison de la persistance de la courbure antérieure dans la rétraction du grand ligament commun antérieur, rétracté comme les autres par le rapprochement prolongé de ses points d'attache.

Ainsi, les courbures permanentes du rachis sont entretenues chez l'homme adulte par la rétraction des ligaments antérieurs et postérieurs, et cette rétraction s'accommode à un état qu'on ne peut pas ne pas appeler normal.

Il nous est facile actuellement de comprendre comment dans l'état pathologique, le rachitisme qui dans la colonne vertébrale agit sur les ligaments, et non sur les os, peut amener des inflexions exagérées et anormales, et d'apprécier comment les causes générales débilitantes dont nous avons invoqué la réelle influence, peuvent arriver au même résultat en déterminant un abaissement réel dans la force musculaire, qui, ne pouvant plus assez efficacement ni d'une manière assez soutenue venir en aide aux ligaments, laisse ceux-ci résister seuls aux effets incessants de la pesanteur, alors qu'ils ont eux-mêmes perdu de leur résistance normale. La débilité générale porte en effet tout aussi bien sur le tissu fibreux que sur le système musculaire, ou sur tout autre appareil ; le rachitisme que nous avons vu atteindre spécialement l'appareil ligamenteux du rachis, n'est-il pas en définitive une des manifestations de la débilité, du fonctionnement imparfait de l'organisme, survenant dans les premières années, sous l'influence de mauvaises conditions hygiéniques et surtout d'une alimentation mal appropriée ou insuffisante ?

Qu'à cet ensemble de causes prédisposantes viennent maintenant se joindre des conditions particulières pouvant jouer le rôle de cause efficiente et la déviation que la faiblesse de l'enfant rend pour ainsi dire nécessaire, qui n'est encore qu'une exagération temporaire des courbures physiologiques, deviendra, elle aussi, permanente, et constituera la difformité dont nous poursuivons l'étude. Ce sont ces causes immédiates qu'il nous reste à examiner ; cette étude a été fort mal faite jusqu'à une époque très rapprochée de celle où je vous parle, et de cette étude imparfaite, on a cependant déduit des préceptes, des moyens thérapeutiques. Tout ce que nous avons dit jusqu'à présent, et que nous n'avons pas craint de vous exposer un peu longuement, doit, en effet, vous faire comprendre, messieurs, que c'est rester à côté de la question, et quelquefois même tout à fait en dehors d'elle, que d'envisager seulement un fait anatomique, pour en déduire une théorie et un traitement, de faire d'une lésion, souvent imaginaire d'ailleurs, la cause de ces déformations, à la production desquelles concourent tant de circonstances.

Nous avons déjà incidemment parlé d'une doctrine tendant à rattacher à de prétendues rétractions musculaires toutes les déviations de l'épine, elle est du nombre de celles auxquelles je faisais allusion tout à l'heure. Vous avez déjà vu que, dans l'état normal, la colonne vertébrale, dépouillée de tous ses muscles, conserve néanmoins ses courbures, et tout ce que nous avons dit à ce sujet, a suffisamment établi que ce ne sont pas eux qui les rendent permanentes. La doctrine de la rétraction musculaire a cependant fait un moment beaucoup de bruit, et c'est à elle qu'il aurait fallu spécialement rapporter les déviations pathologiques. Le traitement à instituer, vous le prévoyez ; il fallait couper tous ces muscles raccourcis, et l'auteur de la théorie n'y a pas manqué. J'ai examiné de très près des sujets ainsi traités par M. J. Guérin, mais jamais je n'ai constaté de guérison. J'ai même vu l'état des malades aggravé par l'opération. C'était au moins un argument contre l'opération, mais c'en est un aussi contre la théorie, et bien d'autres preuves sont venues faire voir qu'elle n'était que le rêve d'un esprit chimérique ; aujourd'hui, d'ailleurs, elle n'appartient qu'à l'histoire.

Jamais sur le vivant, il ne m'a été donné de sentir un des muscles du dos rétracté. Sur le cadavre, je ne l'ai pas constaté davantage ; sans doute, les muscles qui répondent à la concavité de la courbe sont raccourcis, ils se sont accommodés à leurs nouveaux rapports ; mais si vous les coupez, vous ne pourrez pas pour cela réduire le déplacement ; si vous essayez de tirer sur la colonne vertébrale sans les avoir sectionnés, ce ne sont pas eux, mais les ligaments qui borneront le mouvement de redressement. Lorsque j'ai interrogé les malades, rien dans le commémoratif n'est venu donner apparence de raison à une lésion primitive du système musculaire; quatre fois, cependant, les enfants que j'examinais avaient eu des convulsions. Chez deux d'entre eux, il y avait en même temps un rachitisme très prononcé, un troisième avait eu ses convulsions dans la première enfance, mais la déviation n'avait commencé qu'à l'âge de quatorze ans; chez le dernier, les convulsions semblaient avoir coïncidé avec l'époque d'apparition de la déviation, mais il n'y avait chez cette enfant ni chez les autres aucune trace de tension musculaire. Dans les faits étudiés jusqu'à ce jour, les muscles de l'épine, s'ils ont agi d'abord, n'ont mis en action qu'une contraction purement physiologique. Je ne veux pas dire, cependant, qu'ils ne puissent être pris de rétraction pathologique comme beaucoup d'autres, mais cela doit être tout à fait exceptionnel; je n'en ai pas vu d'exemples, l'auteur de la théorie n'a jamais pu en montrer sur le vivant ni sur le cadavre un seul bien caractérisé, et toutes les recherches sérieuses poursuivies à ce sujet ont abouti unanimement à cette conclusion, que la rétraction musculaire est un élément absolument étranger aux déviations rachidiennes ordinaires.

Cette théorie n'est, du reste, qu'une variante d'une de celles qui ont été le plus anciennement émises. Mayow (1) a imaginé, en effet, pour expliquer les déviations, que les vertèbres croissaient plus rapidement que les muscles, si bien que ceux-ci se trouvant trop

(1) *De rachitide*, 1680.

courts forçaient le rachis à se courber. On se demande comment a pu naître une semblable théorie, s'étayant sur une supposition absolument erronée ; cela vous montre où peut conduire la substitution du raisonnement à l'observation ; et encore faut-il arriver à admettre que ce développement inégal des os et des muscles n'aura lieu que d'un côté, sans quoi vous ne pouvez, même idéalement, voir se produire votre déviation ! L'idée mise en avant par M. Guérin, quoique aussi fausse, a au moins le mérite d'être plus séduisante.

Je ne passerai pas en revue les hypothèses mises en avant par Méry et Morgagni, qui cherchèrent aussi en dehors du rachis la cause première de sa déformation ; elles n'ont pas plus de valeur ; qu'il me suffise de vous dire que des auteurs modernes, que Pravaz, par exemple, en sont arrivés à professer la doctrine de Mayow !

Delpech avait cependant réagi contre ces théories imaginaires, en cherchant dans la colonne rachidienne elle-même la cause de ses courbures anormales, et en établissant que c'est à une affection propre et primitive des cartilages intervertébraux (1) qu'il faut les rapporter. D'autres auteurs localisent la lésion primitive, non plus dans les disques intervertébraux, mais dans les vertèbres elles-mêmes. M. Bouvier, qui défend cette dernière opinion, a fait appel, en effet, aux pièces pathologiques, et le résultat de ses recherches semble fait pour imposer la conviction. Ce savant médecin démontre en effet que dans les déviations que renferment nos musées, le corps

---

(1) Delpech, *Ostéomorphie*, p. 200 et suiv., t. I.

et les arcs vertébraux sont déformés. Néanmoins, je crois devoir vous répéter ici ce que j'ai déjà souvent écrit : c'est que la déformation des os est consécutive à la déviation et que celle-ci peut déjà être permanente, alors que nulle déformation du squelette n'existe encore. Nos musées ne nous offrent, en effet, que des déviations anciennes, et c'est sur les déviations récentes qu'il faut étudier la question ; c'est donc des observations faites sur le cadavre, et non des renseignements pris sur les pièces des musées qu'il faut se servir. Rappelons-nous, d'ailleurs, que la déformation des os n'est pas sensible dans les courbures physiologiques de l'adulte, ou du moins quelle faible part on peut lui accorder, et combien, lorsqu'elle existe, cette légère déformation serait insuffisante pour expliquer la permanence des courbures vertébrales. C'est donc créer une distinction malheureuse que de reconnaître, comme l'a fait M. Bouvier, *une scoliose fausse* ou par *flexion*, et *une scoliose vraie* ou par *déformation*; car, dans tous les cas, la flexion de la colonne vertébrale précède la déformation des vertèbres, celle-ci n'est qu'un résultat.

La déformation des disques intervertébraux, comme celle des vertèbres, est aussi une affaire de temps, et, de plus longtemps encore, vous avez vu la facilité avec laquelle ils reviennent à leur forme dès qu'on les soustrait à la compression des ligaments périphériques rétractés, si cette déformation était primitive, si, comme le dit Delpech (1), « sans le concours de l'affection

(1) *Op. cit.*, p. 259.

propre des cartilages intervertébraux, les déviations n'étaient pas permanentes », comment expliquerions-nous de pareils faits ?

M. Duval a donné aussi sa théorie ; il accuse à la fois les vertèbres et les disques intervertébraux, qui, sous l'influence d'une inflammation, changeraient de consistance et se déformeraient ; ainsi se trouverait expliqué tout ce que l'on observe dans les cas récents et anciens. Mais, d'abord, il n'y a jamais de douleur, et comment l'inflammation permettrait-elle les brusques changements de position qui se produisent sous l'influence des attitudes ?

Il y a bien des années que l'étude des faits m'a conduit à conclure que la lésion primitive des déviations vertébrales était la laxité pathologique des ligaments, et déjà, dans le cours de ces leçons, j'ai cherché à vous montrer quelles sont les conditions générales qui peuvent la produire, et comment la faiblesse du système musculaire laissant au seul appareil ligamenteux la charge de résister à la pesanteur de la tête et du tronc dans la station et la position assise, celui-ci, déjà affaibli, se laissait pathologiquement distendre ; comment, dans ces conditions, une attitude habituelle, et principalement celles qu'imposent dans les actes les plus ordinaires de la vie, la prédominance d'action du côté droit du corps, et la nécessité d'un point fixe qui doit nécessairement avoir la tige rachidienne pour siége, amènent une déviation presque toujours la même chez les divers individus ; et comment, enfin, tandis que les ligaments distendus d'un côté de l'inflexion sont relâchés, leur raccourcissement habi--

tuel du côté opposé amène leur rétraction par suite des lois ordinaires qui président aux modifications pathologiques des tissus fibreux.

Dans mon *Traité des luxations*, j'ai accumulé les preuves de cette laxité pathologique des ligaments (1), j'ai également insisté sur leur rétraction morbide et sur les conditions qui la favorisaient ; et déjà à plusieurs reprises dans ces leçons, à propos des roideurs articulaires en particulier j'ai eu occasion de revenir sur ces faits, dont il importe de se bien pénétrer lorsque l'on étudie les déformations ou les maladies articulaires. Pour ce qui est des déviations, rien n'est plus propre à démontrer la laxité des moyens d'union à l'état normal, que les changements produits sous les mêmes influences, avant que la déviation ne soit devenue permanente. Je me rappelle avoir vu étaler sur la tribune de l'Académie des enfants qui avaient subi la section des muscles de l'épine ; dans le décubitus, ils étaient parfaitement droits ; mais, examinés debout, ils offraient des types de déviations du rachis. Prenez un enfant dans ces conditions, soulevez-le par la tête, le rachis se redressera sous l'influence de la traction opérée par le poids du corps, pressez directement en sens inverse des courbures, vous réduirez aussi la déviation, qui se reproduira l'instant d'après si vous abandonnez le malade à lui-même ; n'est-ce pas là la meilleure preuve du relâchement des ligaments ?

Comment, en l'absence de ce fait, expliquerez-vous,

____

(1) *Op. cit.*, p. 217 et suiv.

l'accroissement rapide de la taille qui survient à la suite des tractions, et sa diminution lorsque le corps est rendu par la station à l'action de la pesanteur? J'ai vu une jeune fille traitée dans un établissement orthopédique, gagner, en moins de quinze jours, sous l'influence de l'extension parallèle, un accroissement de taille de plus de 8 centimètres; elle le gardait en se soutenant sur des béquilles, les béquilles ôtées elle le perdait presque immédiatement. Un jeune garçon traité par le corset spécial de MM. Chailly et Godier, me fut présenté. Le corset enlevé, je cherchai vainement quelque indice de la difformité et déjà je pensais avoir trouvé un exemple de guérison complète, quand le pauvre enfant fatigué de se tenir debout sans support fléchit sur ses reins, et une déviation lombaire très accusée reparut immédiatement sous mes yeux.

Cet ensemble de preuves me conduit donc à professer qu'il s'agit primitivement dans les déviations vertébrales de faiblesse des ligaments survenue au milieu d'un mauvais état général; j'ajoute seulement, et nous devrons en tenir bon compte pour apprécier certains effets du traitement, que la déviation réagit à son tour sur la santé générale, de telle sorte que les mauvaises conditions sous l'influence desquelles est née la déviations s'accroissent par le fait même de sa production.

Le relâchement des ligaments comme cause primitive des déviations vertébrales, avait été déjà invoqué d'ailleurs par Ambroise Paré (1), nous avons parcouru

(1) *Ambroise Paré*, édit. Malgaigne, t. II, p. 611. .... « de

bien du chemin pour revenir à l'opinion de ce grand maître ; et cependant ce fait si important, sans lequel il n'est pas possible de faire concorder les données du traitement avec celles de la physiologie et de la pathologie, est encore un peu loin des idées d'auteurs contemporains fort estimables. J'ai dit cependant que M. Bouvier partage mes idées sur ce point pour les déviations dues au rachitisme ; je l'ai vu, je l'avoue avec grande satisfaction et je serais heureux de voir la communauté d'opinion s'établir complétement entre nous.

Je ne veux cependant pas, messieurs, restreindre à un seul élément les causes premières des courbures rachidiennes, vous savez qu'une courbure étant donnée, il se produit au-dessus et au-dessous d'autres courbures complémentaires, qui ont pour but de ramener l'axe du corps au centre de gravité ; nous avons vu cela pour l'état physiologique, il est de même à l'état pathologique ; elles sont dues dans l'un et l'autre cas à la contraction musculaire. C'est aussi sous l'influence de cette contraction que s'établissent les courbures vertébrales, lorsque l'un des membres étant trop court l'équilibre se trouve compromis.

On a même invoqué la paralysie des antagonistes :

laquelle (la colonne vertébrale) estant encore les ligaments, laxes, mols et glaireux, en se relevant pour la pesanteur de tout le corps, dont l'espine est le fondement comme la carène d'une navire, se contournent de costé et d'autre, et se ployent en figure de la lettre S, qui fait qu'elles (les petites filles) demeurent tortues et bossues, et quelquefois boiteuses. »

c'est encore une cause possible de déviation, mais dont je n'ai pour ma part observé aucun exemple.

Il est enfin un ordre tout particulier de causes qui produit des déviations vertébrales, je veux parler de celles qui succèdent à la pleurésie chronique. Le poumon ne remplissant plus la cavité thoracique, les côtes sont d'abord amenées au contact du poumon et le côté de la poitrine correspondant se rétrécit et s'excave ; mais le tissu inodulaire, après avoir agi sur les côtes, peut, lorsqu'elles sont devenues fixes, agir sur la colonne vertébrale. Chez un sujet auquel M. Marotte avait pratiqué la thoracentèse, il a observé successivement la production d'une déviation de cette espèce et sa guérison spontanée : le poumon, en effet, au bout d'un certain temps, se laissa dilater par l'inspiration et reprit son volume, la poitrine se dilata concurremment et la colonne vertébrale reprit alors sa direction normale. Ce sont là, vous le voyez, des cas spéciaux que je ne puis que vous signaler incidemment.

L'examen que nous venons de faire, au point de vue étiologique, des lésions réelles ou supposées qui accompagnent les déviations vertébrales, a besoin d'être complété par l'étude anatomo-pathologique des lésions dont nous avons admis l'existence.

Nous n'avons rien à ajouter à ce que nous avons dit de l'allongement des ligaments dans un sens et de leur rétraction dans l'autre, nous en avons suffisamment démontré la réalité ; nous nous contenterons de rappeler encore une fois que c'est là la lésion primordiale et essentielle de toute déviation permanente. Mais nous avons admis que les disques intervertébraux, que les vertèbres elles-mêmes, pouvaient aussi, bien que consécutivement, être modifiées dans leur structure et leur forme, et recevoir au bout d'un temps plus ou moins long, l'empreinte ineffaçable de la déviation.

Déjà nous savons que dans les courbures normales ce sont les disques intervertébraux qui supportent le plus grand effort de la pression, et que leur affaissement considérable explique la formation de la courbure. Il en est de même à l'état pathologique ; mais ce qu'il importe d'établir ici, c'est que ce sont eux qui subissent les premiers des modifications dans leur structure, modifications qui se traduisent surtout par la perte d'élasticité résultant de leur atrophie, qui peut aller même jusqu'à leur entière disparition du côté de la concavité.

La déformation des vertèbres, tant invoquée cependant comme cause des déviations pathologiques, ne se montre donc que bien tardivement ; dans des déviations extrêmes elle est du reste proportionnellement très restreinte, ce qui porte encore témoignage contre la théorie de M. Bouvier. Cette déformation tend à faire prendre aux corps des vertèbres la forme en coin, c'est-à-dire qu'un des côtés l'emporte en hauteur sur l'autre. A cela ne se réduisent pas, du reste, les modifications qu'ils subissent, ils peuvent en effet se fusionner entre eux, vous en voyez un exemple, entre autres, sur le n° 599 du musée Dupuytren. Il est bien entendu, d'ailleurs, que ce n'est pas non plus dans les musées qu'il faut chercher à établir cette altération proportionnelle des disques intervertébraux et des vertèbres, la dessiccation de ceux-là vous aurait bientôt induits en erreur. Les observations à citer à l'appui de la proposition que je vous ai énoncée sont donc rares ; je vous citerai par exemple un fait étudié avec beaucoup de soin par M. Cruveilhier (1).

Ce professeur a mesuré les vertèbres et les fibro-cartilages d'un sujet dont la déviation était si forte que la flèche de la courbure dorsale allait à 189 millimètres. Neuf vertèbres y prenaient part, de la troisième à la onzième, avec leurs cartilages. Or, les neuf vertèbres offraient en hauteur, du côté concave, 215 millimètres ; de l'autre, 222 ; différence, 7 millimètres, environ un trentième. Les huit cartilages avaient, du côté concave, 45 millimètres ; du côté convexe , 65 ; différence , 20 millimètres, près d'un tiers. C'étaient donc les fibro-cartilages qui avaient le plus souffert ; et l'on peut ajouter que celui qui sépare la deuxième et la troisième lombaire avait entièrement disparu du côté de la concavité. La neuvième, la dixième, la onzième vertèbres dorsales étaient aussi élevées d'un côté que de l'autre, tandis que les quatre fibro cartilages correspondants offraient 28 millimètres du côté convexe et 16 seulement du côté concave, ce qui nous donne bien la preuve que les fibro-cartilages sont atteints les premiers et avant toute lésion des vertèbres. Une pièce examinée par M. Martin-Saint-Ange, alors interne de M. Serres, nous offre également matière aux mêmes observations (2).

(1) *Bulletin de la Société anatomique*, 1re année, 1826.
(2) *Journal de Maisonabe*, t. I, p. 176.

Mais si nous examinons d'autres faits observés dans d'autres parties du corps, nous trouvons encore des lésions osseuses analogues et évidemment consécutives à des déplacements, dans toutes les subluxations par relâchement des ligaments, par exemple, et qui nous permettent d'invoquer l'analogie à l'appui de l'opinion que nous défendons. Dans ces cas, en effet, la pression amène l'atrophie d'un côté, tandis que le défaut de pression conserve à l'autre côté sa forme et lui permet même de prendre un développement hypertrophique.

Lorsque nous avons fait l'histoire de la déviation des genoux, nous avons eu occasion, à propos du genou cagneux, d'insister sur ces faits, de vous montrer comment ces lésions osseuses succédaient aux rapports vicieux des surfaces articulaires, survenus eux-mêmes à la suite du relâchement du ligament latéral interne, et quelle était la conséquence de cette déformation au point de vue du traitement.

Ici, les mêmes particularités doivent attirer votre attention, nous aurons aussi à en tenir grand compte dans l'application du traitement ; ainsi, la faiblesse, la laxité des ligaments créent non-seulement des indications générales, mais vous font voir que, dans l'application de certains des moyens que le traitement met en œuvre, dans les tractions, par exemple, il faut prendre garde d'exagérer l'allongement des liens fibreux de la tige vertébrale, de peur d'aggraver ainsi la déviation.

Ce que nous venons d'exposer relativement aux lésions anatomiques qui atteignent successivement les ligaments périphériques, les disques intervertébraux et les vertèbres elles-mêmes, ne constitue qu'une partie de l'étude d'anatomie et de physiologie pathologique que nous avons à poursuivre. Nous aurons dans la prochaine leçon à bien nous rendre compte des inflexions primitives et consécutives de l'épine, à étudier, en un mot, l'ensemble de leur physionomie ; c'est une des parties délicates de notre sujet.

DIX-NEUVIÈME LEÇON.

Messieurs, nous nous proposons dans cette leçon de
compléter les notions relatives à l'histoire pathologique
des déviations latérales du rachis, en n'insistant, toutefois, que sur celles qui sont nécessaires pour bien faire
comprendre ce que nous aurons à dire à propos du
traitement.

Voyons d'abord quelles parties du rachis affectent
ordinairement les courbures latérales; il suffit de jeter

un coup d'œil sur les pièces du musée, actuellement enrichi de la belle collection de M. Bouvier, pour s'assurer que dans les cas même où les déformations latérales sont le plus accusées, la région cervicale y reste étrangère. Si les flexions en avant et en arrière y sont communes, les latérales n'y sont en effet que très exceptionnellement observées, même secondairement, lorsqu'elles dépassent les limites de la région dorsale, elles n'atteignent que les vertèbres cervicales les plus inférieures. C'est donc dans les régions dorsales et lombaires que s'établissent primitivement ou secondairement *les déviations latérales du rachis, les déviations de la taille.*

C'est dans la région dorsale qu'on les observe surtout, j'ajoute même que les courbures dorsales sont ordinairement *primitives ;* nous savons quelle est la valeur de ce mot, car nous vous avons appris, à propos des courbures physiologiques, que pour rentrer dans les conditions d'équilibre nécessaire à la station, il devait s'établir des courbures complémentaires de compensation, ou secondaires qui venaient ramener à la verticale les extrémités de la tige rachidienne qui en avaient été écartées par la courbure. De là les trois courbures antéro-postérieures bien connues, de là aussi ces petites courbures de compensation sus et sous-aortiques décrites par M. Bouvier, sur les parties latérales du rachis et se surajoutant à cette courbure latérale primitive que nous avons étudiée.

Il y a cependant des cas où la courbure lombaire est primitive, mais ces cas sont fort rares, et dès 1837, les faits que j'avais observés m'avaient conduit à cette conclusion : qu'elles sont le plus souvent déterminées par le rachitis et se montrent conséquemment dans la première enfance. M. Bouvier qui est arrivé de son côté au même résultat, y ajoute ceux où la courbure lombaire succède au lumbago, chronique et celle que détermine la claudication.

Il résulte de tout cela que la courbure dorsale latérale pathologique, comme la physiologique, affecte la même région du rachis, nous vous l'avions déjà fait pressentir ; mais, tandis que celle-ci est toujours limitée à la partie supérieure de la région dorsale, vous voyez sur ces pièces que toutes les fois qu'elle est très prononcée, la courbure pathologique envahit la plus grande partie de cette région.

Vous pouvez en conclure que la courbure patholo-gique devient en général plus étendue, plus longue que la courbure physiologique, et vous constatez que le centre de courbure de celle-là, c'est-à-dire son point culminant ou le plus excentrique, est souvent situé assez bas dans la région dorsale pour que la courbure de cette région et la courbure lombaire se superposent presque immédiatement, comme les deux inflexions de la lettre S. La figure que représente le rachis peut, du reste, va-rier ; M. Bouvier la compare, dans certains cas, à celle d'un *vilebrequin*, plusieurs de ces pièces témoignent de la vérité de cette comparaison ; mais ce qu'il est sur-tout important de vous y montrer, ce sont les variations de hauteur du centre de la courbure dorsale. Si nous prenions des chiffres extrêmes, nous aurions, vous le voyez, la quatrième vertèbre dorsale ou la neuvième comme centre ; mais si nous tenons compte de l'ensemble des résultats de toutes ces pièces, nous voyons qu'en moyenne ce centre de courbure varie de la cinquième à la huitième. Cela rend compte des différences notables que l'on observe dans le point culminant de la courbure pathologique qui, le plus souvent, en somme se trouvera vers le milieu de la colonne dorsale ou dans son tiers moyen, souvent aussi à la jonction du tiers moyen avec le tiers supérieur ou le tiers inférieur, quelquefois, mais rarement, plus haut ou plus bas, mais d'autant plus bas que la courbure dorsale est plus considérable.

Un point que pratiquement il importe de bien établir aussi, c'est le rapport des deux courbures principales dorsales et lombaires ; ces deux courbures se reproduisent, comme vous le voyez, sur presque toutes les pièces. Remarquez tout d'abord qu'elles sont en sens inverse, c'est-à-dire que la convexité de l'une s'est portée en dehors du centre de gravité à droite et l'autre à gauche ; observez encore que la courbure dorsale est le plus souvent *dominante*. Cela revient à dire que la courbure primitive est ordinairement plus prononcée, car celle-ci me paraît presque toujours devoir être la supérieure : en effet, une courbure dorsale étant donnée, toute la moitié supérieure du corps étant inclinée d'un côté, ce ne serait pas assez pour faire contre-poids, qu'une courbure inverse dans la région cervicale. Il faut que la base de la courbure dorsale soit rejetée en sens contraire, pour partager le haut du tronc en deux moitiés latérales à peu près égales en poids, condition nécessaire de l'équilibre, et cela ne pourra être obtenu sans une courbure lombaire.

Quoi qu'il en soit, nous devons nous attendre à voir les effets de la déviation se prononcer dans les cas les plus ordinaires, surtout dans la région dorsale, et ne se manifester qu'à un degré beaucoup moindre dans la région lombaire et du côté opposé. Ce sera au contraire dans la région lombaire que s'observera le maximum de la déformation si sa courbure est dominante; remarquons d'ailleurs, afin de nous bien rendre compte du siége de la déformation, que ce sont les trois premières lombaires et les dernières dorsales qui fournissent ordinairement l'incurvation dite lombaire (pl. I).

Dans les déviations lombaires primitives, on doit s'attendre à observer une saillie très forte de la hanche et une claudication. C'est, en effet, par une inclinaison inverse inférieure que l'équilibre se rétablit tout d'abord dans ces cas, et la claudication ne disparaît plus tard que quand la formation de la courbure dorsale permet de reporter le centre de gravité du tronc à peu près entre les deux articulations coxo-fémorales ; encore toujours y a-t-il une hanche qui demeure plus saillante que l'autre.

C'est en réalité une troisième courbure qui se serait établie dans ces cas ; d'ailleurs si la scoliose dorso-lombaire est ordinairement composée de deux courbures seulement, il n'est pas rare non plus de voir se surajouter à la courbure dorsale primitive une petite courbure supérieure qui peut empiéter un peu sur la région cervicale, mais qui, fournie surtout par les quatre ou cinq premières dorsales, renverse quelquefois la courbure normale supérieure de la région dorsale. Lorsque, comme d'ordinaire, la courbure principale est à convexité droite et qu'elle est étendue, la courbure dorsale supérieure de compensation devra nécessairement offrir, en effet, une convexité gauche.

Telles sont les dispositions principales qu'affectent les courbures latérales du rachis, mais ces courbures se succèdent-elles toujours dans le même ordre et, pour ainsi dire, se complètent-elles dans tous les cas, en se surajoutant les unes aux autres jusqu'à ce que les lois de l'équilibre soient satisfaites? Il y a évidemment des exceptions : c'est ainsi que je suis prêt à admettre qu'une courbure lombaire primitive peut être corrigée par une courbure dorsale secondaire, au lieu de l'être par une déviation du bassin, mais il est aussi des cas où les courbures de balancement ne s'établissant pas, la courbure latérale primitive reste unique.

C'est là un fait qui a été fort discuté, mais qui demeure établi, malgré les dénégations que l'on y a opposées ; ce ce qu'il y a de vrai, c'est qu'il est exceptionnel. Delpech en avait déjà fait mention, et la figure de sa planche fait voir un cas d'inflexion latérale très prononcée, dans lequel les courbures de compensation tendent, il est vrai, à se former, mais sont très imparfaites. M. Bouvier montrait d'ailleurs à l'Académie, en 1836, une pièce anatomique du même genre, et depuis il en a fait dessiner dans son atlas un nouveau cas également présenté à l'Académie en 1837, et il a pu en montrer plusieurs cas à ses auditeurs en 1857 (1). Jenny Guéry dont la déviation, prétendue supposée agita de si violentes discussions à l'Académie de médecine en 1836, n'avait qu'une seule courbure dorso-lombaire, mais le bassin était très oblique et la claudication considérable; on a pu mettre en question si la courbure n'avait pas été exagérée, mais à part son étendue, sa réalité est restée hors de doute. S'il est de règle de voir s'établir les courbures de balancement, elles peuvent donc aussi demeurer très incomplètes ou ne pas s'établir, ce qui entraîne une inclinaison plus ou moins forte de la partie supérieure du tronc en dehors de la ligne médiane qui peut aller jusqu'à rendre l'équilibre impossible, ou une obliquité du bassin qui s'élève du côté de la concavité, ce qui amène de la claudication; mais à ces diverses particularités ne se bornent pas celles que nous offrent à considérer les scolioses : un phénomène moins facile à expliquer et moins bien étudié ne tarde pas à compliquer les déviations latérales. Je veux parler de la torsion des vertèbres.

C'est un phénomène assez étrange et que l'on ne pourrait certainement pas concevoir à priori, car comment supposer que les corps des vertèbres sur lesquels n'agissent aucuns muscles, vont subir sur leur axe vertical une rotation qui tendra à faire regarder à leurs faces latérales les plans antérieurs et postérieurs du

(1) *Gaz. méd.*, 1834, p. 395. — *Bullet. de l'Acad. de méd.*, t. I, p. 872. — *Leçons clin*, p. 386. — *Atlas*, pl. I, fig. 7.

tronc? Cette déformation est cependant assez fréquente pour qu'on la retrouve sur presque toutes les pièces de nos musées.

Vous pouvez, en effet, aisément la retrouver sur celles que vous avez sous les yeux, elles vont nous servir à vous la faire étudier. Sur le n° 549 (pl. 1), par exemple, la torsion est très accusée dans la courbure dorsale qui est dominante, elle existe aussi, mais à un moindre degré, dans la courbe lombaire évidemment secondaire. Cette pièce vous fait bien voir en effet la disposition respective des courbures : la dorsale s'étend de la troisième à la douzième vertèbre de cette région ; ces dix vertèbres, sauf la troisième cependant, ont aussi participé à la torsion, qui est d'autant plus prononcée que nous nous rapprochons davantage du centre de courbure. Si nous examinons, en effet, les huitième et neuvième corps vertébraux, nous constatons que, lorsque la pièce est placée de manière à être vue directement en avant, c'est leur face latérale gauche qui se présente, et encore n'offre-t-elle guère à considérer que les deux tiers de son étendue, tant la rotation est prononcée en ce point. Les autres vertèbres y participent, il est vrai, à un moindre degré, et d'autant moins qu'elles sont plus éloignées du centre de courbure, mais pour toutes il est évident que la face latérale gauche tend à devenir ou est devenue plus ou moins antérieure ; la torsion et la flexion portent donc sur les mêmes os, l'une se surajoute à l'autre, la complique, et le degré de la première est en relation directe avec le degré de la deuxième.

De cet examen nous serions prêt à conclure que, le corps de la vertèbre ayant subi sur son axe vertical un mouvement de rotation, nous verrons se reproduire sur toute la vertèbre les effets de ce déplacement; mais le phénomène est moins simple : concluons donc seulement pour le corps vertébral sur lequel a uniquement encore porté notre examen, et passons à l'étude des autres portions de la vertèbre.

Si nous vous présentons la pièce par sa face postérieure (pl. II), vous apercevez du côté de la convexité de la courbure, c'est-à-dire à droite, une partie des faces latérales des vertèbres les plus tordues; mais vous devez être surtout frappés de la disposition singulière des apophyses transverses. Celles de ces apophyses qui répondent aux sixième, septième, huitième, neuvième, dixième, onzième dorsales, nous présentent, en effet, non plus leurs faces postérieures comme normalement, mais leur sommet qui regarde directement en arrière, de telle sorte que leur face antérieure ou costale est vue dans toute son étendue. Ce déjettement des apophyses transverses est dû à la rotation du corps vertébral, cependant il n'est pas en rapport exact avec elle; car, tandis que, normalement, l'apophyse transverse s'incline angulairement sur le corps de la vertèbre dorsale, mais sous un angle obtus, il est vrai, vous voyez ici leur face antérieure dans la même projection que la face latérale correspondante du corps vertébral. Il faut donc reconnaître que l'apophyse transverse se déplace non-seulement sous l'influence d'un changement correspondant de situation du corps vertébral, mais par rapport au corps vertébral lui-même fléchi.

Comme vous le voyez, messieurs, le problème se complique, mais voici un fait plus curieux encore que vous pouvez également vérifier sur cette pièce que vous voyez plus nettement sur le n° 520e et sur le squelette n° 521[a], c'est que les apophyses épineuses n'ont pas obéi non plus à la rotation du corps vertébral.

Elles demeurent en effet rapprochées des apophyses transverses vers lesquelles elles semblent attirées, de telle sorte que les lames vertébrales droites ont diminué de largeur, et que la gouttière vertébrale correspondante est beaucoup moins large, mais en revanche, beaucoup plus creuse que celle du côté opposé. C'est une remarque que j'ai faite depuis longtemps et dont l'examen de nombreuses pièces m'a démontré l'exactitude ; cela tient à ce que le corps vertébral est un peu fléchi sur son pédicule.

De ce défaut de relation entre la déviation du corps et celle de l'épine, il résulte que la déformation de celle-ci ne traduit qu'imparfaitement la déviation de la colonne antérieure, il est même des cas où elle ne se répète pas du tout en arrière. Il y avait au musée des hôpitaux, il y a une vingtaine d'années, une fort belle pièce offrant le type le plus accusé de la disposition que je vous signale et qui, malheureusement, a disparu ; mais vous pouvez étudier cette intéressante disposition sur ces pièces n° 518[B] et 518e qui proviennent de la collection de Bouvier, car elles en offrent des types bien tranchés.

Pour vous décrire la torsion, nous avons pris pour

type un degré très prononcé, mais déjà vous avez remarqué qu'aux limites de la courbure dorsale elle était moins marquée; si, maintenant, sur cette même pièce, vous examinez la région lombaire, vous la retrouvez à un degré moindre encore et en sens inverse comme la courbure ; mais si vous jetez les yeux sur la courbure dorsale de compensation qui comprend les quatre premières vertèbres de la région, vous n'en trouverez plus de traces. C'est, en effet, une chose que je soutiens, quoique l'on en trouve que peu d'exemples dans les musées, que la torsion n'est pas un phénomène initial, ni même un phénomène qui doit nécessairement compliquer les déviations latérales du rachis.

La première opinion a été mise en avant par M. J. Guérin, l'autre exprime la croyauce de la majeure partie des auteurs. M. Guérin a allégué que tous les squelettes de bossus de nos musées ont les vertèbres tordues ; mais, quand bien même cette observation serait complétement exacte, elle serait toujours infirmée par le même vice de raisonnement que nous avons reproché à M. Bouvier à propos de la déformation des vertèbres comme cause de la déformation des courbures, car tous les squelettes de nos musées présentent des déviations anciennes, et ne sauraient fournir des faits concluants pour les déviations légères et récentes. J'ai cru, moi aussi, que la torsion compliquait les déviations à ce degré, mais j'ai été détrompé par les faits, car j'ai pu observer dans ma pratique des cas de déviations commençantes sans qu'il m'ait été possible d'y découvrir la moindre trace de torsion ; j'aurai tout à l'heure à vous dire comment on procède à sa recherche sur le vivant. Vous savez qu'à l'état normal elle n'existe pas dans le plus grand nombre des cas, et, d'ailleurs, il est facile de comprendre que pour faire ainsi marcher les os, pour les pétrir et les mouler de cette manière, il faut du temps, un temps considérable.

Quoi qu'il en soit, lorsqu'elle est établie, la torsion est donc presque entièrement subie par le corps verté-bral, accessoirement par les masses apophysaires, et par leur intermédiaire par les apophyses transverses ; mais déjà celles-ci ne sont pas complétement à l'unisson du mouvement des corps et les épines ne le subissent pas non plus, ou, du moins, très imparfaitement.

Il y a donc là plusieurs faits remarquables qu'il importait de bien vous faire toucher du doigt, car, sans cela, vous ne pourriez vous rendre compte des phéno-mènes cliniques de la déviation latérale du rachis. L'ex-plication n'en est pas facile, et je ne saurais dire qu'elle ait été donnée jusqu'ici d'une manière irréfutable ; voici néanmoins comment je conçois le mécanisme de la tor-sion.

Dans l'état normal et dans la station, les vertèbres se supportent spécialement par leurs corps, et la surface articulaire supérieure de chaque corps de vertèbre est la base de sustentation de toutes les parties situées au-des-sus. Le centre de gravité autour duquel s'exécutent les divers mouvements est plus ou moins rapproché, suivant les régions, de la face antérieure ou de la face postérieure du corps de la vertèbre ; mais il doit se trouver à égale distance des deux faces latérales. Une légère inclinaison des vertèbres à droite reporte ce point central plus à gauche, et de plus, étendant la base de sustentation jusque sur les apophyses articulaires du côté de la concavité, il s'ensuit que le centre de gravité est déjeté à la fois et plus à gauche et plus en arrière, et d'autant plus que la courbure sera plus forte. Alors, il n'est plus en rapport avec l'axe des vertèbres supérieures ou des inférieures; l'équilibre se trouve compromis. Que faut-il pour le rétablir? Que les apophyses articulaires, devenues partie de la base de sustentation, se portent autant en avant que l'était autrefois la base naturelle, ce qui ne saurait avoir lieu sans que le corps des vertèbres soit déjeté à droite et en arrière. Mais maintenant, par quelle puissance se fait ce déplacement des apophyses articulaires? Par tous les muscles de la région capables de concourir à l'équilibre, savoir : 1° les muscles de l'épaule droite qui, en l'attirant en arrière, agissent indirectement dans le même sens par les côtes sur les apophyses transverses, et par celles-ci sur le corps de l'os; 2° les muscles qui vont des côtes aux apophyses épineuses. Ce que nous avons dit du rapprochement des apophyses transverses de l'épine, ce même rapprochement que nous allons constater pour l'angle des côtes, l'inclinaison articulaire des apophyses transverses sur la lame, me semblent être les meilleures preuves de cette action musculaire.

J'ajouterai une dernière remarque, c'est que ce sont précisément les points où la rotation des vertèbres est presque nulle à l'état normal, qui offrent la rotation la plus prononcée dans les déviations de la taille; vous avez en effet remarqué, messieurs, que c'est au centre de la région lombaire et dans la moitié supérieure de la région dorsale que la rotation de même que les courbures sont le plus prononcées, tandis que les trois autres principaux mouvements du rachis sont compris : le premier entre la troisième et la septième cervicale, le second entre la onzième dorsale et la deuxième lombaire, le dernier entre la quatrième lombaire et le sacrum. Ceci constitue entre l'état physiologique et l'état pathologique de la colonne épinière, un désaccord bien singulier que je crois avoir indiqué le premier ; mais si l'on y joint le résultat d'expériences qui font voir que, quelle que soit la courbure que l'on imprime par la force des mains à une colonne vertébrale fraîchement disséquée, il ne se produit pas le moindre vestige de torsion, il est facile de concevoir que la cause de cette dernière déformation en particulier doit être cherchée ailleurs que dans la configuration anatomique normale et les flexions physiologiques.

C'est ce que nous avons fait, nous avons surtout évité de comparer des choses non comparables, par exemple, le résultat de la flexion d'une tige et celui de la flexion du rachis, mais, bien que notre théorie nous semble plus satisfaisante que celles qu'ont données, Swgermann, Pravaz, Delpech, J. Pelletan, M. J. Guérin, M. Bouvier, elle n'a pas, tant s'en faut, la force d'une démonstration.

Revenons maintenant sur quelques faits qui se relient à l'histoire de la torsion, et qui compléteront les aperçus anatomo-pathologiques que nous avons dû vous soumettre. En étudiant la torsion, nous ne nous sommes occupés que des changements imprimés à la colonne vertébrale par cette déviation, mais il est aisé de comprendre qu'elle réagit sur la forme du tronc, sur celle du thorax en particulier. Nous ne pouvons vous décrire ici toutes ces déformations, mais il est indispensable d'établir celles des côtes.

Ce sont en effet ces arcs osseux déformés, et non la colonne vertébrale, ainsi que l'on est disposé à le croire dans le monde, qui dans les déviations latérales constituent *la bosse*. Il est aisé de le comprendre ; la déviation des corps vertébraux et des apophyses transverses qui résulte de la torsion, entraîne celle des côtes ; elles se dévient donc du côté de la convexité de la courbure, et de ce changement de position résulte une déformation plus ou moins considérable, selon son étendue, mais offrant toujours le même type. On peut la caractériser en disant que l'angle des côtes est attiré en arrière, vous voyez en effet, sur le n° 521 (pl. III) par exemple, la saillie considérable des angles des côtes de la troisième à la huitième particulièrement celles des sixième, septième et huitième. La portion de côte comprise entre la colonne vertébrale et l'angle costal, et celle qui s'étend de cet angle au sternum affectent une direction entièrement différente. L'une continue la direction de l'apophyse transverse déviée, et tend par conséquent à se porter d'autant plus en arrière que cette déviation est plus prononcée, l'autre descend très obliquement à la rencontre du sternum ; au niveau de ce brusque changement de direction, la côte légèrement tordue sur elle-même s'efface pour ainsi dire de telle sorte que l'angle seul reste en saillie.

Nous avons donc là un moyen certain de juger de la torsion du corps vertébral, ainsi transmise à l'extrémité d'une tige qui refoule les parties molles et peut être sentie à travers elles, tandis que le corps vertébral, quelle que soit sa déviation, reste plus ou moins profondément caché; or, le premier effet de la torsion des corps devant nécessairement être le refoulement de la côte en arrière, et celui-ci étant en relation exacte avec le degré de la torsion, il est aisé de comprendre que la gibbosité ou bosse n'est due qu'à ce refoulement des côtes et répond au niveau des saillies de leurs angles.

Il est rare alors que l'omoplate ne soit pas soulevée et son extrémité inférieure étant principalement refoulée en arrière, cet os devient oblique de haut en bas et d'avant en arrière et l'épaule est saillante; de là les épaules *un peu fortes* dont vous entendrez maintes fois parler.

Nous aurons donc, lorsque nous étudierons les symptômes de la déviation latérale dans la région dorsale, à tenir compte de l'inflexion des épines et de la déformation thoracique, mais ce que nous avons dit jusqu'à présent, ne s'applique qu'au côté de la convexité dorsale c'est-à-dire au côté droit, il importe de dire ce que l'on observe dans la région lombaire et au côté gauche de la région dorsale.

Aux lombes vous retrouvez, mais en sens inverse et à un degré moins prononcé les mêmes déformations, nous vous avons fait remarquer quels étaient le sens et l'étendue de la torsion dans cette région, seulement son effet ne peut être transmis qu'aux apophyses costiformes ou aux fausses côtes, quand la courbure de compensation comprend, comme il arrive le plus souvent, les dernières dorsales, mais cela suffit, ainsi que nous le verrons, pour établir un relief du côté de la convexité de la courbure lombaire, c'est-à-dire à gauche.

Le côté de la concavité, la moitié droite de la région lombaire et la moitié gauche de la région dorsale, sont au contraire aplatis, déprimés. Les apophyses transverses et les côtes sont resserrées dans un moindre espace, et celles-ci s'atrophient, se soudent même les unes contre les autres, leur angle s'émousse, elles s'aplatissent dans leur moitié postérieure. Vous pouvez juger de ces déformations sur la pièce n° 521, pl. III, et comprendre que ces arcs osseux ont perdu en ce point toute leur mobilité; c'est là un élément dont il faut tenir grand compte et qui, mis en regard de la difformité du côté opposé, du déplacement des viscères thoraciques, du refoulement des organes contenus dans la cavité abdominale, vous donnent la mesure de la très fâcheuse influence de ces difformités sur la santé générale des malheureux qui en sont atteints.

. Nous n'avons jusqu'à présent nullement tenu compte des exceptions; il est bon cependant de vous les signaler ; avant de laisser de côté la partie anatomo-pathologique de la question. Mais ce n'est qu'à titre de faits curieux et exceptionnels que je vous indique, les cas où la courbure dominante dorsale a sa convexité à gauche. Cela ne change rien, en effet, à ce que nous vous avons dit des causes physiologiques et anatomiques qui favorisent l'établissement des courbures normales et pathologiques de l'épine, ni même à ce que nous professons à propos de la prédominance d'action de l'une des parties latérales du corps. Si dans tous les cas où la convexité est à gauche, il ne s'agit pas en effet de gauchers, le renversement de la courbure n'a pas non plus coïncidé toujours avec la transposition de l'aorte ou des viscères ; nous ne pouvons savoir le tout de rien, a dit Montaigne.

Il nous suffit d'avoir mis en lumière les faits de physiologie et d'anatomie tant normaux que pathologiques relatifs à la grande majorité des cas que nous étudions ; de vous avoir montré que les courbures physiologiques comme les pathologiques, bien que différentes à plusieurs points de vue, subissent l'influence des mêmes causes qui, dans les unes et les autres, produisent les mêmes effets ; et parmi les plus importants, je vous rappellerai que nous avons vu la rétraction des ligaments propres de la colonne vertébrale dans un sens, leur allongement dans l'autre, constituer la lésion anatomique primitive des déviations permanentes. C'est un point de doctrine que nous rappelons encore une fois avant d'arriver au traitement ; mais il nous reste à vous indiquer les principaux symptômes qui répondent aux éléments capitaux des déviations, la débilité des ligaments que nous venons de rappeler, la déviation latérale et la torsion qui en sont la conséquence.

Les premiers symptômes qu'offrent les enfants semblent fort étrangers à la déviation ; ils sont dans un état de langueur, ne jouent plus, mangent mal, se fatiguent aisément et refusent même de marcher. Assis, ils sont obligés de s'appuyer, se tiennent mal, selon l'expression adoptée, si on les fait écrire, dessiner, coudre, ils s'inclinent d'un côté ou de l'autre ; on veut empêcher cette mauvaise attitude, la mère emploie tous les moyens en son pouvoir pour les forcer à se tenir droits, prières, promesses ou menaces n'y font rien ; ils voudraient obéir, mais ne le peuvent réellement pas, la force leur manque, leur système musculaire a perdu son énergie, et leurs ligaments eux-mêmes une partie de leur résistance.

N'hésitez pas, en pareille circonstance, à examiner la taille de l'enfant, à vous rendre compte de l'état du rachis. Votre attention sera tout d'abord attirée par la déformation de l'épaule droite qui est plus volumineuse et ordinairement plus élevée que la gauche, la saillie de la hanche droite ressort aussi plus que d'habitude. L'inclinaison de la région dorsale du tronc a non-seulement pour effet d'élever une des épaules et d'abaisser l'autre, mais encore, contribue à faire tomber en arrière la portion de la région dorsale correspondante à la convexité de la courbure ; de là un plus grand volume de la région scapulaire et même le soulèvement de l'omoplate qui se trouve ordinairement en rapport avec les côtes qui tiennent à la convexité de la courbe ; de plus cette voussure postérieure se traduit sur la partie latérale de la région par une convexité exagérée. A cette ligne convexe succèdera dans la partie latérale correspondante à la colonne lombaire, c'est-à-dire au flanc, une concavité due à la disposition inverse que tend à prendre la région lombaire du rachis qui, de ce côté, devient concave ; aussi le relief de la hanche qui y fait brusquement suite paraît-il exagéré.

Si la partie latérale droite du tronc est limitée par une ligne successivement convexe et concave, il en est tout autrement à gauche où la ligne limitante dans son trajet dorsal offre une concavité, pour présenter vers le flanc une convexité qui, se fondant inférieurement avec celle qu'offre naturellement la hanche, fait que celle-ci ne paraît pas en relief, bien qu'elle soit plus élevée que celle du côté opposé (pl. IV).

Ces quelques explications vous font comprendre, messieurs, comment votre attention sera d'abord attirée par la saillie de l'épaule et de la hanche droite, et comment aussi ce sont les faits qui éveillent tout d'abord l'attention des parents ; si vous ajoutez à cela un certain degré d'aplatissement, d'affaissement de l'épaule gauche et de la partie correspondante du dos, contrastant avec la saillie de l'épaule droite, un aplatissement analogue des lombes à droite, tandis qu'à gauche existe un relief anormal, vous vous rendrez compte des changements survenus dans l'attitude du sujet et dans la forme de la partie postérieure du tronc, des reliefs et des méplats alternatifs que celui-ci présente à observer.

Il est inutile pour le but que nous poursuivons d'entrer dans de plus grands détails à ce sujet, mais il vous reste à examiner le rachis. Il faut pour cela rechercher la ligne des apophyses épineuses, qui, dans des cas légers, peut avoir conservé sa rectitude, mais qui reproduira ordinairement les sinuosités que nous venons d'indiquer sur les

lignes limitantes du tronc ; elle offrira, en effet, deux
courbures principales à convexité droite supérieurement,
et gauche inférieurement. Pour ne pas être induit en
erreur, voici comment je crois convenable de procéder.
Je déprime avec la pulpe de l'index et du médius les
parties molles de chaque côté de l'épine, de manière à
sentir son relief dans l'écartement de mes doigts, puis,
ainsi enrayé, pour ainsi dire, je suis toute la série des
apophyses épineuses, et déjà je peux me rendre compte
de leur direction générale ; mais pour la mieux préciser encore, je reconnais successivement le sommet
de chacune des épines, et l'indique par un trait
d'encre ; dès lors je n'ai plus qu'à jeter un coup d'œil
sur la région, pour reconnaître l'inflexion même la plus
légère.

J'ai déjà eu occasion de vous dire que dans des cas
récents et légers, j'avais en vain cherché les signes de la
torsion et n'avais pu constater que l'incurvation latérale
simple, avec les changements qu'elle entraîne dans la
ligne supérieure, et dans les lignes latérales du tronc ;
celle-ci n'amène donc qu'un changement de direction :
la torsion au contraire amène la déformation.

Nous savons en effet quelle est son action sur les apophyses transverses et les côtes, et, nous rappelant d'autre
part le peu d'influence qu'elle a sur la direction des
épines, nous concluons aisément que sur le sujet pourvu
de ses parties molles, comme sur un squelette, c'est à
elle que sont dues les déformations de la partie postérieure du tronc, c'est-à-dire la gibbosité dorsale droite à
tous ses degrés et dans toutes ses variétés qui résultent

du point de la colonne vertébrale fléchie et du nombre de vertèbres prenant part à la flexion; la saillie lombaire gauche due au relief de la masse sacro-lombaire soulevée en même temps que les apophyses transverses et costiformes, et les fausses côtes dans certains cas; et enfin les dépressions marquées, l'affaissement remarquable de la région dorsale gauche et de la région lombaire droite.

Il n'y a qu'un instant, en parlant de déviations légères et commençantes, nous indiquions déjà l'apparence de ces reliefs et de ces dépressions, c'était admettre que déjà la torsion avait commencé à s'établir ; mais, si de cette manière, nous avons eu l'intention de rendre ce que nous met ordinairement sous les yeux la clinique, nous avons eu soin de le dire, et nous le rappelons, vous trouverez des cas où les effets de la flexion seule pourront être constatés. Avec la torsion commence véritablement un deuxième degré, et, quel que soit le point auquel la déformation puisse être portée plus tard, on peut cliniquement continuer à l'y rattacher, car la moindre manifestation de la torsion vous met en face d'une difformité dont l'art n'a jamais su et ne sait pas encore triompher.

Cependant l'attitude du tronc est devenue plus vicieuse encore, la ligne latérale droite a augmenté et étendu sa convexité, et le côté gauche est devenu plus concave. C'est en effet la courbure dorsale qui a surtout supporté l'effet de l'accroissement de la difformité, elle est dès lors avec la courbe lombaire dans les rapports que présente la figure (pl. I), de là l'exagération des formes nouvelles

qu'elle tendait seulement jusqu'alors à imprimer à la
partie supérieure des lignes latérales du tronc. L'exagération de ces inflexions est assez prononcée sur la
figure 5 pour que celles qui répondaient à la courbe lombaire aient été effacées. C'est à peine si nous retrouvons
encore l'échancrure qui existe au-dessus de la hanche
droite dans la figure précédente, et la convexité du côté
gauche étant déjà en partie effacée au profit de la ligne
concave dorsale, c'est la hanche de ce côté qui paraît
en relief. Cette empreinte de la courbe dorsale est encore plus prononcée sur d'autres pièces, de telle sorte
que c'est à la partie postérieure surtout que se retrou-
veront les déformations dues aux deux courbures. Ce qui
est en effet remarquable dans ces cas, c'est la gibbosité
qui, dès lors bien développée, trahit fidèlement le relief
des angles costaux ; au-dessous d'elle la région lombaire
est aplatie, à gauche nous avons dans la région dorsale
une concavité très accusée, et dans la région lombaire
le relief que vous connaissez déjà. La torsion des vertèbres en s'exagérant dans la région dorsale, en même
temps qu'augmentait la coubure, a donc eu pour résultat
de produire une gibbosité complète plus ou moins étendue
verticalement, de même que la torsion lombaire a exagéré le relief de sa partie gauche et augmenté l'aplatissement de sa partie droite. C'est la période de gibbosité
confirmée ; aussi la torsion ne sera-t-elle alors mé-
connue par personne.

S'il est facile de juger de la déviation, de la torsion
qui l'accompagne et de la gibbosité, quand la courbure
dorsale est dominante, il est également aisé de juger de

l'exagération de la déviation et de la torsion lombaire, lorsque la courbure dominante est inférieure, ce qui, d'ailleurs, détermine de la claudication ; mais, lorsque la torsion commence seulement à produire ses effets, plusieurs conditions peuvent vous empêcher de la reconnaître.

La principale, c'est l'embonpoint du sujet, qu'il soit naturel ou, comme il arrive souvent, acquis pendant le cours du traitement, car il comble les dépressions et masque même les saillies. J'ai vu nombre de fois des médecins s'y tromper, et souvent même des orthopédistes croire de très bonne foi avoir fait disparaître des difformités qui n'étaient que cachées, ainsi qu'il m'était facile de le leur démontrer. Il suffit pour cela de déprimer les parties molles au niveau des points correspondant à la convexité des courbures, et de chercher plus profondément les saillies accusatrices fournies par les apophyses transverses et par les côtes ; c'est à peine si, de ce côté, vous pouvez presser sans rencontrer un plan osseux ; vous vous rendez également compte du rétrécissement de la gouttière vertébrale, en suivant la ligne des apophyses épineuses et celle des apophyses transverses. Au niveau de la concavité, au contraire, vous déprimez aisément les parties molles, et vous pouvez presque presser à toute profondeur, vu l'éloignement des os. Un fait qu'il est également bon de connaître, à propos du diagnostic, c'est que la flexion du tronc en avant fait disparaître la déviation des apophyses épineuses.

Vous devrez donc, en somme, vous attacher à retrouver, à travers les parties molles, les déformations

que nous vous avons décrites sur le squelette, abstrac-
tion faite, bien entendu, de celles des corps vertébraux
qui échappent à tout examen; mais vous pourrez, si
vous n'êtes prévenus, être exposés à vous tromper, si
vous ne recherchez pas rigoureusement.

Le diagnostic peut-il aller plus loin et distinguer les
déviations simulées ou artificielles des déviations réelles
ou pathologiques? C'est un problème que M. J. Guérin
a posé en 1836, devant l'Académie de médecine, et
qui a servi d'aliment à d'orageuses discussions; mais
je ne crains pas de dire que, bien que la question ait
paru, à quelques personnes, jugée dès cette époque, et
bien que l'opinion de l'honorable rapporteur, M. Cruveilhier, ait été entièrement favorable à cette manière
de voir, aujourd'hui encore cette distinction est impossible. Déjà nous avons dit qu'il peut y avoir des courbures
latérales simples du rachis, et ce fait bien établi va à
l'encontre d'un de ceux invoqués par M. Guérin, à savoir que ces courbures latérales simples n'existent pas
et ne peuvent appartenir qu'à des inflexions artificielles.
M. Hossard, principalement en cause dans cette affaire,
a du reste répondu, dès cette époque, d'une manière fort
judicieuse sur ce point; mais, ce que je veux vous rappeler ici, c'est qu'il en est de même de la torsion également invoquée à l'appui de cette thèse.

Il faudrait pour cela qu'il fût vrai que cette torsion
accompagnât inévitablement les courbures pathologiques
et manquât aussi constamment dans les courbures artificielles. Déjà nous vous avons dit que ni l'un ni l'autre
de ces faits n'ont été démontrés, et si nous vous rappelons

que dans l'âge adulte la moitié des individus présente, du côté droit de la poitrine, des indices de torsion, nous comprendrons que, dans l'état normal de la colonne, il se puisse qu'un individu dépourvu de cette saillie ait un commencement de déviation pathologique sans aucun symptôme de torsion, tandis qu'un autre offrirait le symptôme de la torsion sans avoir besoin de s'arranger une déviation artificielle.

Je vous engage à bien examiner cette série de plâtres qui appartiennent à ma collection particulière, voici par exemple celui d'une petite fille de cinq ans et demi, fort maigre (pl. V), qui vous permet, même de loin, de bien apprécier les déformations caractéristiques; il est, en effet, très important d'acquérir dans ce genre d'examen une grande expérience. L'étude minutieuse de ces reproductions, et surtout celle du squelette, que vous en rapprocherez, vous aideront singulièrement à aborder l'étude clinique de la question; vous saurez par exemple à quoi vous en tenir au sujet des épaules fortes, et vous ne mettrez pas sur le compte d'un accroissement de volume, ce qui tient à une difformité qui devra s'augmenter; vous saurez prévoir ce qui arrivera nécessairement. S'il était nécessaire de vous donner ces quelques notions de pathologie pour établir avec clarté les données du traitement, il vous sera certainement utile aussi pour votre pratique de les bien connaître, car cette question de la déviation de la taille a le privilége d'exciter au plus haut point la sollicitude des familles.

Il faut également, à ce point de vue, vous prévenir que, pendant que la déformation augmente, les fonctions principales souffrent, que la santé s'altère de plus en plus, et que surviennent différents accidents qu'il faut savoir rapporter à leur véritable cause. Les malades ont des battements de cœur, de la pâleur et tous les signes de l'anémie; les règles sont retardées ou supprimées; il y a de la faiblesse, de l'essoufflement; l'abaissement du diaphragme, le déplacement des viscères abdominaux et thoraciques entraînent des troubles digestifs, pulmonaires et cardiaques. Je ne vous les énumère pas ici, mais vous comprenez que ce fâcheux état de santé doit réagir sur la déformation elle-même, et favoriser par là son accroissement, de telle sorte que le malade est enfermé dans un cercle morbide dont il importe qu'un traitement bien dirigé vienne le faire sortir. C'est un fait remarquable qui m'a souvent frappé, de voir combien, dans certains cas, le traitement influence heureusement l'état général; il est très rare, en effet, que, dès le premier mois, vous ne voyiez refleurir la santé, se rétablir les fonctions.

Ces quelques données vous font comprendre que le pronostic ne peut être posé d'après la seule considération de la difformité; mais il faut cependant se bien garder d'établir, à ce sujet, une confusion que l'on n'est que trop prêt, ordinairement, à faire, et à laquelle j'ai déjà fait allusion en vous disant, à propos du diagnostic, comment l'embonpoint peut dissimuler les difformités. Il faut encore, à ce point de vue, bien distinguer ce qui appartient à la courbure, et ce qui est dû à la torsion; car, même à un faible degré, nous ne pouvons remédier à cette dernière déformation, tandis que nous pouvons redresser une courbure, même étendue ; l'une, cependant, complique ordinairement l'autre ; nous l'avons vu, de telle sorte que les cas où le redressement complet peut être obtenu se trouvent, par cela même, bien limités. Je regarde donc comme impossible à faire disparaître une torsion, tant soit peu prononcée, tandis que j'ai vu guérir ou guéri plusieurs fois des inflexions pures ou avec une torsion à peine sensible. Quel que soit du reste le point de vue auquel ils se placent, c'est là l'opinion des spécialistes les plus autorisés ; c'est un fait qui ressortira de l'étude et de l'appréciation du traitement.

VINGTIÈME LEÇON.

Messieurs, nous allons maintenant aborder les questions thérapeutiques relatives au traitement des déviations de la taille. Leur nombre, les difficultés réelles
qu'il y a à les résoudre, nous ont obligé à étudier longuement la question pathologique dans son ensemble ;
nous devrons ne pas perdre de vue les enseignements
qui en découlent. Chaque indication doit être en effet
bien comprise, et, autant que le permettent les difficultés pratiques du traitement, individuellement satis-

faite ; mais il faut bien prendre garde d'oublier qu'elles sont toutes solidaires.

L'histoire de l'art nous les fera voir presque toutes isolément poursuivies et par conséquent sacrifiées les unes aux autres, et, chose plus étrange encore, le traitement entrepris sans savoir même si la déviation dont on voulait la guérison était curable et jusqu'à quel point ; aussi nulle part le terrain orthopédique n'a-t-il été plus fertile en illusions, la connaissance inexacte des véritables caractères de la déviation pouvant du reste, ainsi que nous l'avons vu, les entretenir et les propager.

Nous avons depuis longtemps pris à tâche d'éclairer ce point obscur et nous vous devons l'exposé exact des résultats de cette étude difficile et délicate. Il importe en effet, avant d'imaginer un moyen de traitement, de savoir ce que l'on peut obtenir, et quelles sont pour cela les conditions à remplir ; on a précisément fait le contraire : aussi le nombre et la complication des méthodes et des instruments sont-ils considérables. Il sera néanmoins instructif de les passer en revue, mais à la condition de voir chemin faisant de quelles vues l'on s'est inspiré pour les créer, à quelles indications ils répondent et quels sont les résultats qu'ils fournissent.

« C'est aussi une connaissance précieuse, dit Hippocrate, que de savoir quels essais ont échoué et pourquoi ils ont échoué (1). » C'est après avoir décrit le procédé de l'*outre* et démontré son inefficacité que le père de la médecine écrit ces remarquables paroles. Ce procédé

____

(1) Hippocrate, *Des articulations*, trad. de Littré, t. IV, p. 243.

consistait à placer sous la gibbosité, le sujet étant étendu sur le dos et soumis à l'extension et à la contre-extension, une outre vide qu'il s'agissait d'insuffler à l'aide d'un soufflet de forge; mais c'est à la méthode de l'extension horizontale combinée avec les pressions directes qu'Hippocrate conseille de recourir, et quelle que soit l'imperfection des moyens mis en œuvre, il donne en substance les indications principales des méthodes modernes qui ont eu le plus de faveur.

Le malade, après un bain d'étuve, était couché sur le ventre sur un plan uni et résistant, les bras fixés au corps par un lien circulaire; des lanières étaient convenablement placées sous les aisselles, au-dessus des genoux, des talons, autour du bassin et reliées à deux bâtons en forme de pilon; l'un recevait les liens axillaires et répondait à l'extrémité supérieure du plan sur lequel était couché le malade, vis-à-vis de la tête; l'autre, les liens des membres inférieurs et du bassin et prenait point d'appui à l'autre extrémité vis-à-vis des pieds. A l'aide de ces leviers et de ces lacs se faisaient l'extension et la contre-extension; quant aux pressions directes, c'est tantôt avec la paume des mains, en s'asseyant sur la bosse, en y appliquant le pied, ou à l'aide d'autres moyens qu'elle doit être faite; le plus puissant consiste en un long levier de bois dont une extrémité est fixée dans une entaille pratiquée dans la muraille, et l'autre est confiée à un ou deux aides, tandis que le plein appuie sur la gibbosité protégée par un coussin (1).

(1) *Loc. cit.*, p. 203 et suiv.

Tout cela était si bien tombé dans l'oubli au xvie siècle, qu'Ambroise Paré ne savait opposer autre chose aux déviations de la taille qu'un corselet de fer dont il nous donne la figure (1), moyen aussi pauvre et aussi insuffisant que la plupart des corsets que l'on a employés depuis.

Lazare Rivière rapporte que Ranchin, qui vécut à la fin du xvie siècle et au commencement du xviie, eut à traiter madame de Montmorency, à laquelle était survenu un déjettement de l'épine, qu'on appelait luxation des deux vertèbres, par suite d'un catarrhe tombé du cerveau sur l'épine. L'illustre chancelier de la Faculté de Montpellier imagina d'abord de soumettre sa malade à l'action d'une presse à linge ; mais ce mode de traitement dut être abandonné, car il gênait singulièrement la respiration. Il fallut recourir à un nouvel expédient ; deux hommes vigoureux furent chargés de maintenir la malade, tandis que l'on exerçait à l'aide d'un cric dont une extrémité garnie de linge était appliquée contre la bosse et l'autre contre une muraille, une pression des plus vigoureuses sur la gibbosité ; cette fois, on put réitérer ces tentatives, et l'on continua, est-il dit, jusqu'à ce que la malade fût guérie. L'histoire est là pour nous renseigner sur cette guérison, qui peut déjà compter comme exemple d'illusion orthopédique.

Cependant, au milieu de ce même siècle, Glisson (2) eut de nouveau recours à l'extension. L'appareil qu'il

---

(1) *Ambroise Paré*, édit. Malgaigne, t. II, p. 611.
(2) *De rachitidite*, 1650.

inventa et que l'on désigne sous le nom d'*escarpolette anglaise*, devait d'ailleurs être fort incommode. Il conseillait cependant de faire croire à l'enfant qui y était soumis qu'il s'agissait d'un jeu, ce qui me semble assez difficile à concilier avec la suspension par le dessous des bras, la tête et les mains ; la partie inférieure du corps dont on augmentait quelquefois le poids avec des sabots de plomb, servant à l'extension, tandis que l'on balançait l'enfant à l'air. C'est d'ailleurs sous l'influence de la même idée que Nuck inventait un collier à l'aide duquel il suspendait l'enfant par le cou en le faisant élever à l'aide de cordes et de poulies et que naissaient plusieurs autres appareils qui, comme les béquilles, par exemple, doivent être rapportés à la méthode des *extensions verticales.*

Les méthodes et les moyens allaient du reste se multiplier singulièrement dès le xviiie siècle.

Andry (1) appelle l'attention sur les ressources que peut offrir l'emploi des *attitudes*, et indique avec soin la série de celles que l'on peut utilement conseiller en pareil cas ; il les emprunte du reste en partie à Léonard de Vinci. Lorsqu'un enfant « penche trop l'épaule sur un côté », il recommande 1° de le faire se tenir sur un seul pied et de choisir celui qui répond à l'épaule élevée, les nécessités de l'équilibre devant l'obliger à relever l'épaule qui répond au pied détaché du sol ; 2° de faire porter un poids sur l'épaule qui baisse, se basant sur cette observation que l'épaule qui porte un fardeau

(1) *Op. cit.*, t. II, p. 124 et suiv.

monte toujours plus haut que celle qui n'est pas chargée, il fait indifféremment porter une échelle ou un poids, on peut même confier celui-ci au bras correspondant à l'épaule abaissée, le même effet tendra toujours à se produire. Il conseille encore, dans le même but, de lever un tabouret ou une chaise avec le bras, de mettre le poing sur la hanche du côté qui baisse, et enfin, dans la position assise, d'avoir un fauteuil à accoudoirs inégalement élevés.

Ces moyens pourraient être multipliés encore ; ils sont, du reste, d'un tout autre ordre que ceux que nous avons eu occasion de rencontrer jusqu'à présent ; ce n'est plus une action *mécanique*, mais bien une action *dynamique* qui est mise en œuvre ; l'une et l'autre remplissent des indications diverses en concourant utilement au même but. Les attitudes ne représentent d'ailleurs qu'une partie de ces moyens dynamiques, la *gymnastique* a une bien autre puissance ; on a même pu croire, mais à tort, qu'elle pouvait suppléer tous les autres moyens.

Nous n'avons pas encore vu reparaître, si ce n'est dans le singulier essai de Ranchin, la pression hippocratique, c'est Venel et Levacher qui la remirent en usage. C'est donc autour de l'extension et des pressions, des attitudes et de la gymnastique que tendent à se grouper les méthodes successivement mises en usage dès les premiers essais que tenta l'orthopédie ; c'est désormais dans ce cadre que nous verrons aussi se placer les moyens plus nombreux que nous aurons à vous faire connaître, de telle sorte que dès à présent nous pouvons nous servir de ces différents groupes pour diviser notre sujet.

Les groupes qui se rapportent aux moyens mécaniques proprement dits comprendront des subdivisions selon la manière dont ils ont été mis en usage ; nous avons vu paraître l'*extension verticale* avec Glisson, nous verrons l'*extension horizontale* entrer dans la pratique avec Venel ; nous venons de dire que cet auteur et Levacher avaient inauguré l'emploi moderne *de la pression* ; ce fut aux *pressions latérales, le sujet étant assis ou debout*, qu'ils eurent recours, tandis que pour appliquer le même principe, Mayor (de Lauzanne) proposa de tenir le malade dans la *position horizontale ;* ce sont là, pour ainsi dire, les idées mères de traitements en apparence bien divers. Nous allons maintenant rattacher à ces groupes les différents moyens imaginés et mis en usage selon les inspirations de chacun.

Nous n'entrerons pas dans de plus amples détails à propos des *attitudes*, ce que nous vous avons dit d'après Andry en donnant une idée suffisante, la *gymnastique* dispose de moyens plus puissants.

Vous trouverez dans l'*Atlas* de Delpech (1) sur l'orthomorphie l'indication et la description d'exercices variés, ayant tous pour but de mettre en jeu la force musculaire et tendant à en régler la dépense de telle sorte qu'elle soit utilisée en vue d'un résultat particulier, se traduisant par une action déterminée sur tel ou tel point de l'épine, et d'y produire des tractions, des

(1) Pl. 54 à 67.

mouvements dont il est facile de prévoir l'utilité, qui est d'autant plus grande que l'on peut, dans ces exercices, arriver à décharger la colonne vertébrale du poids de tout le corps.

C'est à ce résultat que l'on tend dans le jeu de l'escalier spiral, de la corde à nœuds ou de la corde unie, du mât poli, dans lesquels tout le poids du corps est porté et soulevé par les membres thoraciques, tandis que par son propre poids la partie inférieure du corps exerce dans certains moments une traction sur le rachis et que les nécessités particulières de l'exercice obligent à certaines attitudes qui mettent nécessairement en jeu les muscles de l'épine. La traction sur l'épine, selon son axe, est encore plus assurée dans l'exercice des cordes obliques, et lorsque l'on joint à des cordes semblablement disposées le chariot roulant sur lequel les malades, lorsqu'ils s'étendent, peuvent laisser reposer la partie antérieure du tronc comme dans une gouttière, on les a mis à peu près dans les conditions de la natation, car pour avancer ou se maintenir, ils sont obligés de se servir simultanément des membres supérieurs et inférieurs.

Ils ne sont du reste bien soustraits à l'action de la pesanteur que dans les exercices horizontaux; mais aucun ne réunit à ce point de vue d'aussi grands avantages que la natation.

Quelle que soit, d'ailleurs, l'utilité de tous les exercices de ce genre, qui est rendue évidente, par exemple, par les résultats auxquels était arrivé l'abbé de Fontenu, en redressant à un certain point ses courbures normales

par un exercice quotidien, et que fait très bien comprendre ce que nous savons de la fâcheuse influence du
poids du tronc sur le rachis qui lui est livré sans dé-
fense, par suite de l'inertie des ligaments et des muscles ;
quels que soient enfin les avantages de l'exercice contre
cette débilité et le mauvais état général du sujet, cependant il ne faudrait pas vous flatter de suffire avec les
attitudes et la gymnastique seules au traitement des
déviations de la taille. En supposant même que, durant
les exercices, l'action musculaire lutte toujours d'une
manière suffisante contre le poids de la tête et du tronc,
celui-ci réagit à son tour lorsque les muscles sont fatigués et se reposent ; il faut donc, de toute nécessité,
qu'à ce moment au moins le rachis soit soutenu : de là
le besoin de moyens mécaniques.

Je dois dire cependant que le traitement des déviations par la gymnastique seule, sans appareil mécanique, a été tenté de nos jours, et madame Martigny,
qui dirigeait le traitement, m'ayant appelé à diverses
reprises à constater les résultats qu'elle obtenait, j'ai
pu examiner plusieurs sujets chez lesquels la déviation
était restée stationnaire ou avait reculé. Un des cas les
plus remarquables était celui d'une jeune fille qu'elle
croyait avoir guéri et qu'elle fit ramener de la province
pour me la montrer, elle avait pris de l'embonpoint et
avait, à la vérité, une conformation qui pouvait sembler
assez régulière pour un œil moins exercé ; il était néanmoins facile d'y découvrir les stigmates de la torsion.
La gymnastique sera donc un très bon auxiliaire dans
le traitement des déviations de la taille ; à coup sûr

elle constitue un des meilleurs moyens préventifs.

Quelle que soit d'ailleurs la nature des moyens préventifs que vous mettrez en usage, soit que vous les empruntiez à l'hygiène, aux modificateurs généraux, aux frictions ou aux moyens dont nous venons de vous parler, et qui sont les plus puissants de tous et à peu près les seuls réellement efficaces, il importe dès lors de conseiller de faire reposer les malades sur un lit dur et dans le décubitus dorsal; vous pouvez en effet prédire presqu'à coup sûr que les petites personnes pour lesquelles on vous consulte se couchent sur le côté.

Les moyens dynamiques peuvent donc faire la base d'un traitement préventif et s'associer heureusement aux moyens mécaniques pour le traitement curatif. Nous avons maintenant à examiner ces derniers.

Déjà nous avons eu occasion, en parlant de la machine proposée par Glisson, de dire que la traction réalisée à l'aide de son appareil s'opérant par le soulèvement de la partie supérieure du tronc, tandis que toute la partie inférieure était livrée aux lois de la pesanteur, avait réalisé l'extension verticale; souvent peut-être vous avez vu pratiquer l'extension verticale sans vous en douter dans ce jeu maladroit qui consiste à prendre un enfant par la tête et à le soulever, ou plus communément encore par les individus qui marchent avec des béquilles. Ceux-ci sont suspendus par les aisselles, ceux-là par la tête, le moyen de suspension seul varie; seulement si le soulèvement du corps entier par l'action des membres thoraciques aidés de ces leviers appelés béquilles, est acceptable, il n'en est plus de même de

cette sorte de pendaison à laquelle Glisson et Nuck con-
damnaient leurs malades ; aussi y renonça-t-on bientôt,
et tout en continuant à faire des appareils qui ne diffé-
raient guère les uns des autres que par la manière dont
ils prenaient leurs points d'appuis supérieurs, songea-t-
on à trouver un point d'appui inférieur pour la résistance, il devait nécessairement être placé sur le bassin.

Heister (1), qui déclare tout d'abord que le meilleur
moyen dont on puisse se servir est une cuirasse garnie
de lames de fer ou de baleines, surtout à l'endroit qui
doit appuyer sur la bosse, ce qui nous fait rétrograder
jusqu'à A Paré, rappelle cependant que les chirurgiens
ont encore imaginé d'employer contre cette difformité
un instrument particulier qui a la forme d'une croix,
dont il donne la figure. La tige est appliquée contre le
rachis, l'extrémité inférieure est fixée au bassin par des
liens, et l'extrémité supérieure au cou, par une espèce
de collier, tandis que les bras de la machine répondent
aux épaules, de telle sorte qu'à l'aide d'une large courroie passée sous les aisselles, le tronc se trouve à la fois
soutenu et suspendu.

Cet appareil fut modifié par un chirurgien nommé
Roux, qui allongea la tige de manière à venir prendre
point d'appui sur l'occiput et le menton pour soulever le
tronc ; ce même auteur se servait aussi d'un corps de
fer-blanc prenant inférieurement point d'appui sur les
hanches et repoussant en haut la mâchoire inférieure et
l'occiput.

(1) *Institut de chirurgie*, t. III, p. 103 et pl. xxiv ; traduct. franç.
par Paul. Avignon, 1770.

Mais parmi les machines de ce genre, la mieux conçue est celle que Levacher imagina, et qu'il présenta à l'Académie de chirurgie en 1768 (1). Cette machine a pour pièce principale une tige en fer jouant à l'aide d'une crémaillière dans une douille en cuivre solidement fixée à un corset bien baleiné, qui embrasse le thorax et les hanches ; cette tige se recourbe à sa partie supérieure et est reliée à un système assez compliqué qui saisit solidement la tête, de telle sorte que le jeu de la crémaillière tendant à éloigner l'une de l'autre les deux extrémités de la tige, la colonne vertébrale est soumise à une traction continue que l'on peut graduer à volonté. Levacher obtint, à ce qu'il paraît, des succès apparents dont il rendit témoins Louis, Andouillé, Didier, Délamalle et autres membres de la docte société ; il se loue beaucoup de sa machine, ce qui ne l'empêcha pas d'en inventer une autre peu de temps après.

Il fait, du reste, des distinctions et des réserves importantes ; il ne compte plus sur le succès après douze ou treize ans, ni lorsque la courbure a commencé de bonne heure et a fait de grands progrès ; « cependant, ajoute-t-il, il n'y a rien de désespéré, surtout si la courbure est sans *torsion* des vertèbres, car la torsion est l'accident qui résiste le plus à l'action de la machine et à quoi il faut prendre garde pour ne pas porter un pronostic inconsidéré. »

Il y a dans ces appareils dont la valeur est, du reste,

____

(1) Levacher, *Nouveau moyen de prévenir et de guérir les courbures de l'épine* (*Mém. de l'Acad. de chir.*, 1762, t. IV).

nulle ou assez faible, une idée nouvelle dont il faut tenir compte, c'est d'appliquer l'extension au malade debout, de manière à lui permettre de marcher et même de se coucher avec sa machine ; la plupart de ces appareils modernes, que l'on désigne sous le nom de *ceintures orthopédiques*, utilisent cette donnée. Seulement, ainsi que vous le voyez, de même que l'on a renoncé primitivement à la suspension de Glisson et de Nuck, de même maintenant on a laissé de côté comme incommode la traction exercée sur la tête comme la pratiquait Levacher, ou la pression sur la mâchoire et l'occiput. On est revenu au point d'appui indiqué par Heister, et c'est sous les aisselles que vous voyez dans ces différentes ceintures s'établir la pression supérieure. Cette région est embrassée par un croissant métallique suffisamment garni, tandis qu'inférieurement un point fixe est offert par une ceinture pelvienne, chaque appareil offre ordinairement deux tuteurs ou béquilles, de telle sorte que c'est sur les parties latérales du tronc que sont transportées dans les appareils modernes les tiges de sustentation.

Mais l'action de toutes ces machines est, vous le comprenez bien, insignifiante au moins comme appareils de redressement, ce sont tout au plus des appareils contentifs. Comment supposer, en effet, qu'une extention quelque peu efficace pourra être établie quand pour cela il faudra presser fortement une région comme l'aisselle, dont la sensibilité se révolte contre toute action douloureuse, tandis que la mobilité du scapulum élude la majeure partie de la pression ? Aussi verrez-vous, par exemple, en consultant l'orthomorphie (1) de Delpech, que cet auteur, après avoir imaginé et employé pendant quinze années un appareil de cette espèce dont la construction complexe rappelle à la fois celui d'Heister et celui de Levacher, y renonça complétement plus tard.

Les appareils de ce genre que font aujourd'hui les fabricants ne sont, en définitive, quelles que soient les pièces qu'ils y ajoutent, qu'une variété de corsets, et pour obtenir en prenant point d'appui sur le bassin une véritable et puissante action, il fallait disposer d'une manière toute différente le levier auquel la ceinture pelvienne sert de base de sustentation. C'est ce qui a été réalisé avec beaucoup de bonheur dans un appareil dont nous ne vous parlerons que plus tard, car pour expliquer son action nous aurons besoin d'invoquer l'application de principes que nous étudierons en faisant l'histoire des pressions. Il nous reste encore, avant cela, à vous parler de l'extension horizontale.

Avant de vous dire à quels appareils l'application de ce nouveau principe donna naissance, il est bon de vous rappeler que, dans la position horizontale, la colonne vertébrale étant débarrassée entièrement du poids de la tête et du tronc tend à se redresser spontanément, ainsi que le prouve l'accroissement de la taille au moment du lever. Dans les courbures pathologiques permanentes, même prononcées, il y a toujours dans cette position un certain degré de redressement qui s'opère, et dont il faut même toujours juger lorsque l'on examine un malade, soit en

____

(1) *Atlas*, pl. LXXIII, p. 105.

employant simplement le décubitus, soit en exerçant des tractions sur les extrémités ; aussi l'on comprend, lorsqu'on a pu observer les changements que produit cette attitude dans les déformations, que M. Bouvier professe que la seule position horizontale agit presque aussi puissamment que tous les moyens mécaniques.

Quelles que soient l'exactitude et la justesse de ces observations, je n'hésite cependant pas à déclarer que l'adoption de la position horizontale comme condition première de l'application des moyens mécaniques, fit reculer la science orthopédique ou tout au moins retarda ses progrès. Quelle est d'ailleurs la valeur des moyens mécaniques dont elle permet l'application, au moins en ce qui concerne l'extension que seule nous examinons encore.

Ceci nous conduit à vous parler des lits orthopédiques. L'année même ou Levacher montrait à l'Académie de chirurgie l'appareil que vous connaissez, Venel imaginait l'extension horizontale et inventait à cet effet un lit mécanique qu'il ne fit cependant connaître que plusieurs années plus tard, et dont on trouve la description dans les mémoires de la Société des sciences physiques de Lausanne (année 1788), et dans l'ouvrage de M. Mellet (1). Venel exerçait à la fois des tractions sur la tête, au moyen d'un serre-tête auquel était fixée une corde, et sous les aisselles au moyen de lacs, pour l'extension de la partie supérieure du tronc ; sur le bassin, au-dessus des genoux et des

(1) *Op. cit.*, p. 169.

malléoles, pour celle qui devait agir sur la partie inférieure du corps ; son malade était étendu sur un plan
horizontal ou légèrement incliné, et c'est à l'aide d'un
treuil que les puissances extensives étaient mises en
mouvement.

Cela était déjà fort compliqué, c'est cependant un des
appareils les plus simples parmi ceux de ce genre, il
devait en effet trouver des imitateurs. Heine de Wurtzbourg inspiré, d'après le dire de M. Mellet, par la lecture de la brochure de Venel, adopta à son tour l'extension horizontale ; quoi qu'il en soit il crut pour l'appliquer devoir inventer un nouveau lit. Ce fut de Wurtzbourg que nous vint la méthode de l'extension horizontale, elle s'introduisit en France d'une manière assez
singulière.

Vers 1820, un jeune homme, employé de commerce,
après avoir vainement cherché à Paris des moyens efficaces de traitement pour une courbure d'arrière en avant
de la colonne vertébrale, vint, sur les indications de
d'Ivernois, se confier aux soins de Heine à Wurtzbourg.
Il ne tarda pas à entrevoir l'avantage qu'il y aurait à
fonder à Paris un établissement analogue à celui de Heine,
et s'étant rendu compte de la disposition du lit à extension à l'action duquel il était soumis, en ayant même
pris le dessin, il revint à Paris et y fonda le premier
établissement orthopédique destiné à la cure des déviations du rachis, bien connu depuis sous le nom d'établissement de Chaillot ou de Milly du nom de son fon-
dateur. Ce fut la machine de Heine qui y faisait les

frais du traitement, mais son importateur n'avait eu garde d'oublier de la perfectionner.

Avant cette époque, Humbert avait, il est vrai, déjà établi à Morley un établissement du même genre, où il opérait aussi à l'aide de machines toutes spéciales, mais à peine l'extension horizontale fut-elle acclimatée à Paris qu'elle s'y multiplia singulièrement, si bien, qu'apparurent presque simultanément les lits de Maisonabe, de Jalade-Lafond, de Martin et Duvoir, et divers établissements dont il est inutile de vous parler. De son côté, Delpech employait à Montpellier l'extension horizontale et donnait en 1828, dans son *Traité de l'orthomorphie* les dessins des lits qu'il avait imaginés, et dès 1823, Shaw faisait connaître en Angleterre une méthode de traitement qui se rattache à celle dont nous retraçons l'histoire (1).

Ces extensions sur des lits furent depuis reprises un peu par tout le monde ; je ne puis donc, après vous avoir fait assister à la naissance et aux débuts de la méthode, vous dire par qui elle fut employée dans la suite, je ne puis davantage entrer dans la description particulière des machines mises en usage, pas même de celles que je vous ai indiquées tout à l'heure, et qui du reste ont été oubliées et remplacées par d'autres. Il nous suffira de nous rendre compte d'une manière générale des principes de la construction de ces machines, toutes tellement compliquées en apparence qu'il semble,

(1) *On the nature and treatment of the distorsions to which the spine*, etc. London, 1823.

en les voyant, que les conditions qu'elles remplissent
sont impossibles à réaliser dans la pratique. Le lit de
John Shaw peut seul être excepté de cette critique que
je ne saurais trop sérieusement adresser à d'énormes
complications instrumentales, dont l'inutilité est démontrée par la machine nouvelle qui succède chaque jour
à l'ancienne, et cela dans bien des cas entre les mains
du même orthopédiste.

Tous ces appareils ont pour base une planche ou un
sommier, un plan résistant et suffisamment garni ; ce
plan peut être horizontal ou incliné, il est des lits où
l'une de ces positions est invariablement adoptée, d'autres comme ceux de Delpech, où elle peut être graduée
à volonté. Les forces extensives sont empruntées à l'action de la pesanteur, à celles des ressorts, ou bien à
des mécanismes plus ou moins compliqués : c'est ainsi
que dans le lit de Heine, l'extension est pratiquée à l'aide
de ressorts d'acier, avec des poids de fonte dans la
machine de Maisonabe, avec des leviers dans celle de
Humbert ; c'est à l'aide du mécanisme bien connu du
tourne-broche que l'appareil de Jalade-Lafond était mis
en action.

Toutes ces forces que plusieurs se sont efforcés de
calculer aussi exactement que possible, à l'aide de ca-
drans indicateurs adaptés au lit, sont le plus habituellement transmises aux deux extrémités du tronc par
l'intermédiaire de ceintures pelviennes, de colliers embrassant la mâchoire inférieure et la région occipitale,
ou de casques dans lesquels est logée la tête et auxquels sont fixées des cordes ou des lanières, mises

elles-mêmes en rapport avec les agents d'extension.

Ces quelques indications suffisent pour vous faire comprendre que les extensions sont faites parallèlement à l'axe du tronc, agissent sur les deux extrémités de la tige rachidienne qu'ils tirent en sens inverse, se répartissent par conséquent sur toute l'étendue de cette tige, aussi bien sur les parties saines que sur les parties malades, sur les ligaments que sur les muscles, et tendent à amener et à maintenir à un certain degré de distension les moyens d'union des différentes pièces de la colonne vertébrale et les organes chargés de la mouvoir.

Ce n'est donc que très indirectement que l'on peut arriver par cette méthode à agir sur les difformités elles-mêmes; de là sans doute des inconvénients bien faciles à prévoir, mais que nous n'examinons pas encore, et que l'on a voulu éviter en modifiant la construction de certains de ces appareils.

C'est ainsi que John Shaw a le premier cherché à faire porter plus particulièrement les effets de l'extension longitudinale sur des portions déterminées de la colonne vertébrale. Nous avons dit que son appareil avait le mérite de la simplicité : le malade est étendu sur un plan incliné, de telle sorte que le poids du corps fournit la principale force d'extension. Il importe pour cela que le tronc soit solidement fixé; la tête et le bassin sont retenus par un bandage approprié, le thorax à l'aide d'un corset non baleiné; mais chacune de ces régions repose sur une planchette séparée, munie de roulettes, de telle sorte qu'un intervalle libre qui tendra à augmenter par l'effet de la traction peut être ménagé entre la tête et les épaules, entre les épaules et le bassin.

C'est à l'aide de cette disposition qu'ils ont empruntée à l'auteur anglais, que MM. Pravaz et Jules Guérin, voulurent localiser l'extension de manière à ne pas fatiguer inutilement les parties saines de l'épine, et à concentrer toutes les forces extensives sur celles qui sont courbées.

Chacun de ces auteurs imagina à cet effet, un lit dont le plan incliné et des châssis pouvant se séparer l'un de l'autre constituent la base, seulement celui de M. Guérin diffère de celui de Pravaz en ce que les châssis sur lesquels repose le corps du patient sont au nombre de trois, tandis qu'il n'y en a que deux dans celui de Pravaz ; de telle sorte que c'est le lit de M. Guérin qui ressemble le plus à celui de John Shaw. Il est cependant d'une construction beaucoup plus compliquée que ce dernier, mais de même que l'appareil primitif il n'a pas rempli les espérances de la théorie, aussi ces appareils, abandonnés par leurs auteurs, ont-ils été plus tard remplacés par d'autres, ainsi que nous le verrons.

Il n'est donc pas facile de réaliser avec la seule extension longitudinale une des conditions les plus nécessaires au traitement des difformités qu'elle a la prétention de combattre, à savoir l'action sur la difformité elle-même. On a pu, il est vrai, plus efficacement en modifier l'action dans le but d'éviter aux muscles et aux ligaments une partie de la fatigue inutile qu'on leur imposait, en faisant en sorte que les puissances extensives auxquelles ils étaient soumis ne fussent pas assez invariables dans leur action pour ne pas leur permettre de réagir dans une certaine mesure ; c'est ce que peuvent permettre, par exemple, les extensions pratiquées à l'aide des poids, ou celles qui sont faites à l'aide de ressorts élastiques, comme le pratique encore M. Bouvier; c'est à quoi voulaient atteindre aussi certains exercices permis ou favorisés par la disposition des machines; c'est ce qu'en particulier Jalade-Lafond avait cru réaliser à l'aide d'un mécanisme compliqué qui, selon les expressions de Thillaye dans son rapport à l'Académie de médecine (1), donnait successivement 1° une action croissante, 2° une action décroissante, 3° un repos ou tension modérée après laquelle elle agissait de nouveau de la manière indiquée; mais, quelle que puisse être la valeur pratique des différentes manières de comprendre et d'appliquer l'extension longitudinale, il n'en reste pas moins acquis qu'elle est complétement insuffisante.

C'est aux pressions latérales surtout que l'extension longitudinale est venue emprunter la puissance qui lui faisait défaut; combinées avec elle, les pressions ne constituaient qu'un moyen adjuvant dont chacun avait été d'ailleurs conduit à se servir d'une façon ou d'une autre, mais les pressions latérales ont, elles aussi, fait la base de méthodes particulières dont il convient d'examiner également les moyens et le mode d'action. De même que l'extension longitudinale, on les a employées dans la position debout ou dans le décubitus.

Comme complément de l'extension longitudinale qu'il

(1) 6 septembre 1825.

ne pratiquait que pendant la nuit, Venel faisait porter pendant le jour à ses malades un corset à tuteur muni de plaques et de vis, à l'aide duquel il soutenait le rachis et exerçait des pressions qu'il croyait surtout propres à maintenir les parties saillantes. De son côté, Levacher reconnaissait que l'extension à laquelle il avait recours ne suffisait pas toujours pour redresser la colonne vertébrale, en particulier, « lorsqu'elle était torse sur elle-même », et l'année même (1768) où il faisait connaître à l'Académie de chirurgie sa machine à extension, il inventait un fauteuil à l'aide duquel on pouvait exercer des compressions que dès lors il combina aux extensions pour le traitement des difformités du rachis, ce que fit également son homonyme Levacher (de la Feutrie).

Le fauteuil (1) décrit par ce dernier est composé de quatre montants solides, percés de trous, auxquels est adaptée à une hauteur convenable une planche qui sert de siége et qui, grâce à deux autres planches de six pouces, qui lui sont adaptées de champ, et dont l'une peut à volonté être rapprochée ou éloignée à l'aide de vis, forme non-seulement un siége pour le malade, mais encore un étau dans lequel peut être solidement fixé le bassin. Il devient facile alors d'exercer des tractions en sens inverse sur le tronc du malade, à l'aide de larges lanières matelassées, dont les extrémités munies de liens solides sont engagées dans les trous ménagés de distance en distance dans les montants.

Supposant, comme Levacher, une déviation à con

____

(1) Levacher (de la Feutrie), *Du rakitis*, p. 362. Paris, 1772, pl. v.

vexité droite, nous pourrions, comme vous le comprenez, agir sur la convexité, c'est-à-dire sur la bosse, en l'attirant à gauche, à l'aide d'une ou de plusieurs lanières fixées aux montants du même côté, tandis que la partie supérieure et inférieure de la colonne serait attirée en sens inverse par des lanières dont le plein répondrait au flanc et à l'aisselle gauches, et dont les extrémités seraient reliées et serrées aux montants du côté droit.

Il était utile de vous donner l'idée de la machine de Levacher et de sa manière d'agir, car il y avait dans l'application de ces pressions latérales et alternatives des données toutes nouvelles une méthode entièrement neuve et dont la puissance semble incontestable, et que de nos jours MM. Chailly et Godier ont voulu de nouveau réaliser dans la position verticale à l'aide d'un appareil portatif; mais cette méthode était restée oubliée jusqu'à l'époque où Mathias Mayor la reproduisit sous une autre forme (1).

Rappelant que pour redresser un arc on est obligé d'en attirer avec les deux mains les extrémités contre soi, tandis qu'avec le genou on en repousse le milieu en sens inverse, envisageant de plus la tête et les hanches comme les extrémités d'un levier dont on peut se servir à peu près de même, tandis que l'on déprime la courbure saillante placée entre ces deux extrémités, Mayor proposa d'étendre le malade sur une grande attelle ou couchette, de manière que le côté même qui est convexe et proéminent repose sur ce plan résistant et fasse corps avec

____

(1) *Mémoire sur le traitement des gibbosités*, par M. Mayor (*Journal des progrès des sciences* et *Institut médical*, t. XIII, p. 161).

lui au moyen d'un lien transversal qui l'y fixe, tandis que la tête et le bassin seront attirés par des liens obliquement disposés dans un sens opposé à l'action du lien transversal. « De cette manière, dit-il, la tête et les hanches, c'est-à-dire les deux extrémités de l'arc, seront retenues en place et inclinées sur la planche *du côté de la bosse*, tandis que celle-ci sera compressée et entraînée dans le *sens opposé*, par l'effort du lien transversal ». Le même but peut être atteint en plaçant le malade sur le dos « pourvu qu'on fasse agir directement sur la bosse le milieu d'un lien compressif, dont les deux chefs seront ramenés en travers pour le fixer au bord opposé de la planche, c'est-à-dire au bord qui répond à la partie concave de la taille. »

Delpech (1) avait déjà employé des moyens analogues en se servant de tirages perpendiculaires combinés avec l'extension parallèle, mais la machine de Levacher devait encore être reproduite sous une nouvelle forme.

M. J. Guérin, renonçant en effet à l'extension parallèle dont il avait reconnu l'insuffisance et les inconvénients, imagina ce qu'il appela l'*extension sigmoïde* (2), « destinée, selon lui, à substituer des courbures artificielles aux courbures pathologiques, de manière à donner à la colonne la forme d'un S dans un sens directement opposé à l'S que représente ordinairement la déviation pathologique. » C'est toujours le bâton dont on veut redresser la courbure en la poussant en sens contraire jusqu'à en produire une en sens inverse; M. Guérin

(1) Delpech, *Orthomorph.*, Atlas, pl. LX, p. 102.
(2) *Gazette médicale*, 1835, p. 733.

donne du reste, comme Mayor, cette comparaison pour expliquer l'action de sa machine qui agit en effet comme celle de Levacher et comme celle de Mayor, avec cette différence qu'elle comporte un mécanisme particulier.

Deux châssis, placés sur une couchette et fixés par un de leurs angles, l'inférieur gauche pour le châssis supérieur, le supérieur droit pour l'inférieur ; trois coussins, le moyen fixe, les deux autres destinés à suivre les mouvements des châssis : telles sont, sans compter les agents moteurs, crémaillères et manivelles, les pièces principales du nouveau lit de M. Guérin. Les châssis pivotant sur un angle opposé, aux deux extrémités d'un même diamètre transversal, doivent nécessairement, lorsqu'on les fait glisser sur le plan horizontal de la couchette, se porter en sens inverse et attirer dans leur direction les extrémités du corps qui y sont fixées, de telle sorte que les jambes et le bassin se portent de droite à gauche, les épaules et la tête de gauche à droite. La convexité des courbures venant arcbouter, d'autre part, sur deux plaques rembourrées que l'on fixe à leur niveau, les portions courbes de l'épine sont placées dès lors dans la condition de l'arc dont on attire les extrémités vers soi, tandis que l'on repousse en sens inverse la partie courbe jusqu'à la défléchir.

Quel que soit le mécanisme employé, c'est toujours la même idée et l'effet produit est toujours identique. L'idée fondamentale est non-seulement la même, mais les moyens accessoirement mis en usage sont semblables. Les deux Levacher étaient arrivés à employer simultanément l'extension et les pressions latérales,

Mayor disposait obliquement ses liens supérieurs et inférieurs, afin d'obtenir la même combinaison, et M. Guérin cherchait le même résultat à l'aide de lanières et de ressorts, comme dans les lits à extension parallèle.

Ici, du moins, l'extension parallèle n'est-elle plus qu'accessoire, c'est un véritable progrès, et si ce moyen ne détruit pas la torsion, bien qu'il ait été imaginé pour la combattre, au moins en tirant et en pressant en sens inverse sur les courbures, vous n'êtes pas exposé à distendre des parties saines ou déjà trop relâchées, et êtes-vous dans de meilleures conditions pour redresser et étendre celles qui en ont véritablement besoin.

Des pressions et des extensions, voilà donc ce que peuvent nous fournir les différents appareils orthopédiques que nous venons de passer en revue. Depuis Hippocrate, nous avons vu créer bien des machines, mais nous n'avons rencontré aucune idée véritablement nouvelle.

Nous avons à notre disposition des moyens dynamiques et des agents mécaniques, nous savons que l'on a quelquefois voulu n'utiliser que l'un ou l'autre de ces ordres de moyens, mais pour le plus grand nombre la nécessité de leur combinaison est implicitement au moins admise, et cependant, lorsque l'on examine la manière de faire de chacun, on constate que l'indication dynamique est ordinairement sacrifiée à l'indication mécanique. Quel exercice, quelle action laisse-t-on en effet aux muscles, quand on emploie les appareils que nous connaissons? On a voulu redresser, on a poursuivi ce but avec tout l'aveuglement de la préoccupation, un même orthopédiste a changé pour cela jusqu'à quatre fois de méthode et il n'y est pas arrivé, personne n'y a pu complétement atteindre, et cependant c'est un bien mince résultat que de redresser la colonne, il faut la maintenir droite.

Nous savons qu'il faut pour cela des muscles dont la contractilité soit énergique, des ligaments dont la résistance soit complète, et nous savons aussi que, quelle que soit l'heureuse influence d'une bonne alimentation, elle n'est réellement utilisée dans ce but que lorsque le sujet développe et maintient par un exercice suffisant son système musculaire. On tient compte, il est vrai, de cette nécessité, et Delpech a insisté en particulier sur la nécessité de recourir à différents ordres de moyens ; il compte sur les très heureuses ressources qu'offrent les exercices gymnastiques, et plusieurs partagent son opinion ; mais est-ce remplir ces indications que d'employer les moyens mécaniques et de faire exécuter ensuite des exercices dans lesquels les effets de la pesanteur viennent à faire de nouveau sentir leur influence à la colonne vertébrale, à laquelle vous retirez le soutien que vous lui donniez tout à l'heure ? C'est jusqu'à un certain point, au contraire, mettre en lutte les deux ordres de moyens employés : c'est l'ouvrage de Pénélope, où la nuit on défait le travail du jour.

Bien plus, on a fait de la position horizontale la condition rigoureuse des moyens extensifs et même des moyens compressifs, il a fallu par conséquent non-seulement tenir les malades presque continuellement étendus sur un lit, mais on a cru devoir encore ajouter à cette cause d'affaiblissement pour les muscles devenus inactifs et pour les ligaments relâchés sous l'influence de la débilité générale, l'action d'extensions parallèles qui, nous vous l'avons fait remarquer, en allongeant les ligaments du côté concave, tendent aussi bien à les distendre du côté convexe, qui agissent en somme beaucoup plus sur les ligaments sains que sur ceux à qui les progrès du mal ont enlevé leur souplesse; de telle sorte que j'ai vu ainsi obtenir des élongations extraordinaires presque sans aucun bénéfice pour la déviation. On adopte de semblables moyens alors que le traitement peut durer deux ou trois ans et qu'il est reconnu que *la seule position horizontale agit presque aussi puissamment que tous les moyens mécaniques* (1).

La méthode des extensions parallèles semblerait, par cela même, complétement jugée, et cependant on l'emploie encore dans les établissements orthopédiques, et elle donne même des guérisons véritables, durables, dont M. Bouvier a pu citer des exemples; ce qui prouve tout simplement, ainsi que j'ai eu occasion de le dire ailleurs, qu'un mauvais procédé peut réussir entre les mains d'un habile opérateur.

La méthode des pressions doit-elle encourir les mêmes reproches? La manière dont elle agit est toute différente : en repoussant directement la convexité d'une courbure rachidienne vers le côté concave on distend très énergiquement la portion des ligaments qui se trouve rétrac-

(1) Bouvier, *loc. cit.*

tée et affaissée et l'on n'allonge pas l'autre portion déjà distendue outre mesure ; au contraire, on tend à la raccourcir un peu et à lui rendre ses dimensions normales. Le moyen est donc bon, mais par malheur la courbure dorsale entraîne habituellement deux courbures secondaires sur lesquelles l'opérateur n'a aucune prise pour appliquer les pressions latérales. Dans les méthodes que nous avons examinées, on n'agit efficacement que sur la courbure dorsale ; de plus, les muscles restent inactifs, et non-seulement on ne leur laisse rien à faire, on ne sollicite pas leur contraction, mais encore on a voulu que la position horizontale fût également de rigueur pour appliquer cette méthode.

J'ai eu occasion de vous rappeler que MM. Chailly et Godier avaient voulu, à l'aide d'une machine portative, pratiquer sur le sujet debout les pressions que Levacher obtenait à l'aide de son fauteuil ; mais là n'est pas encore la solution du problème, car si nous rejetons le principe de la position horizontale comme base d'opérations pour ainsi dire, nous avons avant tout voulu établir qu'il fallait simultanément et non successivement remplir l'indication dynamique et l'indication mécanique, c'est-à-dire à la fois soutenir et redresser la colonne vertébrale, exercer et par conséquent fortifier les muscles qui concourront ainsi à opérer le redressement et seront aptes ensuite à le maintenir au degré que l'on aura pu obtenir.

Ce problème, je l'ai déclaré résolu lorsque, dès 1837, j'ai dit que la ceinture à levier, dite *ceinture Hossard*, bien qu'introduite dans la science par un homme qui lui était étranger sous bien des rapports, offrait tous les avantages que nous cherchons; mon expérience personnelle et les faits qui se sont produits depuis cette époque à propos du traitement des déviations de l'épine n'ont fait que me confirmer dans cette appréciation.

Ainsi que l'a dit l'inventeur, le système de Mayor, qu'il faut, nous le savons, rapporter à Levacher, est celui qui se rapproche le plus du sien. Cet appareil a en effet pour but de déterminer, à l'aide d'une pression légère, des courbures inverses à celles que l'on veut combattre, seulement la pression n'est exercée que sur la convexité de la courbure principale, et c'est à l'action musculaire qu'est laissé le soin de corriger les courbures de compensation, de telle sorte qu'il faut non-seulement que le sujet soit debout, mais encore qu'il marche pour que l'appareil agisse efficacement.

Supposez que vous exerciez avec la main une pression latérale sur la convexité de la courbure dorsale d'un sujet atteint de déviation, sous l'influence de l'effort que vous ferez pour redresser ainsi sa courbure par pression directe, le tronc tendra à s'incliner du côté opposé à la pression; mais cette inclinaison rompant l'équilibre, l'exposerait à des chutes, aussi le sujet s'incline-t-il instinctivement du côté de la main qui le presse, et pour y arriver, redresse ses courbures de compensation, ce qui ne peut se faire sans que la principale ne se redresse aussi. Il faut donc que, pour obéir aux lois de l'équilibre, le malade mette en œuvre une gymnastique continue et instinctive. Maintenant, messieurs, vous comprendrez aisément la construction de l'appareil Hossard, son action et sa portée.

Un point fixe est pris sur le bassin à l'aide d'une ceinture très solide, retenue par un sous-cuisse passé au côté gauche. A cette ceinture est adapté un levier fait d'une seule pièce. Ce levier, qui doit être inflexible et résistant, répond à la ligne médiane en bas, mais la croise obliquement de bas en haut pour se porter à gauche; son inclinaison peut, du reste, être augmentée ou diminuée par un mécanisme très simple qui ne nuit en rien à sa fixité. A l'extrémité supérieure libre vient s'attacher une large courroie de cuir qui doit contourner obliquement le côté droit du thorax et venir se fixer en avant et à gauche sur la ceinture elle-même, de telle sorte que quatre pièces seulement constituent tout l'appareil.

Vous comprenez aisément comment la pression est appliquée sur le centre de la courbure dorsale par la courroie dont les extrémités sont fixées à gauche, tandis que le plein embrasse, en l'enlaçant, la partie latérale droite de la poitrine, et vous voyez dès lors comment on peut reproduire avec l'appareil ce que nous faisions avec la main, vous savez également quels effets doivent s'ensuivre.

L'action de cet appareil ne peut être brusque, la pression doit être modérée; elle peut être proportionnée à la force du sujet par l'inclinaison que l'on donne au levier et par la tension de la courroie; il n'y a pas là de force mécanique qui vienne lutter avec plus ou moins de violence contre une disposition anormale, il est vrai, mais à la formation de laquelle ont présidé les mêmes lois que celles qui régissent le développement normal des parties, mais une action patiente qui tend à ramener à une meilleure direction les forces de la nature, et non à les annihiler en voulant les remplacer et qui, comme elles, agit graduellement.

Les appareils de cette espèce sont rares en orthopédie ; je n'en connais qu'un qui puisse lui être comparé, c'est celui que nous vous avons indiqué à propos du genou cagneux et qui, comme celui que nous étudions actuellement, réclame le concours des muscles pour agir, mais en dirige incessamment l'action contre la difformité qu'il veut combattre. Est-ce à dire que la ceinture Hossard soit un appareil parfait ? assurément non, mais c'est certainement le meilleur de tous ceux qui ont été inventés contre les déviations de la taille.

D'abord l'appareil, entraîné par la lanière, tend à remonter à gauche par suite de l'inclinaison du corps, ce qui exige l'emploi du sous-cuisse qui devient quelquefois une véritable complication, tant il peut être difficile à supporter ; je me suis bien trouvé pour en adoucir le contact de le faire garnir en peau de lièvre. Lorsque le malade veut se baisser, l'extrémité supérieure du levier s'éloigne du corps et tend à faire saillie à travers les vêtements, ce qui contrarie beaucoup les malades, peu soucieux de laisser se trahir la présence d'un appareil de cette nature, et cependant ce ne sont là que de minces inconvénients, tels que peuvent en comporter toutes les méthodes, toutes les applications thérapeutiques : il y a des reproches plus sérieux à adresser à cet appareil.

Nous avons dit que, pour que son action fût efficace,

il fallait que la lanière pressât sur le centre de la convexité; ce que vous savez des variétés de hauteur que
peut présenter le centre de convexité de la courbure
dorsale vous indique déjà que vous serez obligé de
modifier la longueur du levier selon les cas; mais si la
courbure principale répond à l'épaule ou au défaut des
côtes, il devient impossible d'agir sur le centre de cette
courbure, et dès lors la ceinture Hossard devient inutile
ou nuisible. Ces cas sont rares, à la vérité, et chez le
plus grand nombre des malades il vous suffira, ainsi
que je le disais tout à l'heure, sans abandonner le principe, d'apporter à l'appareil quelques légères modifications.

Je n'ajouterai pas à ces reproches celui de son impuissance à agir sur la torsion, c'est un défaut qui lui est
commun avec tous les autres; mais aucun n'agit plus
efficacement et plus sûrement sur les courbures. Je
serais donc disposé à en faire le moyen principal de
traitement des déviations de la taille; voyons cependant
quelle est, à propos du principe de traitement inauguré
par cette ceinture, la manière de voir des orthopédistes
les plus autorisés.

Lorsque cette ceinture parut en 1835, les circonstances qui accompagnèrent sa présentation à l'Académie, et la manière tout industrielle dont procédait
M. Hossard, qui entendait exploiter son brevet, dispo-
sèrent mal en sa faveur plusieurs des membres de la
savante compagnie; quelques-uns cependant en appré-
cièrent l'utilité, et nous fûmes bientôt à même de vérifier les résultats de son emploi dans l'établissement du

docteur Tavernier. Nous pûmes dès lors reconnaître son efficacité dans les cas spécifiés tout à l'heure. Cependant M. J. Guérin, qui faisait son entrée dans l'orthopédie et venait de modifier le lit de Shaw, dont il se servait à la Muette, se posa en antagoniste déclaré de la ceinture à inclinaison qu'il regardait comme un moyen inefficace et dont l'emploi était périlleux, car elle gênait le développement du bassin, gênait la respiration et prédisposait aux affections de poitrine ; il rappelait d'ailleurs que Delpech avait employé un appareil de ce genre.

Le chirurgien de Montpellier a en effet inventé une machine qu'il a fait représenter dans son atlas ; il l'appelle corset à inclinaison latérale. Cette machine soutient le thorax à l'aide d'un *berceau* formé de lames de ressort de pendules recouvertes d'une peau mince de veau, embrassant la poitrine et lacé par devant ; elle peut, à l'aide de l'inclinaison d'un tuteur à deux jambes fixé à la partie postérieure d'une ceinture pelvienne, exercer une pression sur le côté droit du thorax (1). Bien que ce moyen ne fût pour lui qu'accessoire et que la manière dont est construit l'appareil en fasse beaucoup plutôt un appareil de sustentation que d'inclinaison, il est intéressant de noter que l'utilité du principe de l'inclinaison ait été dès lors reconnue par un aussi éminent observateur.

L'utilisation de ce principe n'avait pas non plus échappé à M. Mellet, dont nous avons eu plusieurs fois

(1) Delpech, *Orthomorph.*, Atlas, p. 106, pl. LXXIV ; t. II, p. 143 et 294.

occasion de louer la pratique orthopédique, et vous trouverez dans son livre le dessin d'un appareil dont la
puissance est représentée par une tige de fer doux qui,
à la manière du levier de Venel pour le pied bot, peut
être infléchie dans un sens déterminé; cet appareil agit
presque uniquement sur l'épaule forte qu'il tend à
abaisser et à repousser en avant; son action, comme
appareil d'inclinaison, est donc peu prononcée, mais il
en établit le principe et les considérations étendues dans
lesquelles entre l'auteur à son sujet ne laissent aucun
doute à cet égard (1).

Mais le principe de l'inclinaison efficacement appliqué par M. Hossard devait compter parmi ses partisans
les plus convaincus un orthopédiste dont la pratique a
eu de nos jours un grand retentissement; ce point de
l'histoire d'un simple appareil est même un des plus
curieux chapitres de celle de l'orthopédie moderne :
j'ai eu occasion de l'écrire ailleurs (2).

Après avoir successivement inventé, prôné et employé le lit de Shaw modifié, les lits à extensions sig-
moïdes, les lits à flexions opposées, les ceintures à
tuteurs latéraux, un siége produisant l'obliquation du
bassin, la myotomie rachidienne, M. J. Guérin imagina
et employa, sous le nom de ceinture *à flexion*, un appareil tellement analogue à celui de M. Hossard, que
celui-ci, toujours conséquent avec sa qualité d'inventeur
breveté, intenta une action en contrefaçon et obtint gain

____

(1) Mellet, *op. cit.*, pl. v, p. 201 et suiv.
(2) Malgaigne, *Revue médico-chirurgicale*, 1852, t. XII, p. 58.

de cause. Nous ne voulons ici chercher dans tout cela qu'un enseignement, c'est le fait de l'adoption du moyen que nous avions jugé bon par un orthopédiste qui l'avait jugé détestable, et cela malgré l'emploi de tous les appareils et moyens imaginés ou imaginables.

Beaucoup plus récemment, dans les excellentes leçons que vous savez, M. Bouvier vient de déclarer en toute impartialité, car il a pour les appareils qui agissent dans la position horizontale une vieille préférence, que les ceintures à inclinaison et à pression peuvent, dans certains cas, faire la base du traitement (1). Je diffère seulement d'opinion avec M. Bouvier en ceci, que je les crois applicables dans la très grande majorité des cas, et il me reste à dire qu'il est toujours utile d'y associer d'autres moyens.

Le traitement des déviations de la taille ne peut en effet consister dans l'adoption et l'emploi d'un appareil ou d'une méthode quels qu'ils soient, et si nous vous avons exposé avec autant de détails les conditions anatomiques et physiologiques, et les causes qui président à leur développement, c'était surtout dans le but de vous faire bien saisir l'esprit et la portée du traitement.

La soustraction de l'action qu'exerce la pesanteur sur les parties supérieures du corps est, nous l'avons fait voir, le moyen le plus efficace que nous ayions pour effacer les courbures du rachis, et la simple position horizontale la remplit merveilleusement. Il n'est donc pas surprenant que l'on y ait si largement recours, et

____

(1) Bouvier, *op. cit*, p. 514.

nous n'avons garde, pour notre part, de nous priver d'un aussi utile auxiliaire. Les malades auxquelles nous faisons porter la ceinture à inclinaison, — elle est actuellement dans le domaine public, — doivent pendant la nuit être couchées sur un lit formé d'un sommier et d'un matelas de crin, assez dur pour former un plan uni et résistant, mais qu'il faut se garder de rendre douloureux. Il importe en effet que les petites malades y conservent une position déterminée. Je vous ai dit que d'habitude elles se couchaient sur le côté et se pelotonnaient sur elles-mêmes ; il faut qu'elles soient droites et le plus ordinairement couchées sur le dos ; s'il est nécessaire, vous les attacherez sur leur lit pour être sûr qu'elles garderont une bonne position ; rien ne vous empêche d'ailleurs d'ordonner pendant le jour, si vous le jugez utile, un repos momentané dans ces mêmes conditions ; le redressement des courbures et le développement des forces musculaires étant principalement cherchés par l'action de la ceinture à levier, vous avez soin d'ailleurs de faire prendre à vos malades autant d'exercice que possible.

Mais il est des cas prévus où l'application de cette ceinture est inutile ou nuisible ; où trouverons-nous alors la puissance nécessaire pour obtenir la décurvation du rachis ? Nous la demanderons encore à la position horizontale que nous nous garderons d'ailleurs de rendre permanente, mais que nous appliquerons dans toute sa rigueur. Or il n'est guère qu'un moyen d'utiliser entièrement les ressources qu'offre le décubitus, c'est d'y joindre l'extension.

Nous sommes en effet de l'avis de M. Mellet, qui a très bien envisagé et étudié cette question : « l'extension seule remplit bien les conditions de rectitude et d'immobilité nécessaires et c'est à cela qu'elle doit tout son mérite (1). » Il n'est donc pas besoin d'exercer ces tractions puissantes pour lesquelles on a tant inventé de machines, il suffit de fixer la malade sur son lit ; en agissant ainsi vous avez tous les bénéfices de la position horizontale qui, « seule agit aussi puissamment que les moyens mécaniques », ainsi que nous l'a déjà dit M. Bouvier ; et sachant ce que vous deviez demander à ces extensions, si mal comprises d'habitude, vous n'avez pas à craindre de provoquer les accidents dont j'ai eu à vous parler à leur occasion. La bonne position du rachis et son immobilité étant dont assurées, vous aurez encore à votre disposition comme puissant moyen d'action, les pressions faites d'après le système de Levacher et de Mayor, mais vous aurez soin de munir vos malades d'appareils de sustentation qui leur permettront de prendre de l'exercice sans trop perdre des bénéfices de la position horizontale et des pressions, et de manière à en assurer les effets.

J'ai insisté tout d'abord, messieurs, sur les moyens dont l'emploi domine tout le traitement, mais nous ne voulons cependant pas vous renfermer dans leurs limites ; sans vous parler encore de la gymnastique que vous mettrez en usage selon que les forces du sujet vous le permettront, et en préférant ainsi, que je vous l'ai dit,

(1) Mellet, p. 186.

les exercices horizontaux et la natation qui est le meilleur de ses exercices ; des prescriptions hygiéniques et médicamenteuses devront compléter le traitement. L'alimentation, les habitudes, les occupations de vos petites malades devront d'autant plus être par vos soins modifiées et surveillées, que vous savez que c'est aux conditions défavorables dans lesquelles se trouvent sous ce rapport les petites filles qu'est due leur fâcheuse prédisposition aux déviations de la taille ; et bien que sous ces diverses influences leurs forces et leur santé renaissent le plus ordinairement, les toniques, les ferrugineux, les frictions sèches ou excitantes ne devront pas non plus être négligées.

Mais avant tout, messieurs, et ce précepte est encore le corollaire de l'étude que nous avons faite ensemble, commencez le traitement de bonne heure, dès qu'apparaît la moindre tendance à la déviation ; méfiez-vous même, en présence de l'état général que vous connaissez ; ayez la prévoyance de ce qui peut arriver, insistez pour que l'on entre dans la voie des réformes et des exercices nécessaires au bien-être de ces jeunes sujets ; avertissez de ce qui devra inévitablement suivre si la déviation commençante est laissée à elle-même et si déjà elle est établie, gardez-vous de promettre au delà de ce que peuvent donner les soins les mieux entendus et les plus attentifs. Il est d'ailleurs si important dans une question semblable d'être complétement éclairé sur ce dernier point qu'avant de terminer cette leçon je vous demanderai encore à examiner quels sont les résultats généraux du traitement des déviations de la taille.

Déjà nous avons à plusieurs reprises insisté sur ce fait que les inflexions pures, ou avec une torsion à peine sensible, sont les seules qui puissent guérir entièrement, mais qu'il est impossible lorsqu'il y a une torsion un peu prononcée de la faire disparaître complétement.

C'est ce que M. Bouvier professe également lorsqu'il dit que « l'art est tout-puissant contre les inclinaisons vicieuses des vertèbres produites par les mouvements de leurs jointures, mais qu'il n'arrive que bien rarement que des déformations, même commençantes, s'effacent complétement. On peut même, ajoute-t-il, se demander s'il y avait réellement déformation lorsque cela a lieu (1). »

Les résultats observés par M. Bouvier et ceux que j'ai pu moi-même étudier concordent exactement, c'est ce qu'il importait d'établir, et nous aurons à voir tout à l'heure s'il en est ainsi pour les principaux auteurs dont nous avons eu à examiner les méthodes de traitement. C'est le moyen le plus sûr de se faire à cet égard une opinion bien arrêtée, et c'est ainsi d'ailleurs qu'il m'a été donné de pouvoir procéder depuis longtemps déjà.

Si je ne puis en effet comparer mon expérience personnelle à celle que permet seule une pratique spéciale, l'expérience que je possède est, en revanche, peut-être plus décisive et plus variée. Après de laborieuses campagnes contre les abus de l'orthopédie, après avoir montré à force de persévérante observation tout ce que peut renfermer d'illusions l'exposé d'une pratique

(1) *Op. cit.*, p. 517, 519.

spéciale, et ce que les chirurgiens devaient au juste y trouver, mon suffrage ayant acquis un certain prix aux yeux de beaucoup d'orthopédistes, je fus appelé par eux à devenir témoin et juge de leurs succès.

J'ai donc ainsi passé en revue à peu près tous les modes de traitement, et sans m'arrêter aux cas vulgaires, mon examen a dû porter sur les faits les plus saillants et contrôler les guérisons prétendues complètes obtenues pour des déviations bien caractérisées.

Or, je dois à la vérité de dire *que pas une seule ne méritait ce nom*, l'embonpoint revenu masquait tout simplement des saillies qui, au toucher, révélaient encore une torsion irrémédiable. Beaucoup de médecins y étaient pris cependant; plusieurs orthopédistes même croyaient de très bonne foi qu'elles avaient disparu, et après avoir constaté au doigt les saillies accusatrices, confessaient qu'elles leur avaient échappé.

Les résultats du traitement sont souvent, en effet, de nature à inspirer une légitime satisfaction; mettant en œuvre des moyens propres à redresser les courbures, et s'appliquant aussi, à l'aide de l'hygiène et des médicaments, à remédier au mauvais état général; changeant complétement par conséquent les conditions où l'enfant avait vécu jusqu'alors en le soustrayant aux causes qui avaient préparé et amené la déviation, et en corrigeant avec le redressement des courbures ce que cette déviation avait engendré de plus vicieux au point de vue des changements de rapport et de la gêne apportée dans l'exercice régulier des organes; il amène souvent un changement notable et rapide dans l'état de la déviation, et toute une transformation dans l'état général auquel il a permis de reprendre son niveau. L'action combinée des moyens mécaniques et dynamiques mis en usage explique cette heureuse influence du traitement sur la santé et la réduction ou du moins l'atténuation de difformités souvent considérables, car il n'est, en définitive, possible le plus souvent d'effacer qu'un de leurs traits.

C'est déjà un résultat digne de nos efforts, et à lui seul il suffit pour établir l'opportunité du traitement; mais sans parler des cas où l'on peut complétement échouer, cela n'a pas suffi aux orthopédistes qui ont voulu, ou cru voir s'effacer sous l'influence de leur toute-puissante intervention, tous les éléments de la difformité.

Seuls les faits donnés par les orthopédistes modernes peuvent être examinés avec fruit à ce point de vue. Nous pouvons bien en effet nous demander comment Levacher put, en peu de temps, obtenir des résultats semblables à ceux qu'il annonce dans sa première observation par exemple, et soupçonner que, malgré l'examen des doctes membres de l'Académie de chirurgie, il y a eu à cet égard quelque illusion; mais ces observations ne nous fournissent pas assez d'éléments de jugement. Toujours est-il qu'il faut prendre acte de la déclaration de l'auteur relativement à la difficulté de la guérison lorsque la courbure est avec torsion des vertèbres.

De nos jours une déclaration plus catégorique encore nous est fournie par un médecin qui s'est occupé avec le plus grand zèle du traitement et de l'étude des difformités et de celles de la taille en particulier. Maisonabe, dont je vous ai à plusieurs reprises cité les travaux, après avoir cru pendant longtemps à la possibilité de la guérison complète, après avoir cité à l'appui, des observations dans lesquelles, malgré une déviation très prononcée avec torsion de la colonne vertébrale, les malades avaient paru complétement guéris, ou d'autres où après le traitement n'existait plus aucune trace de la déviation (1), vint en 1835 déclarer devant l'Académie de médecine « qu'il fallait, — sa machine ou toute autre ne pouvant produire ces merveilles, — renoncer à l'espoir de rendre la taille bien faite à un bossu, l'allongement de l'épine et toutes sortes de compressions n'y pouvant rien » (2). Maisonabe ajoutait à ses conclusions le défi de démontrer le contraire. Ce mémoire eut, vous le comprenez, un grand retentissement et ne fut pas étranger aux recherches nombreuses que je crus devoir un peu plus tard entreprendre à ce sujet.

Je fus conduit à examiner en particulier les faits mis au jour par un orthopédiste non moins célèbre que celui dont nous venons de parler. M. J. Guérin avait demandé à l'Académie de médecine, dès 1836, une commission pour suivre les merveilleux résultats que promettait l'extension sigmoïde. Après quatorze mois de traitement sur dix jeunes filles à colonne déviée, la

(1) *Journal des difformités*, t. I, p. 342-500.

(2) Maisonabe, *Mémoire établissant l'incurabilité de la déviation latérale droite de la colonne vertébrale*, lu à l'Académie royale de médecine, le 28 novembre 1835.

commission constata, dit-il, que toutes étaient améliorées et que la plupart, guéries, n'offraient plus aucune trace de la difformité ; au total, il y avait :

5 guérisons complètes ;
2 à peu près complètes ;
2 améliorations considérables ;
1 amélioration légère (1).

Le rapport, lu et adopté en commission, ne fut cependant jamais lu en séance ; il nous est donc difficile de juger d'après cela de la valeur réelle de l'extension dite sigmoïde. Quel qu'eût été le soin qu'ait pu apporter la commission à l'examen des malades qui lui furent soumis, le contrôle de la discussion publique eût été d'autant plus nécessaire, que l'auteur lui-même devait prendre en 1837 le soin de nous apprendre que l'extension sigmoïde qui succédait à l'extension parallèle déclarée impuissante, était elle-même insuffisante. Mais, grâce à l'application du principe de la flexion, emprunté au système de Mayor, il allait être possible, selon lui :

De guérir presque toujours complétement les déviations au premier degré ;

De rendre complétement curables presque toutes les déviations du deuxième degré ;

Quant aux déviations du troisième degré, il voulait bien confesser qu'aucune n'était complétement curable.

(1) J. Guérin, *Mémoire sur l'extension sigmoïde et la flexion.* 1838, p. 42.

Ces assertions étaient justifiées par un autre rapport lu à l'Institut par Double qui se trouvait être aussi le rapporteur de la commission de l'Académie de médecine. La discussion ne pouvait s'établir à propos de ce rapport lu au nom de la commission des prix, il comprenait d'ailleurs comme à l'Académie de médecine l'histoire de dix malades :

1° Quatre cas de déviations musculaires du deuxième degré, complétement guéries ;

2° Trois cas de déviations osseuses du deuxième degré, considérablement améliorées ;

3° Deux cas de déviations osseuses du troisième degré, améliorées, et enfin,

4° Un cas d'inclinaison musculaire du cou, redressée.

C'étaient donc huit cas de guérisons complètes ou d'améliorations considérables sur dix malades, — et les deux derniers même étaient améliorés, — le tout à l'honneur des applications du principe de la flexion ; certes, de pareils succès étaient faits pour prouver la puissance de la méthode. Mais quelle idée pouvons-nous nous faire de cette puissance lorsque deux ans après, l'auteur, cette fois en possession de la myotomie rachidienne, écrivait, à propos du traitement des déviations du rachis : « Toutes les personnes qui se sont livrées à cette branche de l'art savent *combien les résultats étaient longs et difficiles à obtenir, et combien peu étaient complets.* » Quels que fussent donc les efforts de l'auteur, quel que fût son désir d'adopter enfin une méthode réellement efficace et qui ne conduisît pas à un aveu semblable à celui que nous venons de vous rapporter encore, il arrivait cependant, malgré les succès constatés par les commissions académiques, à une conclusion fatale qui, à bien prendre, ne diffère pas de celle à laquelle je suis moi-même arrivé.

En fut-il autrement avec la myotomie rachidienne? Ici du moins le contrôle fut complet, et bien que cette méthode soit « à peu près oubliée aujourd'hui » (1), l'étude historique d'une question est toujours trop instructive pour que j'omette de vous donner sommairement (2) les résultats de l'examen de cette méthode de traitement.

Si la création de cette nouvelle méthode avait été pour M. J. Guérin l'occasion de reconnaître l'insuffisance de ses devancières, elle lui avait permis en revanche de faire espérer un changement radical à cet état de choses, car l'intrépide orthopédiste écrivait en même temps à l'Académie des sciences qu'il avait pratiqué déjà douze fois la myotomie rachidienne, pour des déviations du *deuxième et du troisième degré, avec torsion de la colonne et gibbosité proportionnées ; et pour toutes il avait pu poursuivre avec un succès constant le traitement par les appareils mécaniques* (3). Les promesses qui avaient accompagné l'exposé du système général des flexions étaient, comme vous le voyez, dépassées, le troisième degré lui-même devenait curable ; elles devaient cependant être moins réalisées encore.

(1) Bouvier, *op. cit.*, p. 545.

(2) Pour les détails, voir : *Bulletin de l'Académie de médecine,* 1843-1844 ; *Journal de chirurgie* et *Gazette médicale,* mêmes années.

(3) *Gazette médicale,* p. 404, 1re colonne.

Les douze cas en question sont restés inédits, mais
en 1843 (1) paraissait un relevé général des cas traités
dans le service dont M. Guérin avait été chargé à l'hôpital des Enfants. Entre autres difformités reçues dans
ce service depuis 1839, il y avait 57 déviations de l'é-
pine pour lesquelles avait pu être fait un traitement complet, et sur ces 57 cas le relevé comptait :

24 guérisons complètes ;
28 améliorations ;
4 cas sans amélioration ;
1 mort.

Ces résultats firent sensation, et je voulus voir les
malades ; on refusa de me les montrer. Je me mis néanmoins à l'œuvre, et des efforts persévérants me permi-
rent d'en examiner 24, sur lesquels 20 malades au
moins avaient subi une ou plusieurs fois la section des
muscles de l'épine ; pas une seule n'était guérie complétement, et pour ne parler ici que des cas favorables, sur
13 de ces malades sorties de l'hôpital avec de l'amélioration, 7 en avaient déjà perdu le bénéfice au bout de
quelques mois et même de quelques semaines ; chez 5
la déviation avait même fait des progrès, et chez 6 seulement l'amélioration avait persisté.

Malheureusement pour la puissance de la nouvelle
méthode nos recherches étaient bien l'expression de la
vérité, et les hommes les plus éminents par leur science

(1) *Gazette médicale*, 1er juillet

et leur caractère n'hésitèrent pas à le reconnaître (1). Un nouvel effort fut cependant tenté par l'auteur de la méthode, et en 1848 dans un dernier rapport (2) sur le service orthopédique de l'hôpital des Enfants, 9 cas nouveaux étaient publiés sous le contrôle d'une commission dont il avait lui-même choisi les membres.

De ces 9 cas, 7 étaient du deuxième degré, 2 du troisième. D'après le rapport, le 1ᵉʳ cas est un exemple de guérison *complète*, *seulement* l'angle inférieur du scapulum est encore *un peu plus saillant* et les côtes correspondantes *un peu plus bombées*; le 2ᵉ, une guérison presque parfaite; le 3ᵉ, une grande amélioration; le 4ᵉ, une amélioration; le 5ᵉ, un redressement avec traces imperceptibles de torsion; un fil à plomb rencontre en effet toutes les apophyses épineuses à l'exception des quatrième, cinquième et sixième dorsales qui s'en écartent de 2 à 3 millimètres au plus. Dans le 6ᵉ cas on nous indique une amélioration, dans le 7ᵉ une guérison complète, dans le 8ᵉ une grande amélioration, et dans le 9ᵉ un redressement complet, les courbures n'offrant plus que des traces à peine perceptibles.

De tout cela la commission tire des conclusions en faveur de la méthode et termine par celle-ci : « Il est possible de guérir complétement, et dans l'acception la plus rigoureuse du mot, *certaines* déviations latérales au moyen de la myotomie rachidienne et du

____

(1) Voyez Velpeau, *Rapport sur la valeur réelle de l'orthopédie* (*Bullet. de l'Acad. de méd.*, t. X, et les discussions auxquelles il donna lieu).

(2) *Rapport cité*, p. 41.

traitement mécanique combiné. » Il aurait été désirable
que la commission s'expliquât sur les déviations qui
peuvent être ainsi guéries, car nous admettons aussi
que certaines déviations peuvent être complétement
guéries et cela sans myotomie ; en tous cas, cette conclusion n'est justifiée que par le résultat obtenu dans la
septième observation. Est-ce assez pour des affirmations
aussi formelles, alors surtout que le traitement mécanique par la ceinture à flexion et par l'extension élastique
ayant été employé pendant toute la durée de la cure, peut
bien revendiquer la meilleure part dans l'amélioration
ou la guérison obtenue ?

L'exposé des résultats de la myotomie rachidienne,
même en tenant compte des faits les plus favorablement
jugés, nous conduit donc encore à constater l'absence de
guérisons complètes, et comme d'autre part la rétraction
des muscles du rachis n'a jamais pu être cliniquement
démontrée, vous ne vous étonnerez pas que personne
en France n'ait eu la tentation d'imiter son auteur, et
que nous n'ayons à vous en signaler les résultats qu'à
titre de document historique.

Il est bien remarquable, toutefois, quelle que soit
la nature des renseignements que nous avons pu vous
fournir, qu'il se soit agi de déclarations faites par les
chirurgiens ou les orthopédistes, ou de la signification
des cas qui ont pu être rigoureusement contrôlés, qu'il
soit toujours ressorti un même fait devant lequel les
méthodes, les systèmes et leurs inventeurs sont égaux :
l'impossibilité d'obtenir une guérison complète pour
les déviations de la taille compliquées de torsion,

c'est-à-dire dans la très grande majorité des cas.

Cela méritait, vous en conviendrez, messieurs, d'arrêter votre attention ; dans l'espèce d'ailleurs ce n'est que la reproduction de ce que nous avons eu à dire à propos du résultat du traitement orthopédique appliqué à chacune des difformités que nous avons passées en revue. Mais est-ce à dire que l'orthopédie doive être pour cela décriée ou rejetée?

Son utilité m'a toujours paru assez évidente au contraire pour que j'aie regretté de ne pas voir figurer son étude dans l'enseignement officiel, et que j'aie cherché à combler cette lacune, mais les notions les plus élémentaires qu'elle renferme sont tellement éloignées de l'esprit des médecins et des chirurgiens que le plus grand nombre se contente tous les jours de s'en remettre entièrement du soin de l'appliquer à ceux qui en font spécialement profession.

C'est mal comprendre l'exercice de son art que de laisser ainsi à l'abandon une de ses parties quelle qu'elle soit ; il n'y a, croyez-le bien, nul avantage à cet isolement de l'art dans l'art.

C'est cependant ce qui a été ou du moins ce qui est pour l'orthopédie. Serait-ce parce que, pour les familles obligées de recourir aux établissements particuliers, la nature de l'affection est un malheur qui réclame le secret le plus impénétrable? mais la pratique privée ne nous rend-elle pas chaque jour dépositaires ou témoins de choses plus délicates encore? Serait-ce la complication des moyens que l'orthopédie met en usage? mais vous avez vu, messieurs, que, lorsque l'on ose étudier ces moyens, en tenant un compte rigoureux des indications à remplir et des résultats qu'il faut chercher, à quels éléments simples et à la portée de tous peuvent se réduire les données qui doivent présider à la construction des appareils et à leur application.

Pour revenir au sujet spécialement traité dans cette leçon, vous avez vu se réduire à un plan résistant et à des lacs pour l'extension et la contre-extension, tous ces mystérieux appareils, tous ces lits pour le redressement de la taille qui encombrent les maisons d'orthopédie. Vous avez vu les orthopédistes eux-mêmes leur préférer une ceinture armée d'un simple levier et d'une courroie.

Mais en admettant même que ces moyens soient aussi compliqués, aussi difficiles à manier que les ont faits les orthopédistes, faut-il donc ignorer ce que ces moyens doivent et peuvent vous donner ; ne devez-vous pas en envoyant votre malade dans une maison d'orthopédie savoir ce qu'il pourra au juste y obtenir ?

Ce que nous avons appris à ce sujet est certainement de nature à faire brèche aux prétentions que l'orthopédie a souvent affichées. Nous avons vu, en effet, que pour le pied bot comme pour les déviations de la taille les résultats sont imparfaits, sont incomplets, que l'orthopédie avait tort de se considérer seulement comme l'art de redresser ce qui était difforme ; mais qu'elle devait avant tout viser à consolider ce qu'elle pouvait obtenir, quelque minime que fût le résultat, et que les résultats qu'elle obtient de la sorte sont encore assez beaux pour ne pas s'en attribuer qu'elle ne saurait obtenir.

Quand nous enlevons le cristallin, nous avons rendu

à notre malade un grand service en le mettant à même de recevoir la sensation lumineuse, mais nous nous gardons bien de compter sur le retour de la vision dans ses conditions normales. Quand, à l'aide de moyens rationnels et mis en œuvre de manière à ne pas compromettre la santé, nous avons pu rendre à une jeune fille dont la colonne rachidienne s'affaissait sous le poids de la tête et du tronc, sinon toute sa rectitude, au moins une taille quelquefois irréprochable pour des yeux non exercés, quand nous avons favorisé sa croissance, rendu à la santé générale le niveau qu'elle avait perdu, quand nous n'avons même obtenu que l'état stationnaire d'une déviation qui menaçait de prendre les effrayantes proportions dont vous avez vu des exemples, n'avons-nous pas aussi rendu à notre malade un véritable service? Il faut donc savoir où s'arrête la puissance souvent très grande des moyens que l'orthopédie met en usage, ne leur demander et ne promettre que ce qu'ils peuvent réellement donner; car s'il importe de savoir ce qu'il faut faire, il n'importe pas moins de savoir ce qu'il ne faut pas faire.

Ce sont là les préceptes que j'ai toujours professés à propos de tout ce qui regarde l'art chirurgical, et je tenais particulièrement à vous les rappeler au sujet de l'orthopédie pour laquelle on les a trop oubliés.

FIN.

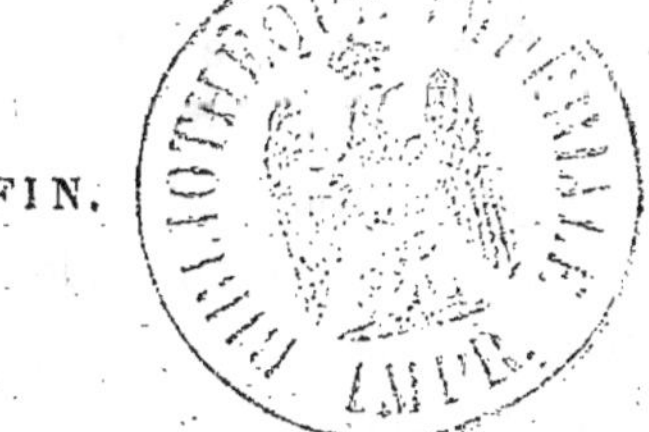

TABLE DES MATIÈRES.

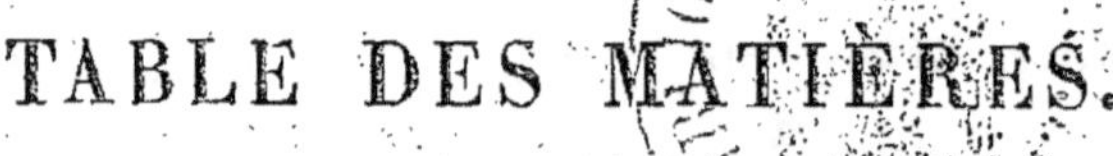

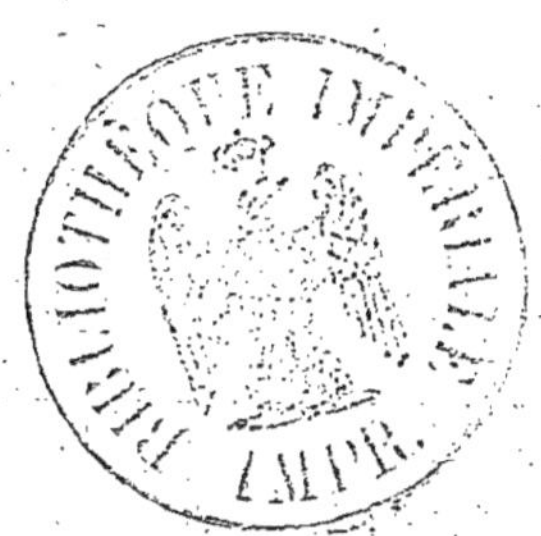

FIN DE LA TABLE DES MATIÈRES.

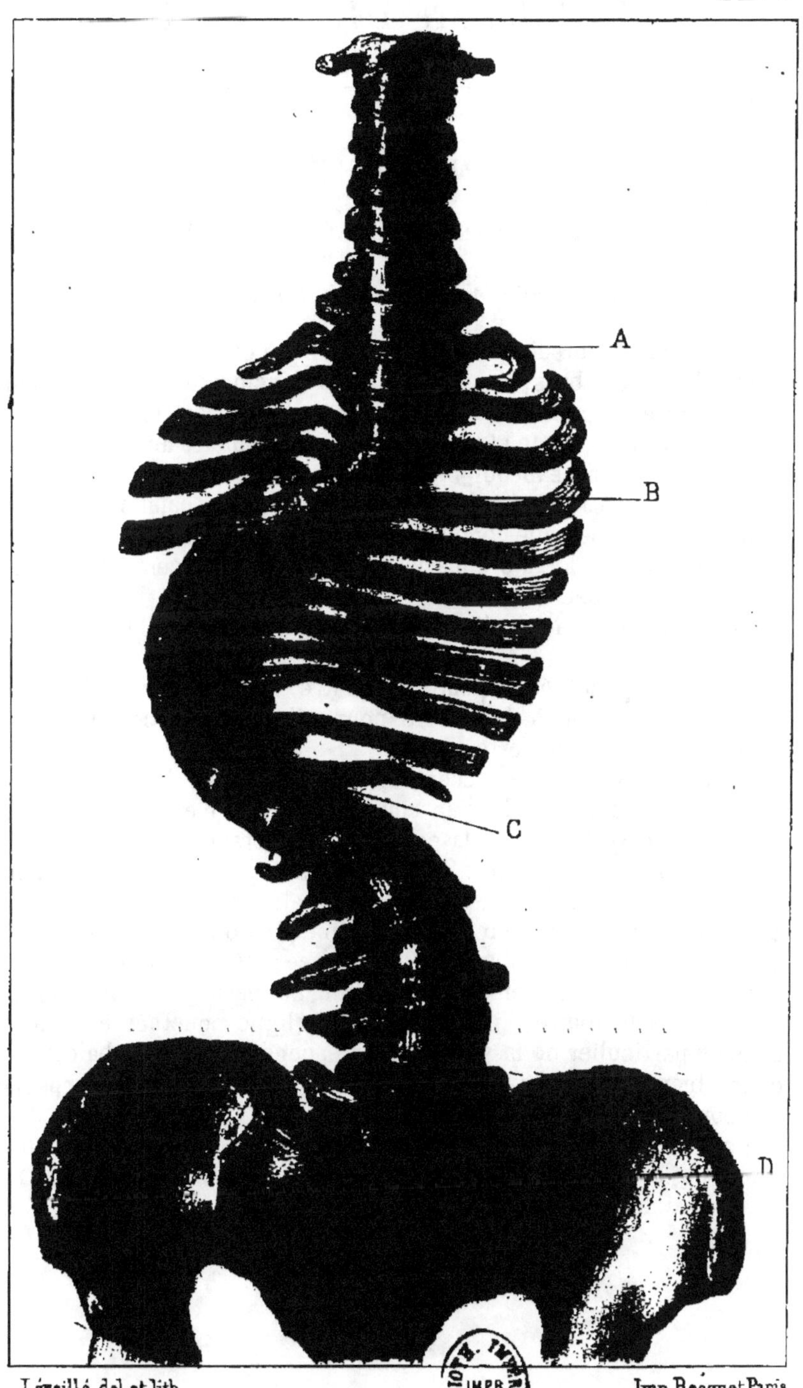

A
B
C
D
Léveillé del et lith.
IMPR
Imp. Becquet Paris.

EXPLICATION DES PLANCHES.

PLANCHE I.

Musée Dupuytren, n° 519. (Collection Bouvier.)

Scoliose, type à trois courbures.

La courbure dorsale (BC) dominante est à convexité droite et comprend huit vertèbres, de la 4e à la 12e inclusivement. Son centre de courbure répond à la 8e et à la 9e, qui sont fortement atrophiées du côté concave ; cette atrophie se remarque sur les autres vertèbres, mais à un degré beaucoup moindre.

La courbure lombaire (CD) secondaire ou de balancement est à convexité gauche ; elle comprend toutes les lombaires.

La courbure dorsale supérieure (AB) de balancement, à la fois très courte et peu prononcée, comprend seulement les trois premières dorsales : sa convexité est à gauche, comme celle de la courbe lombaire.

La ligne ponctuée répond au centre des corps vertébraux ; il suffit de chercher à la suivre pour voir que les courbures sont accompagnées d'une forte torsion.

Cette torsion est très accentuée dans la courbe dorsale ; elle est également prononcée dans la courbe lombaire, c'est à peine si l'on en trouve le vestige dans la petite courbe dorsale supérieure.

Dans la dorsale, toutes les vertèbres regardent plus ou moins directement en avant par leur face latérale gauche ; dans les vertèbres du centre, on n'en aperçoit même plus qu'une partie.

Dans la courbe lombaire, c'est la face latérale droite qui tend à devenir antérieure ; en C, qui répond au passage de la courbure dorsale à la lombaire, l'irrégularité de la ligne ponctuée et le déplacement particulier de la vertèbre correspondante (1re lombaire) indiquent bien l'influence de la torsion en sens inverse du corps des vertèbres du dos et des lombes.

La crête iliaque droite est plus élevée que la gauche, et la moitié droite du bassin est sur un plan antérieur ; le bassin a subi à la fois l'influence de la courbure et de la torsion lombaire.

PLANCHE II.

Même pièce, vue par sa face postérieure. Elle est destinée à l'étude de la déviation des apophyses-épineuses et transverses.

La série des apophyses épineuses forme une ligne spirale dont les inflexions sont en rapport avec celles des corps des vertèbres, mais beaucoup moins prononcées.

Les apophyses transverses ne sont déviées que dans les points tordus de la colonne vertébrale ; elles le sont d'autant plus que la torsion est plus forte.

La 7e, la 8e, la 9e, la 10e dorsale droite, par exemple, regardent directement en arrière et sont même un peu déjetées à gauche.

Les lombaires gauches offrent une déviation analogue, mais moins prononcée, les dorsales supérieures droites à un plus faible degré encore.

La courbure dominante (BC) examinée sur cette pièce nous offre donc, de droite à gauche, la face latérale droite des corps vertébraux, les apophyses transverses fortement déviées en arrière, les apophyses épineuses déviées aussi, mais à un beaucoup plus faible degré. L'espace qui sépare normalement l'extrémité des apophyses transverses de la ligne épineuse est rétréci ; les lames vertébrales ont un peu diminué de largeur ; la gouttière vertébrale est à la fois plus étroite et plus profonde.

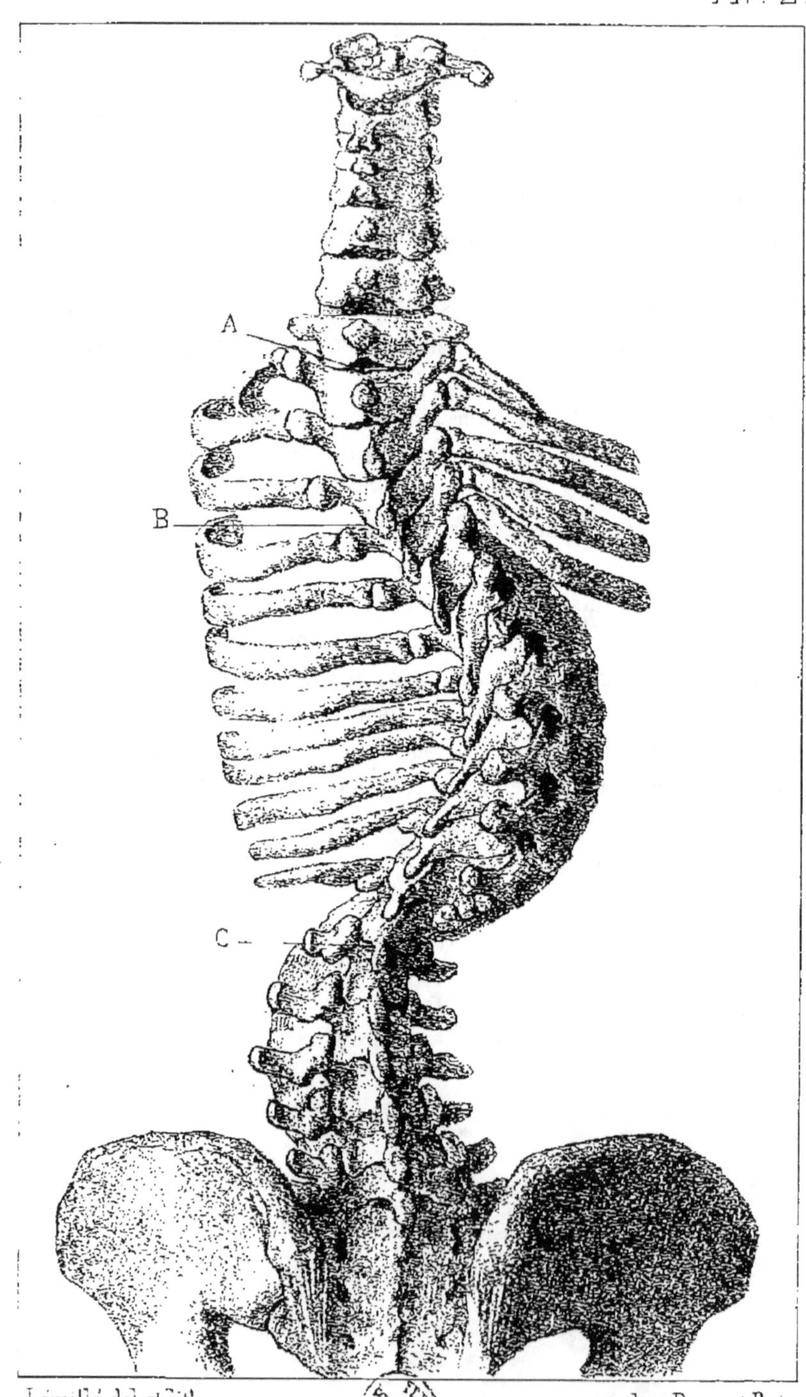

A
B
C

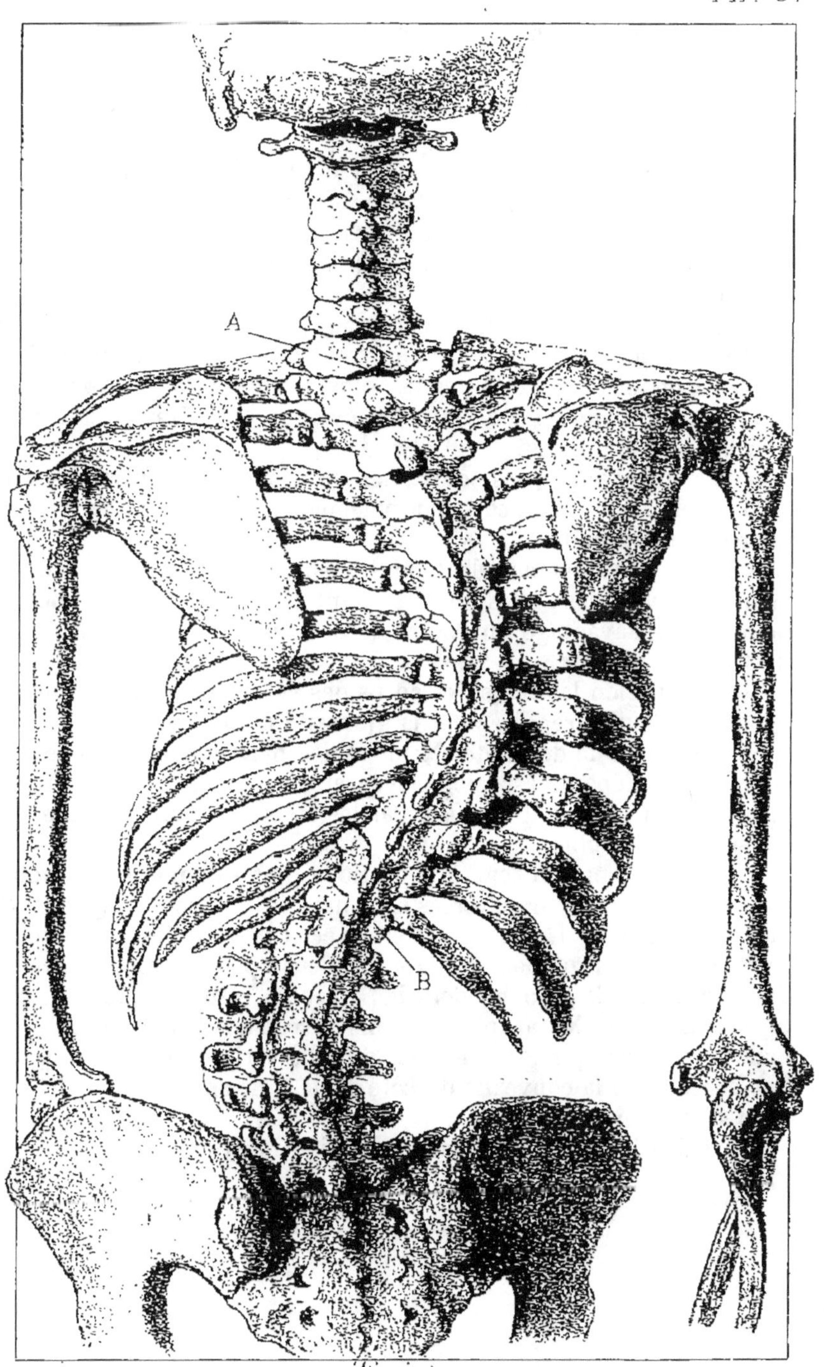

Léveillé del et lith.   Imp. Becquet, Paris.

PLANCHE III.

Musée Dupuytren, n° 521 A. (Dupuytren.)

Scoliose à deux courbures, chez un sujet rachitique.

Cette pièce est destinée à l'étude de la déviation des côtes en arrière, et à faire comprendre la gibbosité et la déformation de la partie postérieure du tronc. Toutes les vertèbres dorsales sont comprises dans la courbure supérieure (AB), les cinq lombaires dans l'inférieure (BC).

Saillie anormale des angles costaux de la 3ᵉ à la 11ᵉ côte droite, surtout très accusée dans les 7ᵉ, 8ᵉ et 9ᵉ. Ces trois dernières répondent aux vertèbres les plus tordues ; la pièce fait bien voir la relation qui existe entre la déviation des côtes et la torsion du corps des vertèbres.

A partir de l'angle, les côtes fuient très obliquement en avant et en bas ; elles sont d'ailleurs normalement développées, les espaces intercostaux agrandis.

A gauche, effacement de l'angle costal ; les côtes sont plus ou moins transversales ; elles sont d'autant plus atrophiées qu'elles se rapprochent davantage du centre de courbure ; rétrécissement des espaces intercostaux.

Dans la région lombaire, les corps des vertèbres et les apophyses costiformes seules représentent la gibbosité inférieure.

Si l'on examine de droite à gauche les parties comprises en AB, on voit que l'épaule est plus élevée et plus saillante en arrière ; le scapulum, inégalement repoussé par les côtes, est oblique ; sa pointe est surtout en saillie.

L'angle des côtes répond à la partie la plus saillante de la gibbosité ; les apophyses transverses sont dans la position et les rapports indiqués planche II. La gouttière vertébrale correspondante est rétrécie et plus profonde, la ligne épineuse peu en rapport avec la déformation de la colonne dorsale ; l'épaule gauche, plus basse et fuyant en avant ; les apophyses transverses dans leur direction normale ; les côtes aplaties et grêles, de telle sorte que ce côté oppose une concavité à la convexité du côté droit, fuit en avant, tandis que celui-ci se bombe en arrière.

La région lombaire offre une disposition inverse.

———

PLANCHE IV.

(Réduction d'un tiers.)

Musée Dupuytren (annexe). (Collection de M. Malgaigne.)

Cette pièce est destinée à l'étude de la déformation de la partie postérieure du tronc, à un degré faible encore.

A droite, de A en B, déformation souvent caractérisée sous le nom d'*épaule forte*. L'épaule est plus élevée, plus volumineuse, plus saillante. Toute cette portion du thorax est bombée. L'aisselle paraît remplie. Le relief du scapulum est bien appréciable à travers les téguments, et l'on voit également se dessiner la ligne des apophyses épineuses dont la convexité regarde de ce côté.

A gauche, de A en B, l'épaule est plus basse, aplatie ; elle fuit en avant. Le thorax est déprimé. Le creux axillaire semble plus profond ; la ligne limitante du tronc est fortement échancrée à son niveau.

A droite, de B en C, la ligne latérale du tronc devient concave ; un méplat bien caractérisé accuse l'aplatissement du thorax ; la ligne épineuse est concave de ce côté.

A gauche, de B en C, la ligne latérale du tronc est convexe ; le thorax bombé, la ligne épineuse convexe.

Au-dessous du point C, on retrouve dans la région lombaire les indices évidents d'une troisième courbure.

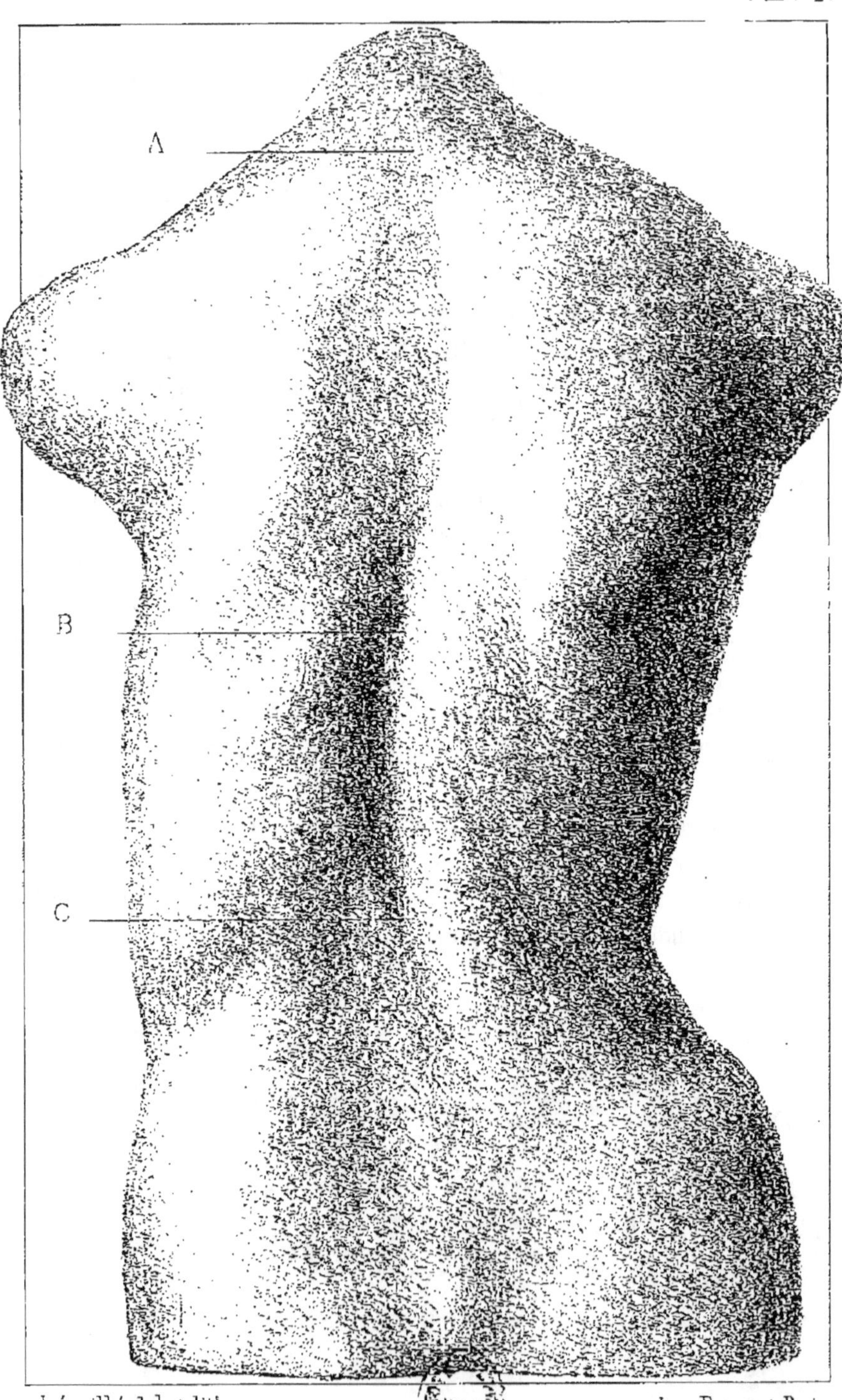

Léveillé del et lith.

Imp. Becquet, Paris.

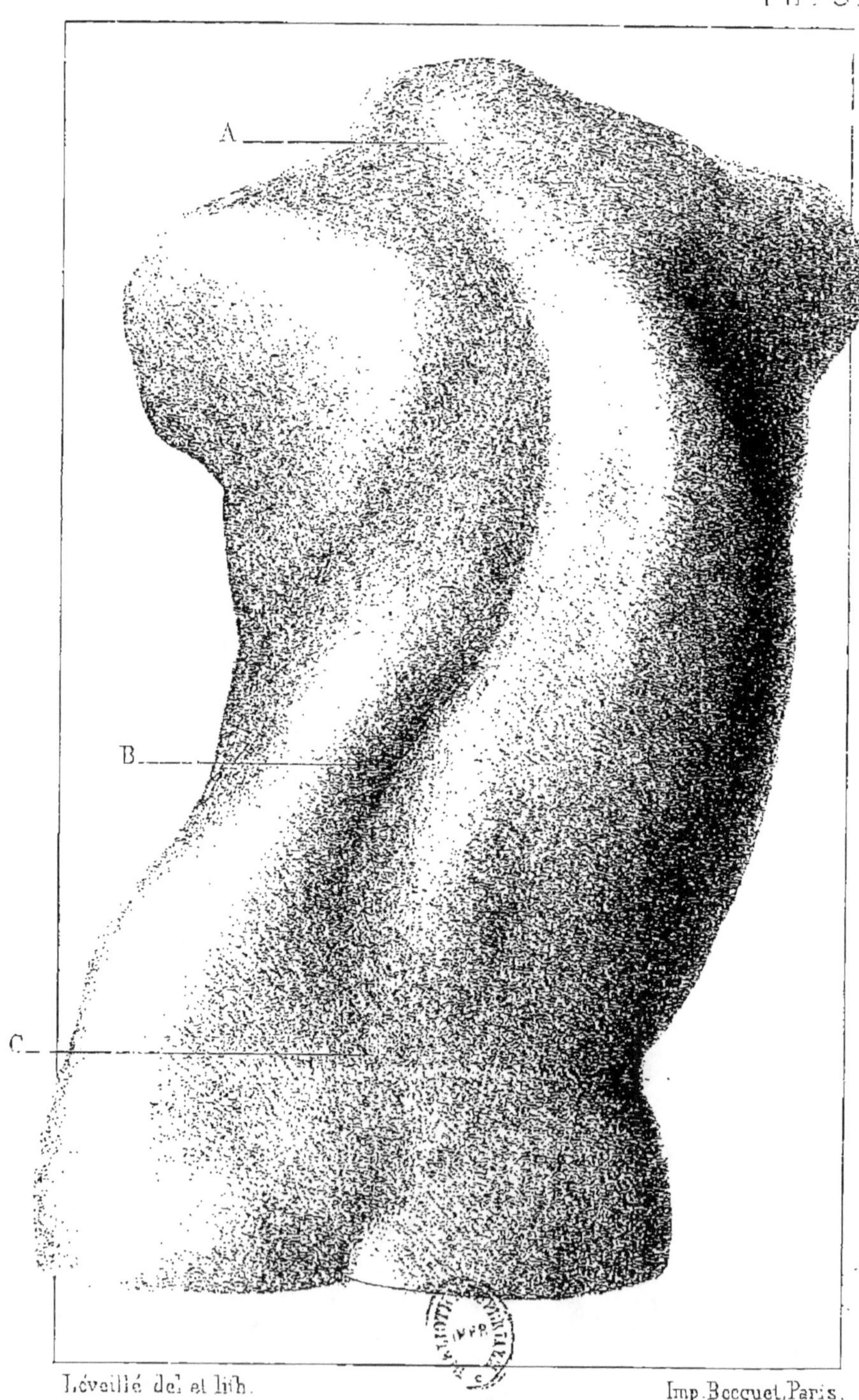

Léveillé del. et lith.

Imp. Becquet, Paris.

PLANCHE V.

(Réduction au 2/5e.)

Cette pièce est destinée à l'étude de la déformation de la partie postérieure du tronc à un degré très avancé.

A droite, de A en B, saillie et voussure anormale du thorax. Sa ligne limitante est fortement convexe. Le scapulum et les côtes font saillie en arrière. La ligne épineuse offre une convexité très accusée. L'épaule est élevée et saillante, mais le maximum de la déviation occupe le centre et la partie inférieure de la région dorsale.

A gauche, de A en B, le thorax est rentrant, amoindri, en forme de gouttière. La ligne limitante est fortement concave, de même que la ligne épineuse. L'épaule est abaissée, aplatie, fuit en avant ; mais le maximum de la déformation porte également sur le centre et la partie inférieure de la région dorsale.

A droite, de B en C, la ligne limitante suit encore la convexité due à la déformation thoracique, mais au-dessus de la hanche elle devient concave.

La région lombaire offre un méplat assez évident, bien qu'il y ait un certain empiétement de la déformation supérieure. La ligne épineuse est franchement concave.

A gauche, de B en C, la ligne limitante convexe se confond avec la hanche, qui paraît saillante.

La masse sacro-lombaire fait une saillie qui contraste avec la gouttière de la région thoracique. La ligne épineuse offre une convexité bien accusée.